职业院校医药类专业课程教材

# 中药化学基础

毛　羽　方应权　主编

中国劳动社会保障出版社

**图书在版编目(CIP)数据**

中药化学基础 / 毛羽，方应权主编 . -- 北京 : 中国劳动社会保障出版社，2025. -- (职业院校医药类专业课程教材). -- ISBN 978-7-5167-7018-4

Ⅰ. R284

中国国家版本馆 CIP 数据核字第 20257EY728 号

**中药化学基础**

ZHONGYAO HUAXUE JICHU

中国劳动社会保障出版社出版发行

（北京市惠新东街 1 号　邮政编码：100029）

*

北京市科星印刷有限责任公司印刷装订　　新华书店经销

787 毫米 ×1092 毫米　16 开本　15.5 印张　331 千字

2025 年 8 月第 1 版　　2025 年 8 月第 1 次印刷

**定价：46.00 元**

营销中心电话：400-606-6496

出版社网址：https://www.class.com.cn

# 《中药化学基础》编审委员会

**主　编**　毛　羽　方应权

**副主编**　梁　娜　徐　珍　谢妍龙

**编　者**　**（以姓氏笔画为序）**

毛　羽（湖南食品药品职业学院）

方应权（重庆三峡医药高等专科学校）

任淑娟（湖南科技职业学院）

刘　杨（湖南省药品检验检测研究院）

江　程（深圳技师学院）

陈良胜（河南省新县人民医院）

易　攀（湖南食品药品职业学院）

姜　敏（重庆三峡医药高等专科学校）

徐　珍（山西卫生健康职业学院）

梁　娜（湖南食品药品职业学院）

谢妍龙（江西省医药学校）

**主　审**　王　炜（湖南中医药大学）

孟浙江（淄博市技师学院）

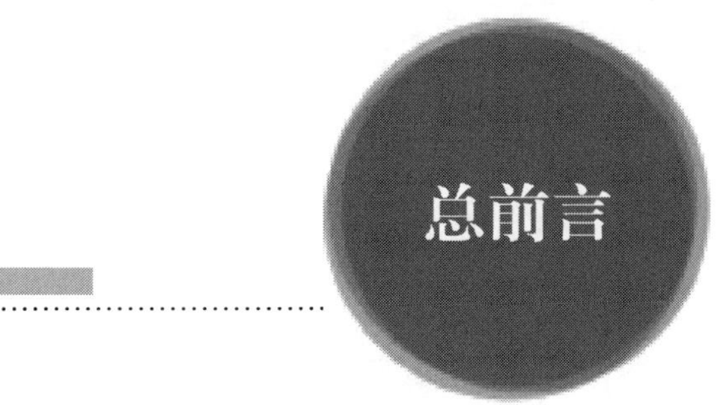

# 总前言

为了深入贯彻党的二十大精神和习近平总书记关于大力发展技工教育的重要指示精神，落实中共中央办公厅、国务院办公厅印发的《关于推动现代职业教育高质量发展的意见》，推进技工教育高质量发展，全面推进技工院校工学一体化人才培养模式改革，适应技工院校教学模式改革创新，同时为更好地适应技工院校医药类专业的教学要求，全面提升教学质量，我们组织有关学校的一线教师和行业、企业专家，在充分调研企业生产和学校教学情况、广泛听取教师意见的基础上，吸收和借鉴各地技工院校教学改革的成功经验，组织编写了本套职业院校医药类专业课程教材。

总体来看，本套教材具有以下特色：

第一，坚持知识性、准确性、适用性、先进性，体现专业特点。教材编写过程中，努力做到以市场需求为导向，根据医药行业发展现状和趋势，合理选择教材内容，做到“适用、管用、够用”。同时，在严格执行国家有关技术标准的基础上，尽可能多地在教材中介绍医药行业的新知识、新技术、新工艺和新设备，突出教材的先进性。

第二，突出职业教育特色，重视实践能力的培养。以职业能力为本位，根据医药专业毕业生所从事职业的实际需要，适当调整专业知识的深度和难度，合理确定学生应具备的知识结构和能力结构。同时，进一步加强实践性教学的内容，以满足企业对技能型人才的要求。

第三，创新教材编写模式，激发学生学习兴趣。按照教学规律和学生的认知规律，合理安排教材内容，并注重利用图表、实物照片辅助讲解知识点和技能点，为学生营造生动、直观的学习环境。部分教材采用工作手册式、新型活页式，全流程体现产教融合、校企合作，实现理论知识与企业岗位标准、技能要求的高度融合。部分教材在印刷工艺上采用了四色印刷，增强了教材的表现力。

本套教材配有习题册和多媒体电子课件等教学资源，方便教师上课使用，可以通过技工教育网（https://jg.class.com.cn）下载。另外，在部分教材中针对教学重点和难点制作了演示视频、音频等多媒体素材，学生可扫描二维码在线观看或收听相应内容。

本套教材的编写工作得到了河南、浙江、山东、江苏、江西、四川、广西、广东等省（自治区）人力资源社会保障厅及有关学校的大力支持，教材编审人员做了大量的工作，在此我们表示诚挚的谢意。同时，恳切希望广大读者对教材提出宝贵的意见和建议。

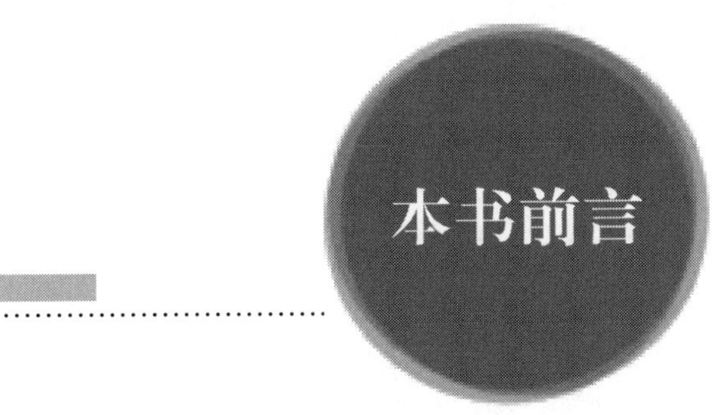

# 本书前言

本教材以职业院校人才发展规划为基础，是适应中医药职业教育改革和发展需求，具有产教融合特色的教材。教材涵盖了初中起点和高中起点医药类专业的中药化学基础课程内容，通过对本课程的学习，学生能够掌握中药化学的基础知识和基本实验技能，培养良好的职业能力和职业素养。

本教材分为绪论、中药化学成分提取与分离、糖和苷类化合物、黄酮类化合物、醌类化合物、苯丙素类化合物、萜类和挥发油、皂苷类化合物、强心苷类化合物、生物碱类化合物和其他类化合物，共 11 章。部分章节后附有相应的实训项目，供学生结合理论知识，进行实践。

本教材组织了有丰富教学经验和行业工作经验的教师、从业人员共同编写。其中，第一章和第六章由毛羽编写，第二章由易攀编写，第三章由任淑娟编写，第四章由方应权和陈良胜编写，第五章由江程编写，第七章由谢妍龙编写，第八章由刘杨编写，第九章由徐珍编写，第十章由姜敏编写，第十一章由梁娜编写。教材审核工作由王炜和孟浙江完成。

教材编写过程得到了各位编者及所在单位和行业专家的热情鼓励和支持，在此一并表示感谢！

虽然在编写过程中字斟句酌、反复审核，但由于编者水平有限，如有不足之处，恳请广大师生提出宝贵意见，以便再版时进行修订。

编者

2025 年 8 月

# 目 录

# 第一章

# 绪　论

【学习导航】

中药五倍子为五倍子蚜寄生在漆树科植物盐肤木、青麸杨或红麸杨叶上形成的虫瘿。五倍子的用药历史悠久，最早见于唐代药学典籍《本草拾遗》，具有敛肺、敛汗、涩肠、止血等功效，其主要有效成分为没食子酸。早在明代医书《医学入门》中就记载了用发酵法从五倍子中获得没食子酸的方法，即“五倍粗末并矾曲和匀，如作酒曲样，入瓷器内，遮不见风，候生白”。《本草纲目》中也有关于五倍子“看药上长起长霜，药则已成矣”的记载。其中“生白”“长霜”均指没食子酸结晶，《本草纲目》中的记载是目前世界上最早用发酵法从药材中分离得到有机酸类化合物的记录。

本章我们一起来认识什么是“中药化学”。

## 第一节　中药化学研究的内容和目的

### 学习目标

1. 掌握中药化学的概念、研究内容。
2. 熟悉中药化学研究的目的和意义。

### 一、中药化学的研究内容

中药化学是一门以中医药基本理论为指导，结合临床用药经验，运用现代科学理论和技术，从化学的角度研究中药防治疾病的物质基础的学科。其研究内容主要包括中药中各类化学成分的结构类型和特点、理化性质、提取分离方法、检识与分析方法及实际应用，此外还包括化学成分的结构测定、构效关系等内容。中药化学成分的研究为阐明中药的药效物质基础提供了科学依据。

我国幅员辽阔，资源丰富，运用中药防病治病的历史已有数千年。除少数品种（如冰片、青黛等）外，大多数中药都来自未经加工的植物、动物、矿物等。中药防病治病的物质基础在于其中含有的活性成分。一种中药往往含有多种有效成分，故常有多种功效。在学习中药化学知识的过程中，常常会接触到有效成分、无效成分、毒性成分、生物活性成分、有效部分或有效部位、药效物质基础等概念，一般而言，有效成分、无效成分、毒性成分是一组对应使用的概念。通常能起到防病治病作用的单体化合物被称为有效成分，它可以用结构式和分子式表示，并具有一定的物理常数，如沸点、熔点、溶解度、旋光度等。有效成分的作用可能与中药传统功效相符，也可能是新发现的功效。具有毒副作用的成分被称为毒性成分，同样地，这些毒副作用可能与中药的传统记载相符，也可能是新发现的毒副作用。需要注意的是毒性成分有时也是具有治疗作用的有效成分，如中药乌头中含有的乌头类生物碱既有解痉止痛的作用，又有很强的神经毒性，使用过量会致人死亡。既无防病治病作用，又无毒副作用的成分被称为无效成分。

中药中有效成分与无效成分是相对的，有时甚至会相互转变。例如，过去常常被视为无效成分的多糖、氨基酸、蛋白质等，有些现已被发现具有很好的疗效。如在研究中发现某些真菌多糖具有抗癌活性，人参多糖具有降血糖作用等。一种中药往往具有多种功效，其有效成分通常不止一个。如罂粟具有镇痛、止咳和解痉等多种功效。经现代研究发现，罂粟中含有的吗啡具有显著的镇痛作用，可待因具有止咳作用，罂粟碱则具有解痉作用。

能提取出一种主要的有效成分或者一组结构相近的有效成分的部位称为有效部位或有效部分，如人参总皂苷、银杏叶总黄酮、苦参总生物碱等。中药经提取和分离处理后可能得到一个或若干个有效部位，有些中药制剂就是由有效部位制得，如用于治疗冠心病的地奥心血康，其成分就是从黄山药或穿龙薯蓣根茎中提取得到的甾体总皂苷。

## 二、中药化学研究的目的和意义

中药化学研究是中药现代化研究的重要内容。对中药有效成分进行研究，不仅可以阐明中药防病治病的物质基础，保证中药质量，还能促进中药制剂的开发，控制中药制剂的质量，提高临床疗效，推动中医药的现代化。

1. 阐明中药药效物质基础，探索中药防治疾病的原理

对中药有效成分进行研究，不仅能阐明中药的药效物质基础，还可以为探索中药防治疾病的机制提供前提和物质基础。目前很多中药防治疾病的物质基础已经被阐明。如大黄，《神农本草经》中记载其“下瘀血、血闭、寒热，破癥瘕积聚、留饮宿食，荡涤肠胃，推陈致新，通利水谷，调中化食，安和五脏”，《本草纲目》中记载其可治疗“下痢赤白，里急腹痛，小便淋沥，实热燥结，潮热谵语，黄疸，诸火疮”。现已证实大黄中的番泻苷类化合物具有泻下作用，游离蒽醌具有抑菌作用，苯丁酮类化合物具有一定的抗炎镇痛作用，鞣质具有明显的降低血清尿素氮的作用。

2. 控制中药及其制剂的质量

中药防病治病的作用，与其有效成分的含量有关，而有效成分含量又受中药品种、产地、

采收季节、加工方法、贮存条件的影响。如麻黄中的麻黄碱在春季含量较低，到夏秋季含量逐渐增高至顶峰，随后含量又逐渐降低。若要保证麻黄在临床上的良好疗效，就必须研究麻黄中有效成分含量随季节变化的规律。有效成分含量测定还可以用于控制中药制剂的质量。如银黄注射液是由从金银花、黄芩两味中药中提取的有效成分配制而成。实验证明，绿原酸为金银花的主要有效成分，黄芩苷为黄芩的主要有效成分，故可用高效液相色谱法测定黄芩苷和绿原酸的含量，以控制银黄注射液的质量。

建立生物活性成分质量标准，可以规范中药同物异名、同名异物的现象。我国曾经将含肾毒性成分马兜铃酸的马兜铃科植物关木通代替木通科植物木通等，导致临床尿毒症病例数量上升，《中华人民共和国药典》（简称《中国药典》）现已不再将关木通作为药物收载。

中药指纹图谱包括高效液相色谱、紫外可见光谱、红外光谱、质谱、核磁共振光谱、气相色谱等，将现代分析技术与计算机联用，利用指纹图谱进行化学成分定性和有效成分或有效部位的定量，用量化的方式控制中药及其制剂的质量，这将是实现中药质量标准规范化、国际化的重要手段。

3. 改进药物剂型，提高临床疗效

制剂的有效性、安全性、合理性，决定了临床用药效果。传统的丸、散、膏、丹、汤等剂型已不能满足现代医学防病治病的需要。为了提高疗效，降低毒副作用，便于患者携带和服用，应在阐明有效成分的基础上，将中药提取分离后得到有效成分，用现代的技术加工制成新剂型，并深入研究其在体内的吸收、分布、代谢、排泄等规律。

4. 扩大药源，促进新药开发

中药功效的物质基础是其中的有效成分，对于疗效确切、有效成分明确，但资源匮乏的中药，可根据其有效成分的化学结构、理化性质及鉴别方法，寻找其他动植物或同一植物的不同部位是否含有此种成分，从而开辟和扩大药源。如具有抗菌消炎作用的小檗碱最早是从毛茛科植物黄连中提取分离出来的，因黄连生长缓慢，市场供不应求，故根据小檗碱性质寻找发现小檗属的三颗针、芸香科的黄柏等植物也含有此成分，从而扩大了提取小檗碱的药源。具有抗癌作用的秋水仙碱，原植物秋水仙产于欧洲和非洲，而分布在国内的丽江山慈菇和嘉兰均含有此成分，可作为提取秋水仙碱的原料。

根据有效成分的化学结构特点进行改造，寻找理想的药物，是现代合成新药的方法之一。例如，从黄花蒿中提取的青蒿素是一种高效、速效的抗疟新药，其缺点是在水和油中的溶解度小，不能制成注射剂使用，而口服吸收不好。对青蒿素进行结构修饰后得到的青蒿琥酯，不仅可以制成注射剂，且半衰期延长，抗疟活性提高。

5. 为中药炮制提供科学依据

中药炮制是根据中医辨证施治用药的需要采用的一项传统制药技术。炮制后，中药中的化学成分发生变化，达到提高疗效，降低毒副作用，便于加工贮存及易于制剂和服用等目的。一种中药以不同方法炮制后可以发挥不同的疗效。如大黄酒制后泻下作用减弱，而清热、消炎、活血化瘀的作用增强；蜜制大黄适用于治疗年老体弱者便秘；大黄炭适用于治疗体内出血；石灰制大黄则适用于治疗外伤出血；醋制大黄活血化瘀的作用显著。传统的炮制方法没有评判的依据，没有统一的标准，在炮制过程中只是根据操作者的经验来判断结果。明确中药的有效成分，有助于用现代实验技术和方法对其进行定性定量分析，控制炮制品的规格质量。

研究中药炮制前后化学成分的变化，有助于阐明炮制原理，改进和完善传统中药炮制方法和技术。如何首乌生品有润肠通便、解疮毒的作用，而炮制品则能补肝肾。对何首乌炮制前后的化学成分进行分析发现，何首乌生品含有的结合型蒽醌能促进肠管蠕动，因而具有泻下作用，经炮制后，结合型蒽醌水解为无泻下作用的游离型蒽醌，同时还原糖含量增加，故制何首乌无泻下作用，而滋补之力更加显著。

## 第二节　中药化学的发展概况

### 学习目标

了解中药化学的发展概况。

我国早已有与中药化学相关的记载，如公元前 12 世纪，古人就已使用大麦芽制造饴糖；南北朝时期刘宋药学家雷敩所著的《雷公炮炙论》中涉及了丰富的中药化学知识；明朝《医学入门》和《本草纲目》中均记述了通过发酵法从五倍子中获得没食子酸的方法，《本草纲目》中还有世界上最早用升华法制备樟脑的记载。

我国在二十世纪二三十年代从中药中发现了麻黄碱、四氢巴马汀等有效成分，但受当时国家经济实力及科学技术综合水平的限制，中药化学研究发展缓慢，甚至连临床应用的麻黄碱都需要进口。随着我国综合实力的增强和对中医药重视程度的不断提高，中医药研究得到了迅猛发展，发现了众多有生物活性的单体化合物，其中有很多已开发成为新药，广泛应用于临床。如抗肿瘤的有效成分斑蝥素、高三尖杉酯碱、莪术醇等，作用于心脑血管系统的有效成分丹参酮 $\text{II}_A$、丹酚酸 A、芹菜甲素、蝙蝠葛碱等，作用于中枢神经系统的有效成分山莨菪碱、樟柳碱、左旋延胡索乙素等，作用于免疫系统的有效成分灵芝多糖、雷公藤甲素等。

中药化学的发展与现代科学技术的进步息息相关。近年来，现代分离分析技术、基于光谱的结构鉴定技术及活性检测技术取得了飞速发展，使许多微量、结构复杂的成分可以获得纯品并能够确定其化学结构，极大丰富了中药化学成分的来源。如用于分离不同化合物的葡聚糖凝胶、离子交换树脂、正相和反相色谱用的载体等，中压快速色谱、液滴逆流色谱和高效液相色谱等不同的色谱技术，使微量成分的分离纯化简便易行；各种新技术的应用，不仅使非极性化合物、小分子化合物的分离速度和分离质量有了大幅度提高，而且使分离纯化难度较大的水溶性大分子化合物也能够得到较好的分离。在结构鉴定方面，紫外可见光谱、红外光谱、核磁共振光谱、质谱等谱学技术的问世，使结构研究工作趋向微量、准确和快速。

新技术的兴起使研究中药化学成分的周期大大缩短。

随着现代药理学、毒理学、分子生物学、计算机化学、组合化学等理论及相关技术的发展，中药的开发途径和手段也在不断现代化。中药活性成分的构效关系研究对新药研发尤为重要，需结合药理学和毒理学等，以了解化合物的活性、毒性及作用机制，为活性分子的设计提供依据。

# 第三节　中药各类化学成分介绍

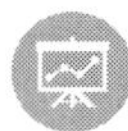

## 学习目标

1. 掌握中药中常见的化学成分的溶解性。
2. 熟悉中药中常见化学成分的分类。

生物体在生长过程中进行一系列的新陈代谢活动，形成并积累了各种各样含量不同的化学物质。现将中药中各类化学成分简介如下。

## 一、糖和苷类

糖类在自然界中分布广泛，常占植物干重的 80%～90%[*]。糖类可分为单糖、低聚糖和多聚糖。单糖是分子中带有多个羟基的醛类和酮类，一般为无色或白色晶体，味甜，有吸湿性，极易溶于水，难溶于乙醇，不溶于乙醚。单糖具有旋光性，其溶液有变旋现象。低聚糖又称寡糖，指由 2～9 个单糖分子脱水缩合而成的化合物。低聚糖易溶于水，难溶或几乎不溶于乙醚等有机溶剂。多聚糖又称多糖，由 10 个以上的单糖连接而成，组成多糖的单糖可达几百甚至几千个。常见的多糖有淀粉、菊糖、果胶、树胶、黏液质和纤维素等。多糖一般不溶于冷水。

苷类又称配糖体，是糖或糖的衍生物与另一非糖物质连接而成的一类化合物，其中非糖部分称苷元或糖配基。苷类化合物结构中因含有糖基，具有亲水性，可溶于水、亲水性有机溶剂，不溶或难溶于亲脂性有机溶剂。苷类化合物在中药中广泛存在，是一类重要的有效成分。

## 二、黄酮类

黄酮类化合物泛指由两个苯环通过中间三碳链相互连接而成，具有 C6－C3－C6 骨架的化合物。黄酮类化合物在植物体中常以与糖结合成苷的形式存在，小部分为游离状态（苷元）。

---

*：“%”表示百分比，系指重量的比例；溶液的百分比，除另有规定外，系指溶液 100 mL 中含有溶质若干克；醇的百分比，系指 20 ℃时容量的比例。

黄酮类化合物多具有酚羟基，呈酸性。黄酮苷元一般难溶于或不溶于水，可溶于乙酸乙酯、乙醚等有机溶剂及稀碱性溶液中。黄酮苷类化合物一般易溶于水、甲醇、乙醇、吡啶等极性溶剂。黄酮类化合物在植物界分布广泛，迄今为止的药效和临床实验显示其具有多种生物活性，含黄酮类化合物较多的中药有槐米、葛根、陈皮、黄芩等。

## 三、醌类

醌类化合物主要有苯醌、萘醌、菲醌和蒽醌等，是一类比较重要的化学成分。游离的醌类一般易溶于乙醚、苯、三氯甲烷等有机溶剂，与糖结合成苷后，极性增大，易溶于甲醇、乙醇等。醌类化合物具有泻下、抗菌、利尿、抗癌和抗病毒等药理活性。中药大黄、虎杖、决明子、丹参、何首乌等含有的有效成分多为醌类成分。蒽醌是醌类化合物中一类重要的成分。

## 四、苯丙素类

苯丙素类化合物为莽草酸生成苯丙氨酸和酪氨酸等芳香氨基酸后，经脱氨、羟基化等一系列反应而形成的产物，包括香豆素、木脂素等。香豆素类化合物是具有苯并 $\alpha$– 吡喃酮母核的一类化合物的总称，在结构上可视为邻羟基桂皮酸脱水而成的内酯环。环上常有羟基、烷氧基、苯基和异戊烯基等取代基，其中异戊烯基的活泼双键与苯环上的邻位羟基可形成呋喃环或吡喃环的结构。游离香豆素可溶于热水，易溶于三氯甲烷、苯和乙醚等有机溶剂。香豆素苷类则可溶于水，易溶于甲醇和乙醇，不溶于三氯甲烷、苯和乙醚等有机溶剂。

木脂素类化合物是一类由两分子 C6–C3 单元聚合而成的结构多样的化合物，多数呈游离状态，只有少数与糖结合成苷而存在。由于分子中具有手性碳，木脂素类化合物大多具有光学活性。游离木脂素亲脂性较强，易溶于乙醚、乙酸乙酯和三氯甲烷等有机溶剂，可溶于甲醇、乙醇，难溶于水。成苷后的木脂素极性增大，水溶性也增加。木脂素类化合物结构类型多样，生物活性显著，有一定的研究开发前景。

## 五、萜类和挥发油

萜类化合物由甲戊二羟酸衍生而成，是异戊二烯（$C_5H_8$）首尾相连的聚合体及其衍生物的总称。萜类化合物在自然界分布广泛，种类繁多且生物活性多样。根据异戊二烯单元的数目可将萜类分为单萜、倍半萜、二萜、二倍半萜、三萜和四萜等类型。单萜和倍半萜多为具有特殊香气的油状液体，在常温下可以挥发，或为低熔点的固体。二萜或二倍半萜多为结晶性固体。萜类化合物多具亲脂性，易溶于甲醇、乙醇、乙醚等有机溶剂，难溶于水，但单萜和倍半萜能随水蒸气蒸馏。具有内酯结构的萜类化合物能溶于碱性水溶液，酸化后又从水中析出。萜类化合物成苷后具有一定的亲水性，能溶于热水、甲醇、乙醇等极性溶剂。

挥发油又称精油，是一类存在于植物中的具有芳香气味、可随水蒸气蒸馏而又与水不相混溶的挥发性油状液体。挥发油为混合物，其组成较为复杂，来源不同，所含的成分也不尽相同，但主要是由萜类化合物、小分子芳香族化合物、小分子脂肪族化合物以及它们的含氧衍生物如醇、醛、酸、酚、醚、内酯等组成，其中单萜和倍半萜及其含氧衍生物是挥发油的主要成分，此外还包括含氮及含硫的化合物。挥发油在水中溶解度极小，易溶于大多数有机溶剂，如乙醚、苯、石油醚等。

## 六、皂苷类

皂苷是一类结构比较复杂的苷类化合物，因它的水溶液经振摇能产生大量持久的肥皂样泡沫，故称为皂苷，按其苷元结构的不同可分为甾体皂苷和三萜皂苷两大类。皂苷类化合物能与红细胞膜上的胆固醇结合形成复合物，因此具有溶血性。大多数皂苷极性较大，易溶于热水、甲醇、乙醇，能溶于水，难溶于乙酸乙酯、乙醚等。皂苷在含水丁醇和戊醇中溶解度较大，所以正丁醇常作为提取和萃取皂苷的溶剂。皂苷元可溶于石油醚、苯、乙醚、三氯甲烷等亲脂性有机溶剂中，不溶于水。皂苷具有多种生物活性，在中药中广泛存在，如人参、甘草、柴胡、桔梗等均含有皂苷。

## 七、强心苷类

强心苷是存在于植物中的一类对心脏有显著生理活性的甾体苷类化合物。强心苷一般能溶于甲醇、乙醇等，难溶于三氯甲烷、乙醚、苯等亲脂性有机溶剂。强心苷易被酸水解成苷元和糖，也常常被共存于植物中的酶水解去一部分糖，成为次生苷。强心苷的苷元易溶于三氯甲烷、乙酸乙酯等亲脂性有机溶剂。临床上常用的强心苷类药物有二十余种，如去乙酰毛花苷、地高辛等，主要用于充血性心力衰竭和心律失常等心脏疾病。

## 八、生物碱类

生物碱是一类存在于生物体内的含氮有机物，多具有碱性，能和酸结合成盐。游离的生物碱能溶于三氯甲烷、乙醚和苯等有机溶剂中，尤其在三氯甲烷中溶解度较好，大多不溶或难溶于水。而生物碱盐特别是小分子有机酸盐和无机酸盐，易溶于水、乙醇，不溶或难溶于常见的有机溶剂。生物碱具有多样而显著的生物活性，是中药中的一类重要成分，含生物碱的中药有黄连、麻黄、乌头、三颗针等。

## 九、其他类

1. 鞣质类

鞣质又称丹宁或鞣酸，是一类分子较大、结构复杂的多元酚类化合物。鞣质广泛存在于植物界，绝大部分中药中都含鞣质。鞣质大多为无定形粉末，极性较强，能溶于水、乙醇、丙酮等，可溶于乙醚和乙醇等的混合液，不溶于乙醚、三氯甲烷等。鞣质可与蛋白质结合形成致密、柔韧、不易腐败又难透水的化合物，其水溶液遇重金属盐如醋酸铅、醋酸铜等能产生沉淀，还能与多种生物碱盐类等形成沉淀。

当植物中鞣质含量较少时，可将其视为无效成分除去。除去鞣质的方法是向含鞣质的溶液中加入足量的明胶溶液或重金属盐类溶液（如铅盐、锡盐、铜盐等），使鞣质沉淀；也可将含鞣质的乙醇溶液加氨水调至合适的 pH 使其沉淀。此外利用聚酰胺对鞣质有强吸附作用的特性，采用聚酰胺吸附法也可定量地除去鞣质。

2. 有机酸类

有机酸是指结构中含有羧基的酸性有机化合物，普遍存在于植物界，如草酸、酒石酸、枸橼酸、苹果酸等。有机酸在植物中少数以游离状态存在，常与钾、钙、镁等金属离子或生物碱结合成盐。小分子有机酸易溶于水、乙醇等，难溶于亲脂性有机溶剂，大分子有机酸及芳香酸较易溶于有机溶剂而难溶于水。在含有机酸的提取液中加入醋酸铅或氢氧化钙，可产生有机酸的铅盐或钙盐沉淀。

3. 氨基酸、蛋白质和酶

氨基酸是指分子中同时具有氨基和羧基的有机化合物。根据分子中氨基和羧基的数量，可将其分为中性氨基酸、碱性氨基酸和酸性氨基酸；根据分子中氨基与羧基的相对位置，可将其分为 $\alpha$、$\beta$、$\gamma$- 氨基酸。氨基酸为无色结晶，大部分易溶于水及稀醇，难溶于乙醚、三氯甲烷等有机溶剂。氨基酸具有酸碱两性，可形成内盐。pH 在等电点时氨基酸的溶解度最小，因而可以用调节 pH 的方法从混合物中分离出某些氨基酸，也可用乙醇沉淀法或铅盐沉淀法分离水提取液中的氨基酸。

蛋白质是由 $\alpha$- 氨基酸通过肽键结合而成的高分子化合物，多能溶于冷水，形成胶体溶液，不溶于浓醇和其他有机溶剂。其性质不稳定，受热或与酸、碱作用时可发生不可逆反应而沉淀。蛋白质存在于所有植物的各种组织细胞中，以种子中和根部含量较高，多无药用价值，在提取有效成分时应将其除去。将含蛋白质的水溶液加热至沸腾、加入几倍量乙醇或加入醋酸铅等方法，均可去除蛋白质。

酶是一类具有高催化效能的蛋白质，具有高度的专一性，包括立体异构的专一性。如麦芽糖酶可水解 $\alpha$- 苷键，但对 $\beta$- 苷键无效。植物中含有的苷类往往与某种特殊的酶共存在同一组织不同细胞中，当细胞破裂，酶与苷接触，在温度和湿度适当的情况下，可使苷水解。酶属于蛋白质，除去蛋白质的方法均可破坏酶的活性。

4. 树脂类

树脂是一类组成较复杂的混合物，其所含化学成分可分为树脂酸类、树脂醇类、树脂酯类及树脂烃类。树脂常混有挥发油、树胶、有机酸等成分，其中与挥发油混合存在的称为油树脂，如松油脂；与树胶混合存在的称为胶树脂，如阿魏；与有机酸混合存在的称为香树脂，如安息香树脂；与糖结合成苷的树脂称为糖树脂，如牵牛子脂；不含或含少量其他成分的树脂称为单树脂，如血竭。

树脂为无定形有光泽的固体或半固体，质脆易碎，受热则软化熔融，燃烧时产生浓烟。不溶于水，可溶于乙醇、乙醚、丙酮、三氯甲烷等有机溶剂。树脂广泛分布于植物界，但作药用的很少，其中阿魏有消积、化癥、散痞、杀虫的作用，没药有散瘀定痛、消肿生肌的作用，血竭可治跌打损伤、疮疡不敛等。绝大多数中药中的树脂含量低，无药用价值，一般在提取有效成分时将其除去。常用除去树脂的方法有醇溶水沉法、碱溶酸沉法、有机溶剂萃取法和活性炭吸附法等。

5. 油脂、蜡和甾醇

油脂为油和脂肪的统称，是 1 分子甘油与 3 分子高级脂肪酸所成的酯。油在常温下呈液态，多来源于植物，如芝麻油、豆油、蓖麻油等；脂肪在常温下呈固态，多来源于动物，如牛脂、豚脂等。油脂比水轻，不溶于水，易溶于石油醚、乙醚、苯、丙酮和热乙醇。部分油脂可供药用，如蓖麻油有致泻作用，大枫子油可治疗麻风病。也有部分中药中所含的少量油脂属于无效成分，在提取过程中要将其除去。含油脂较多的药材可采用压榨法除去大部分油脂，含油脂较少的药材可用低沸点有机溶剂，如石油醚、苯、乙醚等脱脂处理，或采用石蜡脱脂。

蜡是由高级脂肪酸与高级饱和一元醇结合而成的酯，通常覆盖在植物茎、叶及果皮的表面起保护作用。蜡在常温下为固体，不溶于水，可溶于石油醚、甲苯等有机溶剂。中药中的蜡含量少，一般也视为无效成分除去，方法与油脂类似。

甾醇分为植物甾醇和动物甾醇，植物甾醇包括谷甾醇、豆甾醇、菠甾醇等，为植物细胞的重要组分，多以游离状态存在，也有与糖形成苷或与高级脂肪酸形成酯者。游离的植物甾醇都有较好的结晶形状和熔点，易溶于三氯甲烷、乙醚等有机溶剂，难溶于水，其苷则能溶于醇。动物体内存在的甾醇主要是胆固醇。

6. 植物色素类

植物体内的色素根据其溶解性质可分为水溶性色素和脂溶性色素两大类。水溶性色素主要包括蒽醌苷类、黄酮苷类化合物，脂溶性色素主要包括叶绿素、胡萝卜素等。

水溶性色素可溶于水、甲醇、乙醇；脂溶性色素不溶于水，难溶于冷甲醇，可溶于石油醚，易溶于苯、三氯甲烷、乙醚、丙酮、乙醇等有机溶剂。叶绿素有微弱的抑菌、消炎、除臭等作用，一般视为无效成分，在有效成分提取过程中，可用活性炭吸附除去叶绿素。

7. 无机成分及微量元素

植物体内的无机成分主要是镁盐、钾盐和钙盐，大多与有机物结合存在，部分以结晶状态存在于细胞中。无机成分大多能溶于水，不溶于有机溶剂。要得到或除去提取液中的无机成分，可采用透析法、萃取法及离子交换法等。

微量元素是指含量占人体总质量 0.01% 以下的元素，如碘、铁、铜、锌、氟、硒、铬、锰、钴、镍、钼等。微量元素摄入过量或缺乏都会不同程度地引起人体生理的异常。微量元素通过与生物体内有机基团结合，构成了维生素、酶、激素等物质，发挥着重要的生理生化功能。

# 第二章

# 中药化学成分提取与分离

【学习导航】

任何一种中药，就其所含化学成分而言都是一组复杂的混合物，既含有糖类、蛋白质等一般成分，又含生物碱或苷类等特殊成分。要研究中药中的有效成分，就必须将其从中药中提取、分离出来。

在进行提取之前，应对所用原料的产地、采集时间、药用部位等进行考查。若已知其有效成分，可查阅资料，搜集比较该类成分的各种提取技术和方法，尤其是工业生产技术，再根据具体情况加以选用；如果是寻找未知有效成分或有效部位，应根据预先确定的目标，探索设计合理的提取分离方案。

本章我们将共同学习中药化学成分的提取与分离。

中药化学成分的提取分离是研究中药有效成分的基础，利用适当的提取分离方法，获得中药化学成分，有利于中药的进一步研究、开发与利用。

## 第一节　中药化学成分的提取方法

### 学习目标

1. 掌握常用提取方法的基本原理、操作方法及适用范围。
2. 熟悉常用提取方法的影响因素和特点。
3. 了解中药化学成分提取的新技术、新方法。

提取应选用适宜的方法，使目标成分尽可能完全地被提取出，而杂质尽可能少地被提取出。

为了提高提取效率，应对药材进行预处理。首先应根据药材的质地进行适当粉碎，用水提取富含纤维素、淀粉的根茎类药材时，为避免多糖遇水膨胀难以过滤，宜将药材切成小段、薄片或粉碎成粗颗粒；种子类药材常先脱脂再粉碎。提取苷类成分时，为防止其被酶水解，可用乙醇或沸水处理药材，以抑制或杀灭酶的活性；但提取苷元或次生苷时，则要保留酶的活性，在提取过程中保持适当的温度及水分，以利于酶发挥水解作用。

从中药中提取化学成分常用的方法有溶剂提取法、水蒸气蒸馏法、升华法和超临界流体萃取法等，其中溶剂提取法是最常用的提取方法，下面分别进行介绍。

## 一、溶剂提取法

1. 概念

溶剂提取法是根据各种化学成分在不同溶剂中的溶解度不同，选用对有效成分溶解度大，对杂质溶解度小的溶剂，将有效成分从药材组织内溶解出来的方法。

2. 基本原理

溶剂选择遵循“相似相溶”的原理，亲水性成分易溶于极性溶剂，亲脂性成分易溶于非极性溶剂。具体操作是：选择合适的溶剂加到适当粉碎过的药材中，溶剂逐渐通过细胞壁渗透入细胞内，溶解可溶物质，在细胞内外形成浓度差，在渗透压的作用下，细胞外的溶剂不断进入药材组织细胞中，细胞内的浓溶液则不断向外扩散，直至细胞内外溶液浓度达到动态平衡，将溶液滤出，加入新溶剂，重复以上过程，就可以把绝大部分目标成分提取出来。

影响溶剂提取效率的因素主要有药材的粉碎度、提取温度及时间、细胞内外溶液浓度差等，在设计提取方案时，需考虑这些因素。

3. 溶剂的选择

溶剂提取法的关键是选择适当的溶剂。通常根据溶剂的极性和被提取成分及其共存杂质的性质，决定选择何种溶剂。良好的溶剂应对有效成分溶解度大，对杂质溶解度小，不与有效成分发生化学反应，且经济、安全、易于浓缩等。

实验室常用溶剂按极性由弱到强的顺序：石油醚＜苯＜无水乙醚＜三氯甲烷＜乙酸乙酯＜正丁醇＜丙酮＜乙醇＜甲醇＜水。

按照溶剂极性大小顺序以及溶解性能不同，可将常用溶剂分为水、亲水性有机溶剂、亲脂性有机溶剂 3 类。

（1）水。水是最常用的溶剂。其优点是价廉、易得、使用安全，对细胞壁穿透能力强。亲水性成分如无机盐、糖类化合物、鞣质、氨基酸、蛋白质、有机酸盐、生物碱盐及苷类化合物等都能被水溶出。有时为了增加碱性或酸性成分的溶解度，可采用酸性水溶液或碱性水溶液作为提取溶剂，在生产中广泛使用。其主要缺点是提取液易霉变、不易浓缩和过滤。

（2）亲水性有机溶剂。亲水性有机溶剂系指能与水混溶的有机溶剂，如甲醇、乙醇、丙酮等，其中乙醇最为常用。乙醇的极性较大，对细胞有较强穿透能力，而且溶解范围广，不仅能溶解亲水性成分，还对一些亲脂性成分有较好的溶解性。亲水性成分除蛋白质、树胶、果胶、黏液质和多糖等外，在乙醇中皆有一定的溶解度。还可以根据被提取物质的极性大小，采用不同浓度的乙醇进行提取。乙醇毒性小，价格便宜，且乙醇提取液不易霉变、黏度小、易滤过、沸点低、浓缩回收方便。甲醇性质和乙醇相似，沸点也较低，但毒性较强，所以，在提取时较少使用。丙酮价高、有毒，几乎不用于提取。

（3）亲脂性有机溶剂。亲脂性有机溶剂系指与水不能混溶的有机溶剂，如石油醚、苯、乙醚、三氯甲烷、乙酸乙酯等。亲脂性有机溶剂极性小，不易穿透细胞壁，故提取所需时间长，且需反复提取。此类溶剂还具有毒性大、多数易燃、价格昂贵、对设备要求高等缺点，但其选择性强，提取液易于浓缩、便于保存，可用于提取亲脂性成分，如挥发油、油脂、叶绿素、树脂、游离生物碱、苷元等。

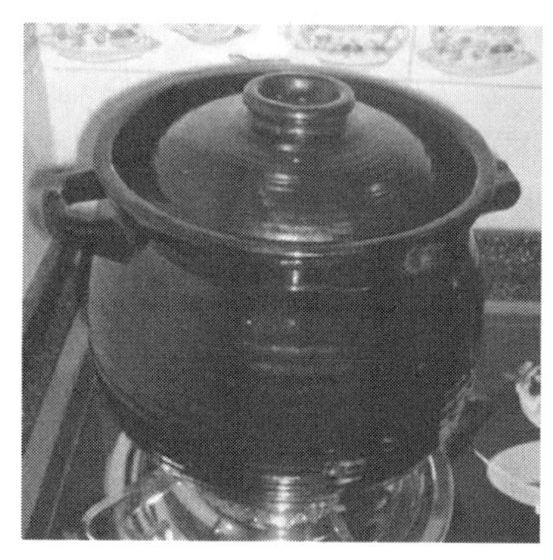
图 2-1　煎煮装置

4. 提取方法

提取方法的选择，要考虑溶剂的性质和被提取成分的稳定性。常用的溶剂提取法有煎煮法、浸渍法、渗漉法、回流提取法及连续回流提取法。

（1）煎煮法。煎煮法是将药材加水加热煎煮，滤出药渣后取煎煮液的一种传统提取方法，常用溶剂为水，煎煮装置如图 2-1 所示。

常用的煎煮容器有砂锅、玻璃煎器、陶瓷煎器、不锈钢煎器等，忌用铁器、铜器、锡器，因其含有的金属离子均易与药材中的化学成分发生反应，从而影响研究结果或改变药效。

操作方式：将药材或其粗粉置容器中→加入适量的水浸泡（浸泡过程中宜适当搅拌）→直火加热煮沸（先“武火”，后“文火”，保持微沸状态）→过滤除去药渣→保留滤液→反复操作，合并滤液。一般药材煎煮 2～3 次为宜，每次 0.5～1 h，煎煮次数、时间、加水量等可根据药材的性质与投药量进行适当加减。

此法以水为溶剂，成本低，操作简单易行。但用此法提取时，杂质溶出较多，如淀粉、鞣质、蛋白质等，且遇热不稳定或挥发性成分在煎煮时容易被破坏。故此法不适于有效成分遇热易挥发、不稳定及含淀粉、黏液质等成分较多（加水煎煮后，提取液黏稠、滤过困难）的药材的提取。

（2）浸渍法。浸渍法指用一定量的溶剂，在常温或加热的条件下，将药材浸泡一段时间，以提取药材化学成分的方法。根据提取的温度不同，可分为冷浸渍法（常温）和温浸渍法（40～60 ℃）。

浸渍法常用溶剂有水、乙醇等，所需仪器装置为具盖的容器。

操作方式：将药材粗粉置容器中→加适当的溶剂常温或加热（40～60 ℃）浸泡至规定时间→过滤获得提取液。浸渍时应时常搅拌或振摇，最好采用二次或三次浸渍，以减少药材吸附造成的损失。

此法操作简便、对设备要求低，通常在室温下进行；但提取时间长、溶剂用量大、提取效率不高，若以水为溶剂，提取液容易发霉、变质。此法适用于提取含挥发性成分的药材，如陈皮、生姜等；含淀粉、树胶、果胶、黏液质等成分较多的药材，如乳香、没药等；有效成分遇热不稳定的药材。

（3）渗漉法。渗漉法系指将适度粉碎的药材填充于渗漉筒，自渗漉筒上端不断添加溶剂，使溶剂渗透药材，从下端流出，浸出药材成分的方法。

渗漉法常用溶剂有水、不同浓度的乙醇、酸性或碱性溶液等。渗漉装置如图 2-2 所示。

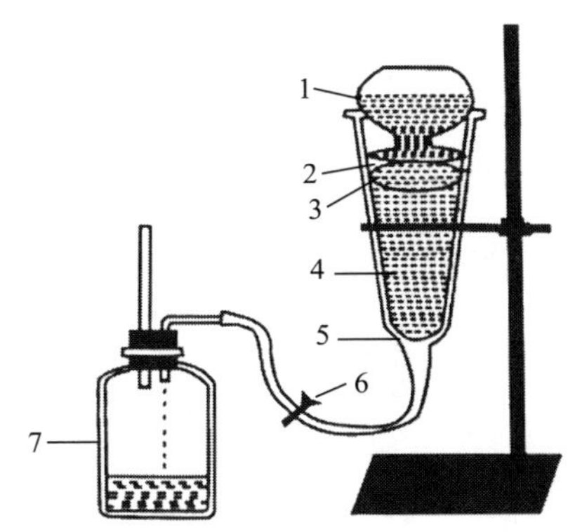


图 2-2　渗漉装置

1—储液瓶　2—砂层　3—滤纸　4—药材粗粉　5—脱脂棉　6—阀门夹　7—接收瓶

操作方式：将药材粉碎到适宜程度（以中粉或粗粉为宜）→加入溶剂浸润药材（一般加药材一倍量的溶剂）→装入渗漉筒→排出渗漉筒内的气泡→加入溶剂浸渍 24～48 h →渗漉（控制流速）→收集提取液。

渗漉法的提取效率比浸渍法高，但提取溶剂消耗多，提取时间长。此法提取时不需要加热，适用于提取遇热不稳定的成分，也适用于毒性药材、有效成分含量低的药材及贵重药材的提取。但新鲜、易膨胀、无组织结构的药材不宜用此法提取。

（4）回流提取法。本法是指采用回流提取装置加热溶剂与药材，使溶剂馏出后又被冷却，重复流回容器中参与提取，直至有效成分回流提取完全的方法。

回流提取法常用溶剂有石油醚、乙酸乙酯、三氯甲烷、乙醚等，提取装置如图 2-3 所示。

操作方式：药材适当粉碎→装入圆底烧瓶→加入溶剂至烧瓶容积的 1/3～1/2 →水浴加热，回流提取（反复提取 2～3 次）→滤过药渣→合并提取液。

此法采用回流提取装置，避免了有机溶剂挥发损失，并减少了溶剂对环境的污染和对操作者的毒害；同时，加热提取促进了细胞内化学成分的溶出，提高了提取效率。但是有机溶剂穿透率低，需多次提取，操作较烦琐，溶剂消耗量大，且加热提取易破坏不稳定的成分。本法常用溶剂为亲脂性有机溶剂，故特别适用于亲脂性成分的提取；不适用于受热易分解成分的提取。

（5）连续回流提取法。本法在回流提取法基础上进行了改进，通常用索氏提取器完成。溶剂在烧瓶中受热沸腾后，溶剂蒸气通过蒸气上升管到达冷凝管后被冷凝，滴入装有药材的滤纸筒中，溶解极性相近的成分，当玻璃筒中提取液的液面达到虹吸管最高处时，发生虹吸现象，提取液流入烧瓶中，使药材中的成分不断富集到圆底烧瓶内。

连续回流提取法常用溶剂有石油醚、乙酸乙酯、三氯甲烷、乙醚等，提取装置如图 2-4 所示。

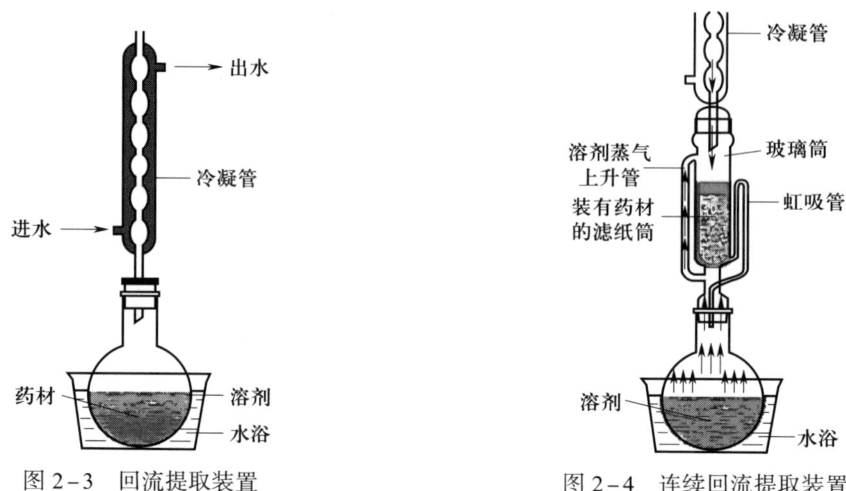


图 2-3　回流提取装置　　图 2-4　连续回流提取装置

操作方式：药材适当粉碎后用滤纸包裹→放入索氏提取器内→圆底烧瓶内加入适量溶剂→连接装置→水浴加热，回流提取→收集提取液。

此法通过在蒸馏过程中冷凝溶剂蒸气，不断更换与药材接触的溶剂，使提取过程始终保持较高浓度差；加热提取，促进药材内成分溶出，提高了提取效率，而且此法溶剂用量少。但是此法需长时间加热，易破坏遇热不稳定的成分，且对装置设备要求高。此法适用于亲脂性成分的提取，不适用于遇热不稳定及易分解成分的提取。

## 二、其他提取方法

1. 水蒸气蒸馏法

水蒸气蒸馏法指将水蒸气通过含有挥发性成分的药材，或药材与水共蒸馏，使挥发性成分随水蒸气一并馏出，经冷凝分取挥发性成分的提取方法。

（1）基本原理。根据分压定律，系统中总蒸气压等于各组分蒸气压之和。当总蒸气压与外界大气压相等时，溶液开始沸腾，而共沸点低于任何一组分的沸点。假设某挥发性成分沸点为 250 ℃，采用此法可在低于 100 ℃的条件下将其提取出来。

（2）仪器装置。实验室中常用的水蒸气蒸馏装置如图 2-5 所示。

（3）操作方式。药材粗粉加水润湿→加入蒸馏瓶中（不超过蒸馏瓶容积的 1/3）→连接装置→通入水蒸气加热→收集冷凝液→分取挥发性成分。

（4）适用范围。此法适用于具有挥发性，能随水蒸气馏出而不被破坏，与水不发生化学反应且不溶或难溶于水的化合物的提取，如挥发油，小分子挥发性成分麻黄碱、丹皮酚、游离醌等。

（5）注意事项。①水蒸气发生器内的水量不得超过其容积的 2/3，安全管应插到水蒸气发生器的底部以调节内压。②水蒸气导入管应插到蒸馏瓶内药材的底部。③控制加热速度和冷却水流量，使蒸气在冷凝管中完全冷却。④当馏出液不再混浊时，可取少量馏出液，观察其中是否有油珠状物质，如果没有，表明蒸馏已完成，可停止蒸馏。⑤蒸馏结束后，首先应打开水蒸气发生器与蒸馏瓶之间T形管下口的螺旋夹，放入空气后，再停止加热。

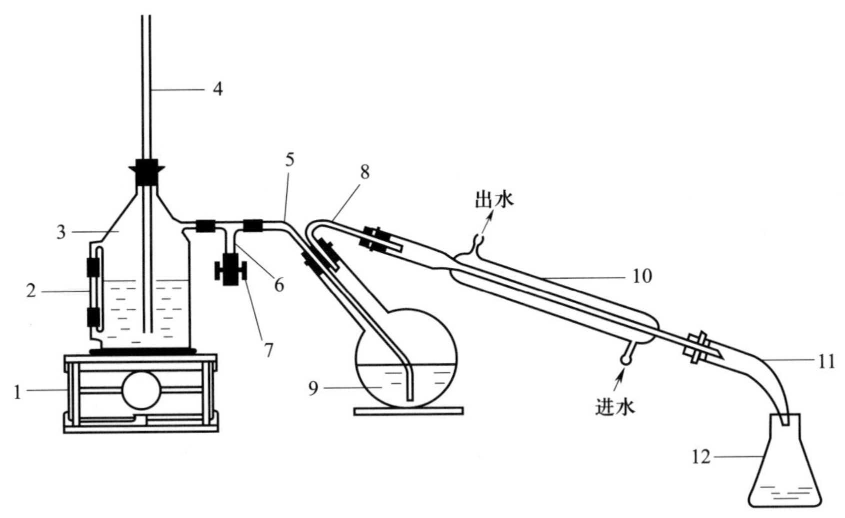


图2-5　水蒸气蒸馏装置

1—升降台　2—液面计　3—水蒸气发生器　4—安全管　5—水蒸气导入管　6—T形管　7—螺旋夹　8—馏出液导出管　9—蒸馏瓶　10—直形冷凝管　11—接液管　12—接液瓶

2. 升华法

升华法指利用某些固体化合物受热后直接转化成蒸气，遇冷后又凝结成原来固体化合物的性质进行提取的方法。

（1）基本原理。在一定的大气压下，当固体化合物的蒸气压与外压相等时，其表面与内部均会发生剧烈的升华，使该化合物从固态直接变成气态。

（2）仪器装置。升华装置如图2-6所示。

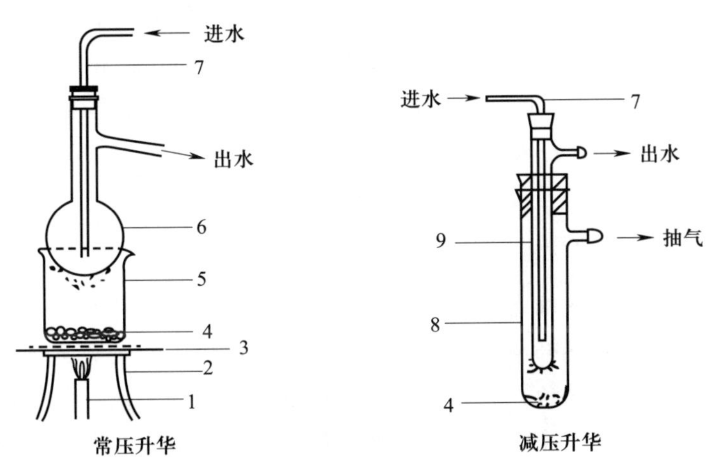


图2-6　升华装置

1—加热源　2—三脚架　3—石棉网　4—药材　5—烧杯　6—支管蒸馏烧瓶　7—导管　8—大具支试管　9—小具支试管

（3）操作方式。将药材粉碎到适宜程度→置于升华器皿中，平铺均匀→在升华器皿上方放冷凝器→加热→在冷凝器上收集凝结下来的固体化合物。

（4）适用范围。此法适用于升华温度不太高，且具有较高蒸气压的固体化合物的提取。如樟木中的樟脑是世界上最早应用此方法提取的有效成分，茶叶中的粗咖啡因加热到 178 ℃就能升华而不被分解（但不能直接用升华法提取）。此外，游离羟基蒽醌类成分、小分子游离香豆素类成分及某些有机酸和酚类成分等，也具有升华的性质，可利用升华法提取。

（5）注意事项。①升华时要注意控制温度，宜采用水浴或油浴加热。若温度太高，药材炭化后，往往产生挥发性的焦油状物，黏附在升华物上，不易除去。②接收装置要有一定的冷凝作用，并能及时排出冷凝液。

3. 超临界流体萃取法

本法是指以超临界流体为溶剂，从固体或液体中萃取出某些有效成分，集提取、分离于一体的新型技术。

（1）基本原理。任何物质都存在固、液、气三种相态，其中液相与气相呈平衡状态时的温度为临界温度（$T_c$），压力为临界压力（$P_c$）。超临界状态是指某物质处于其临界温度和临界压力以上时，形成的一种既非气态又非液态的特殊相态。此状态下，流体兼有气液两相的特点，既具有气体的低黏度，又具有液体的高密度，扩散系数约为液体的 100 倍。对于超临界流体而言，物质在其中的溶解度与其扩散系数、密度成正比，与黏度成反比，因此超临界流体对许多物质有较强的溶解能力。常用作超临界流体的物质有二氧化碳、一氧化二氮、乙烷、乙烯等，其中二氧化碳最为常用。

（2）二氧化碳超临界流体萃取法。超临界二氧化碳具有选择性和溶解性好、萃取温度低、萃取速度快、无溶剂残留等优点，故目前最为常用。本法适用于萃取挥发性成分、亲脂性成分、高热敏性成分及易氧化分解成分。但对极性大或分子量大的成分的萃取较难，需加入与溶质亲和力较强的夹带剂（水、甲烷、乙醇、戊醇等）以提高溶解度，或需在很高的压力下进行。

（3）特点。本方法的优点是可以在接近室温的条件下工作，适用于遇热不稳定成分的提取；提取过程中几乎不用有机溶剂，不残留有机溶剂，对环境无污染；萃取介质可循环利用，无毒，成本低；萃取速度快，提取效率高，节约能耗等。同时超临界流体萃取法也有局限性，其对亲脂性成分溶解能力强，对亲水性成分溶解能力弱；设备造价高，设备折旧费比例大；更换药材进行提取时，清洗设备较困难。

**【知识链接】**

**超声提取法**

超声提取法是采用超声波辅助溶剂进行提取的方法，其原理是利用超声波产生的机械效应、空化效应和热效应，破坏药材的细胞，使溶剂易于渗透到细胞中，缩短提取时间，提高提取效率。超声波提取操作简便，将药材粉末置适宜容器内，加入一定量溶剂，密闭后置超声提取器内，选择适当超声频率提取一段时间后即可。超声提取法与常规提取方法相比，具有提取时间短、提取效率高、无须加热等优点，能避免高温高压对所提取成分的破坏。

## 三、提取液的浓缩与干燥方法

1. 浓缩方法

中药提取液通常体积较大，可采取适宜的浓缩方法回收溶剂，以提高浓度，便于后续的分离纯化。常用的浓缩方法有常压蒸发、薄膜蒸发与蒸馏。

（1）常压蒸发。常压蒸发指在大气压下进行蒸发操作的处理过程。此方法需要长时间加热，通过液体的汽化作用除去溶剂，适用于非热敏性成分提取液的浓缩。水提取液常用此法浓缩。少量提取液浓缩可采用蒸发皿等容器，量大时可采用不锈钢、搪瓷等材料制成的蒸发锅。常规蒸发具有效率低、耗能大、浓缩速度慢等缺点。

（2）薄膜蒸发。薄膜蒸发是指提取液在蒸发时形成薄膜，增加液体受热汽化的表面积，从而实现快速蒸发浓缩的方法。此法具有加热温度低、时间短、速度快、有效成分不易被破坏等优点，尤其适用于浓缩以水或稀醇为溶剂的提取液。薄膜蒸发装置如图 2－7 所示。

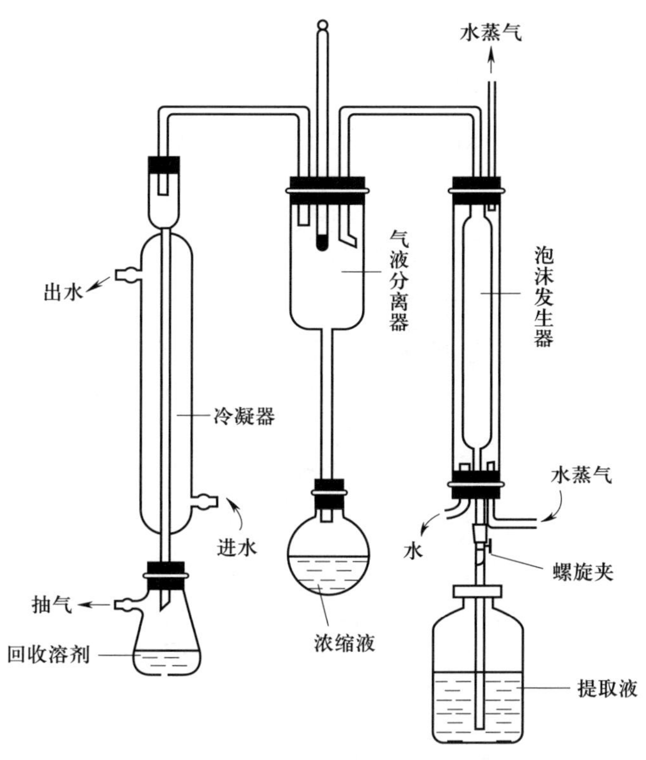


图 2－7　薄膜蒸发装置

（3）蒸馏。蒸馏可分为常压蒸馏和减压蒸馏，适用于有机溶剂提取液的浓缩。

①常压蒸馏：指在常压条件下进行蒸馏。常压蒸馏装置如图 2－8 所示。

此法适用于溶剂沸点低，有效成分遇热稳定的提取液的浓缩，如三氯甲烷、乙醚、石油醚等作溶剂的提取液。常压蒸馏可实现提取溶剂的回收，降低有毒溶剂对环境的污染。

操作方法：从热源开始，自下而上，由左至右依次安装常压蒸馏装置，待蒸馏的液体一般为蒸馏瓶容积的 1/3～2/3，蒸馏瓶中应加入止暴剂（沸石）。安装好温度计并开启冷凝水后方可开始加热。当蒸气到达温度计水银球部位时，温度计读数会急剧上升。此时应控制加热温度，调节蒸馏速度，以每秒蒸出1～2滴为宜。将到达溶剂沸点温度之前得到的蒸馏液弃去，并更换容器接收蒸馏液。当不再有蒸馏液蒸出，温度突然下降时，应停止蒸馏。停止蒸馏时应先关闭热源，再关闭冷凝水。

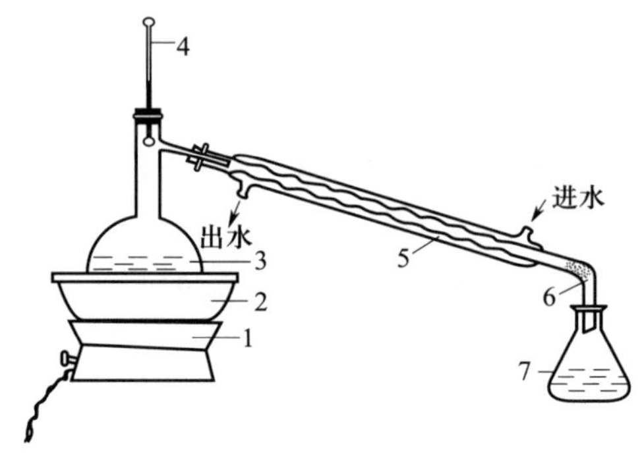


图 2-8　常压蒸馏装置

1—电炉　2—水浴锅　3—蒸馏瓶　4—温度计　5—冷凝管　6—接收管　7—接收瓶

②减压蒸馏：指在低于大气压的条件下进行蒸馏。减压蒸馏常用的装置为旋转蒸发仪，如图 2-9 所示。

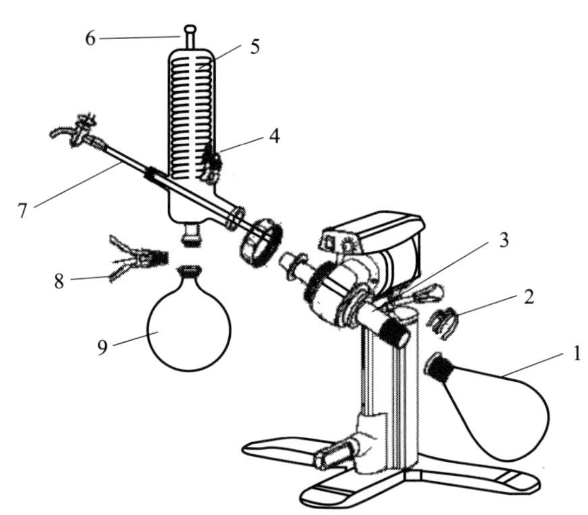


图 2-9　旋转蒸发仪

1—蒸馏瓶　2—接口夹　3—蒸馏瓶接头　4—冷凝水进出口　5—冷凝管
6—抽真空口　7—加料管　8—接口夹　9—接液瓶

一般而言，压力越小，液体的沸点越低。减压蒸馏降低了蒸馏时的压力，从而降低了溶剂的沸点，在较低温度下即可对提取液进行浓缩。此法具有加热温度低、蒸馏速度快、可防止热敏性成分被破坏等优点，适用于溶剂沸点高、成分受热易分解的提取液的浓缩。

在减压条件下，蒸馏瓶在恒温水浴中旋转，溶剂在瓶壁上形成薄膜，增大了溶剂的蒸发面积，达到迅速蒸发溶剂的目的，溶剂蒸气在冷凝管的作用下冷凝成液体回流到接液瓶中。

【知识链接】

**工业用多功能提取浓缩罐**

工业用多功能提取浓缩罐适用于中药的提取浓缩和挥发油的回收，如图 2-10 所示。设备组成包括提取罐、回流冷凝器、回流冷却器、挥发油收集器、提取罐过滤器、列管式加热器、蒸发器、回收冷凝器、回收冷却器、收集罐、不锈钢机架及连接管阀件、仪表等。设备功能包括静态水提或醇提、常压热回流水提或醇提、常压外循环浓缩、常压浓缩、真空减压浓缩、有机溶剂回收，并可选配在线超声波提取功能。

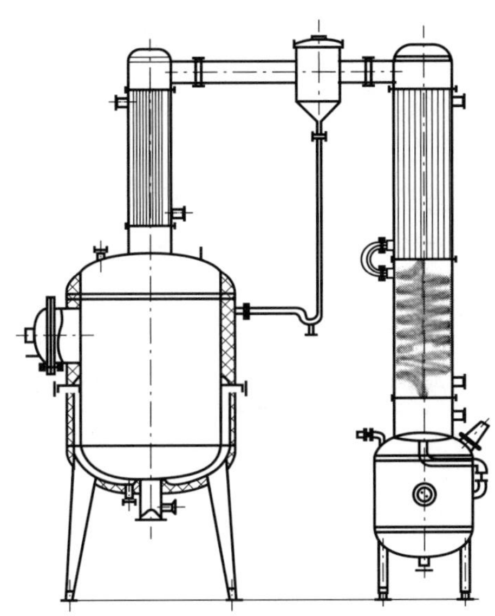

图 2-10　多功能提取浓缩罐

2. 干燥方法

中药的提取液经浓缩后，可采用适当的干燥方法去除残留的溶剂，以获得干燥的浸膏。常用的干燥方法有烘干法、减压干燥法、冷冻干燥法及红外线干燥法等。

（1）烘干法。此法是利用热干燥气流或单纯的干燥气流进行干燥的方法。一般而言，温度越高、气流流速越快、相对湿度越低，干燥效率越高。由于烘干法常采用高温气流干燥，故要求待干燥样品对热稳定，此法适用于含水浸膏的干燥。

烘干法所用设备主要有烘箱、烘房和烘柜，其中以烘箱为常用。烘箱主要由干燥室和加热装置组成。干燥室内有多层架子，供放置装有待干燥样品的容器。空气通过加热装置升温，并在流动中将热量传递给待干燥的样品，同时将样品的蒸汽带走，达到干燥的目的。因为待干燥样品处于静止状态，所以此法干燥速度较慢。

（2）减压干燥法。减压干燥法又称真空干燥法，指在密闭的容器中抽去空气进行干燥的方法。此法的特点是干燥所需温度低、速度快，特别适用于干燥含热敏性成分的稠浸膏，常用设备是减压干燥器，干燥效果取决于真空度与待干燥样品堆积的厚度。浸膏减压干燥时应控制好装盘量、真空度与加热温度，以免样品起泡溢盘，造成浪费与污染。

（3）冷冻干燥法。将待干燥液态样品冷冻成固体，再在低温低压条件下，使呈固态的溶剂直接升华为蒸气排出，即可达到干燥的目的。冷冻干燥法常用于含水浸膏的干燥。

多数溶剂都有气相、液相、固相3个相态。三相点是表示一种物质三相共存时所处的温度和压强的点。以水为例，水的三相点温度为0.01 ℃，压强为611.73 Pa。低于这个压强时，样品中的水分可从固态冰直接升华为水蒸气。冷冻干燥在接近真空和低温条件下进行，尤适用于含热敏性成分样品的干燥。

（4）红外线干燥法。红外线辐射器产生的电磁波被含水样品吸收后，可产生热量，使样品中水分受热汽化而干燥。此法属于辐射加热干燥。

红外线干燥法的原理是红外线辐射器所产生的电磁波被样品吸收后，增加了分子热运动的动能，使样品中的分子强烈振动，温度迅速升高，从而达到干燥的目的。红外线有近红外线和远红外线之分。部分化合物在远红外区域有很宽的吸收带，所以在远红外区域干燥效果更好。红外线干燥法具有干燥速度快、能量利用率高等优点。

# 第二节　中药化学成分的常规分离方法

## 学习目标

1. 掌握常规分离方法的基本原理、操作方法及适用范围。
2. 熟悉常用分离方法的影响因素和特点。
3. 了解中药化学成分分离的新技术、新方法。

用各种提取方法得到的中药提取物是包含许多成分的混合物，要想得到所需成分或单体化合物，需进一步分离和纯化。化学成分分离和纯化的方法应根据其理化性质选择。

## 一、系统溶剂分离法

1. 基本原理

系统溶剂分离法是根据“相似相溶”原理，选用3～5种极性不同的溶剂组成溶剂系统，对浓缩后的总提取物进行分离的一种方法。通常按照极性从小到大的顺序进行。

2. 操作方法

将中药提取液适当浓缩或加入惰性吸附剂（如硅藻土、硅胶）干燥→按溶剂极性从低到高（如石油醚、三氯甲烷、乙酸乙酯、正丁醇）依次提取→得到极性不同的提取物。中药中各类化学成分及其常用的提取溶剂见表2－1。

表 2－1　中药中各类化学成分及其常用的提取溶剂

| 极性 | 类型 | 提取溶剂 |
| --- | --- | --- |
| 强亲脂性 | 挥发油、油脂、蜡、脂溶性色素、甾醇类、某些苷元 | 石油醚、己烷 |
| 亲脂性 | 苷元、生物碱、树脂、醛、酮、醇、酯、有机酸、某些苷类 | 乙醚、三氯甲烷 |
| 中等极性 | 强心苷等 | 三氯甲烷－乙醇（2∶1） |
| | 黄酮苷等 | 乙酸乙酯 |
| | 皂苷、蒽醌苷等 | 正丁醇 |
| 亲水性 | 极性很大的苷、糖、氨基酸、某些生物碱盐 | 丙酮、乙醇、甲醇 |
| 强亲水性 | 蛋白质、黏液质、果胶、氨基酸、无机盐 | 水 |

3. 适用范围

此法适用于有效成分不明确的中药化学成分的分离。

4. 特点

此法可将中药的化学成分按不同极性进行初步分离，但是操作烦琐、所需时间长并需要大量溶剂，对化学性质不稳定，容易分解、异构化的成分有一定的限制。

## 二、两相溶剂萃取法

1. 基本原理

两相溶剂萃取法是利用混合物中各成分在两种不相混溶的溶剂中分配系数的不同实现分离的方法。分配系数是指在一定温度、压力下，一种物质在两种不混溶的溶剂中溶解平衡后，两种溶剂中溶质浓度的比值。分配系数在一定的温度及压力下为一个常数，可以用下式表示：

$$K=C_H/C_L$$

式中：$K$ 表示分配系数，$C_H$ 表示物质在上层溶剂中的溶解度，$C_L$ 表示物质在下层溶剂中的溶解度。

同一溶剂系统中各成分的分配系数相差越大，分离效果越好。其分离难易程度可用分离因子 $\beta$ 来表示。分离因子即 A、B 两种溶质在同一溶剂系统中分配系数的比值，可用下式表示：

$$\beta=K_A/K_B(K_A>K_B)$$

一般而言，若 $\beta\geqslant100$，想实现基本分离只需作一次简单萃取；若 $100\geqslant\beta>10$，则需萃取 10～12 次才能实现分离；若 $\beta\approx1$，表示两种成分的分配系数相近，无法利用此法实现分离的目的。在实际分离过程中，选择 $\beta$ 值大的溶剂系统，可简化操作过程，提高效率；亦可根据 $\beta$ 值的大小选择适当的萃取方法。

萃取剂的选择应遵循以下几点原则：萃取剂与原溶剂互不相溶，经振摇静置后能较好分层；被萃取成分在溶剂系统中的分配系数应远远大于 1 或远远小于 1；如果要从水提取液中分离亲脂性较强的物质，一般多用亲脂性有机溶剂作萃取剂，如苯、三氯甲烷或乙醚；如果要从水提取液中分离亲脂性较弱的物质，则需用弱亲脂性的溶剂，如乙酸乙酯、正丁醇等。

把目标成分从溶液中完全分离出来，通常需重复萃取多次。在分次萃取的过程中，萃取剂用量宜先多后少，第一次用量一般为原溶剂的 1/3～1/2，以后可减少为 1/6～1/4。液体的总量约占萃取容器体积的 1/2，宜少不宜多。

2. 常用萃取方法

（1）简单萃取法。简单萃取法一般在分液漏斗、下口瓶或萃取罐中进行，在原溶剂中加入约 1/3 的萃取剂，缓缓振摇几分钟，静置分层。避免猛烈振摇，以免发生乳化而影响分层。若出现乳化现象，可静置较长时间并用玻璃棒不时搅拌破坏乳化层，或分出乳化层再重新萃取，或将乳化层抽滤，或热敷使乳化层升温使之被破坏，有时加入适量氯化钠溶液或戊醇也有助于破坏乳化层。如乳化现象严重，也可以采用逆流连续萃取装置。为提高萃取效率，应把萃取剂分成几份，进行多次萃取。

**【知识链接】**

**乳化现象**

水溶液和有机溶液混合后生成稳定的乳状液，不易分层的现象称为乳化现象。乳化现象在萃取中常常出现，尤其是碱性水提取液选用三氯甲烷萃取时，乳化现象更为严重，其原因包括中药中含有表面活性物质（如皂苷、蛋白质、多种植物胶质、鞣质等）或存在少量轻质的沉淀、溶剂互溶、溶剂密度相差较小及振摇不规范等因素。

（2）逆流连续萃取法。逆流连续萃取法是一种连续的两相溶剂萃取法，其原理是利用两种溶剂密度不同，密度小的溶剂作为流动相逆流连续穿过密度大的溶剂，使目标成分发生转溶。逆流连续萃取装置是用一根或数根萃取管串联制成。管内用小瓷圈或不锈钢丝圈填充，以增加两种溶剂萃取时的接触面。此法克服了在分液漏斗中多次萃取操作的麻烦，也避免了乳化现象的发生。逆流连续萃取装置如图 2-11 所示。

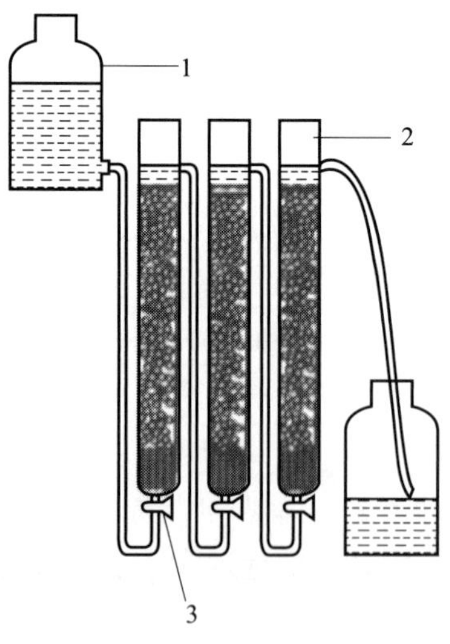


图 2-11　逆流连续萃取装置

1—贮液瓶　2—萃取管　3—活塞

## 三、沉淀分离法

此法是在中药提取液中加入某些试剂，使有效成分或杂质转化为沉淀，通过过滤将之分离的方法。依据加入沉淀剂的不同，可将沉淀分离法分为以下几种：

1. 酸碱沉淀法

酸（碱）性成分可与碱（酸）性试剂反应生成盐而溶于水，再加酸（碱）性试剂后，又可重新生成游离酸（碱）从溶液中析出，以此达到分离目的。此法适用于中药中酸性成分（如有机酸、酚类物质等）和碱性成分（如生物碱等）的分离；此外，一些具有内酯环结构的化合物（如香豆素等）遇碱开环生成羧酸盐而溶于水，遇酸又重新形成内酯环从溶液中析出，因此也可应用此法分离。

2. 水醇沉淀法

此法通过向中药提取液中加入乙醇或水，改变提取液的极性，降低某些成分的溶解度，使之沉淀而分离。如在中药的水提取液中加入乙醇，使含醇量达 80% 以上，则难溶于乙醇的成分如淀粉、树胶、黏液质、蛋白质等即从溶液中析出，再滤过除去；同理，在乙醇提取液中加入一定量的水，也会使树脂、油脂、叶绿素等极性较小的成分沉淀出来。在生产中，常用此法初步除去大部分杂质。

3. 铅盐沉淀法

中性醋酸铅和碱式醋酸铅在水或稀醇溶液中能与多种成分生成难溶性铅盐或铅络合物沉淀，使有效成分与杂质分离。

中性醋酸铅能与具有羧基及邻二酚羟基的化合物产生沉淀，如有机酸、氨基酸、蛋白质、黏液质、鞣质等。碱式醋酸铅沉淀范围更广，除上述成分外，还能与具有单酚羟基的化合物、某些中性成分（皂苷、糖类等）产生沉淀。

铅盐沉淀法是分离某些中药成分的经典方法之一，但由于铅会造成重金属污染，所以使用受到限制。经此法处理后的提取液须进行脱铅处理，常用的脱铅方法有硫化氢法、中性硫酸盐法和阳离子交换树脂法。

不同沉淀方法的特点及适用范围见表 2－2。

**表 2－2　不同沉淀方法的特点及适用范围**

| 沉淀方法 | 类别 | 适用范围 | 特点 |
|---|---|---|---|
| 酸碱沉淀法 | 碱溶酸沉法 | 含酚羟基或羧基的化合物（如黄酮、蒽醌、酸性皂苷、大分子有机酸等），部分具内酯环结构的化合物（如生物碱、香豆素等） | 反应可逆，目标成分先与酸（碱）生成可溶性盐，再加碱（酸）游离析出溶液 |
| | 酸溶碱沉法 | 脂溶性生物碱 | |
| 水醇沉淀法 | 水提醇沉法 | 淀粉、树胶、黏液质、蛋白质等水溶性杂质 | 杂质因溶剂系统极性改变而形成沉淀 |
| | 醇提水沉法 | 树脂、油脂、叶绿素等脂溶性杂质 | |
| 铅盐沉淀法 | 中性醋酸铅沉淀法 | 含羧基及邻二酚羟基的化合物（如黄酮苷、蒽醌苷、香豆素苷、有机酸、蛋白质等） | 反应可逆，经此法处理后的提取液须脱铅处理，应注意溶液中铅的残留和污染环境的问题 |
| | 碱性醋酸铅沉淀法 | 含羧基或酚羟基的化合物（如黄酮、蒽醌、鞣质等），某些中性成分（如皂苷、糖类等） | |

## 四、结晶法

将非结晶状的溶质溶于适当溶剂形成热的饱和溶液，冷却后，溶质以晶体的形式析出，这一过程称结晶。若得到的结晶不纯，可将晶体溶于溶剂或熔融以后，重新从溶液或熔融体中结晶，这一过程称重结晶。结晶法是分离和精制固体成分最常用的方法之一，利用混合物中各成分对某种溶剂溶解度的差别实现分离。

一般情况下，结晶的形成标志着化合物的纯度达到了相当程度，获得结晶并制备成单体纯品，是研究化合物分子结构关键的一步。

1. 结晶溶剂的选择

选择合适的溶剂是形成结晶的关键。良好的结晶溶剂应具备以下几点条件：不与目标成分发生化学反应；对目标成分热时溶解度大，冷时溶解度小，对杂质则冷、热均易溶或均不溶；沸点适中，一般应低于结晶时的温度；目标成分在此溶剂中能得到较好的结晶。

一般常用甲醇、乙醇、丙酮、乙酸乙酯等作结晶溶剂。没有合适的单一溶剂时，可选用两种或两种以上溶剂组成的混合溶剂。若选用的结晶溶剂是水，可直接用锥形瓶加热溶解；若以有机溶剂为结晶溶剂，需在锥形瓶上连接冷凝管，加热溶解时冷凝回流。

2. 操作方法

结晶过程包括晶核的形成与结晶的增长两个步骤。操作时，将待结晶物质用合适的溶剂制成热饱和溶液（必要时加活性炭脱色），趁热滤过，适当浓缩后，常温或低温静置析晶，滤过，即得目标成分的结晶。析出结晶后的滤液仍是该成分的饱和溶液，又称母液。有时将母液继续浓缩，仍可获得部分目标成分的结晶，此方法称为分步结晶。分步结晶尤其适用于含有两种以上成分固体混合物的分离纯化。

3. 结晶纯度的判断

结晶的纯度可从化合物的晶形、色泽、熔点和熔距等方面判断，或进行色谱分析。

（1）晶形和色泽。纯净的结晶具有一定的晶形和均匀的色泽，要注意不同的结晶溶剂得到的结晶形状可能有差异。

（2）熔点和熔距。纯净的化合物，结晶前后的熔点应该一致。化合物的熔点与晶型有关，如 *N*- 氧化苦参碱在无水丙酮中得到的结晶，熔点为 208 ℃，而在含水丙酮中析出的结晶，熔点为 162～163 ℃。所以文献中常在化合物的晶形、熔点后注明所用的结晶溶剂。熔距是指结晶开始熔化到完全熔化或分解的温度范围。一般单体化合物的熔距要求在 0.5 ℃左右，天然化合物熔距可为 1～2 ℃。

（3）色谱分析法。实验室常用薄层色谱和纸色谱进行分析，若经数种不同展开系统鉴定，均得到一个斑点，可初步认为得到了较纯的单体化合物。此外，高效液相色谱、气相色谱及各种光谱等，均可用于结晶纯度的判断。

## 五、其他分离方法

1. 盐析法

向溶液中加入无机盐至一定浓度或呈饱和状态，使某些成分溶解度降低而析出，达到与其他杂质分离的目的。

常用于盐析的无机盐有氯化钠、硫酸钠、硫酸镁、硫酸铵等。实际应用中以硫酸铵最为常用，因为硫酸铵具有离子强度大、盐析能力强、溶解度高且受温度影响小等优点，多用于蛋白质等高分子物质的分离。盐析法也常用于分离中药提取液中的有效成分，如从中药三颗针提取液中分离小檗碱，生产上常用氯化钠或硫酸铵盐析。

2. 透析法

透析法是利用小分子物质或能在醇、水提取液中解离的物质可通过半透膜，而大分子物质不能通过半透膜的性质达到分离的方法，常用于分离分子量大小不同的混合物。例如分离和纯化皂苷、蛋白质、多肽、多糖等大分子物质时，可用透析法除去无机盐、单糖、双糖等小分子杂质。透析分离效果取决于半透膜的规格，可根据目标成分分子量大小，选择孔径大小与之相适应的半透膜。常用的透析装置如图 2–12 所示。

3. 分馏法

分馏法系指利用液体混合物中各成分的沸点不同，通过反复蒸馏达到分离目的的方法。混合物中各化学成分的沸点相差越大，分离效果越好。一般情况下，液体混合物沸点相差 100 ℃以上时，可通过反复蒸馏分离得到目标成分；沸点相差在 25 ℃以下时，需用分馏柱，混合物沸点相差越小，需要的分馏装置越精细。此法常用于分离挥发油及一些液体生物碱。常用的分馏装置如图 2–13 所示。

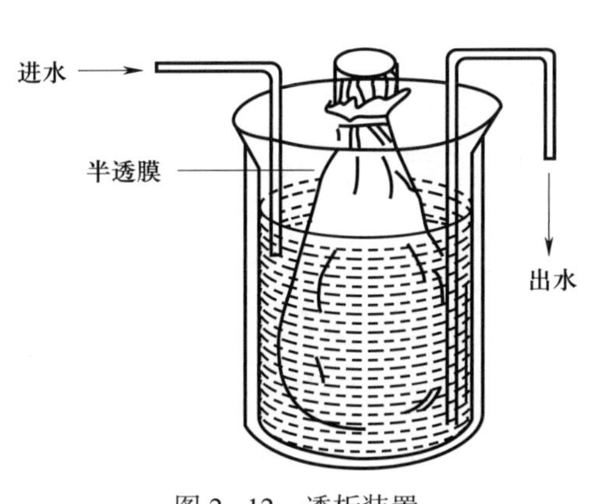

图 2–12　透析装置

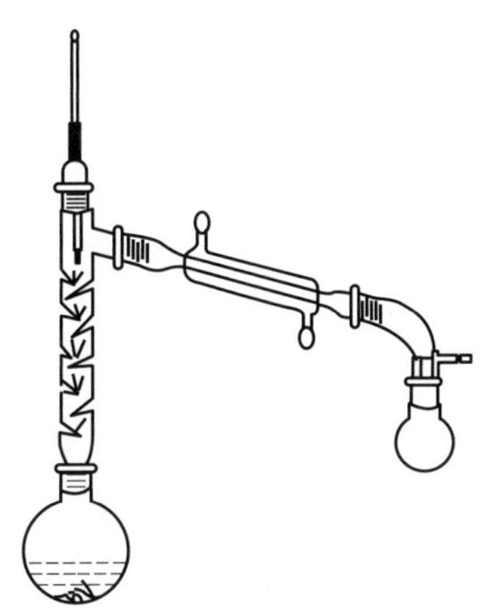
图 2–13　分馏装置

# 第三节　中药化学成分的色谱分离方法

## 学习目标

1. 掌握吸附色谱法和分配色谱法的原理、操作方法及适用范围。
2. 熟悉其他色谱方法的原理和应用。
3. 了解色谱分离的新技术、新方法。

色谱法，又称“色谱分析法”或“层析法”，是中药化学成分分离与检识最常用的方法，具有分离效能高、快速简便等优点。中药提取物含有多种化学成分，常规分离方法难以将其一一分离，而色谱法往往可以达到很好的分离效果。近年来，随着色谱理论的发展，色谱分离技术也逐步仪器化、自动化和高速化，色谱已成为化学领域一个重要的分离、分析方法。

【知识链接】

**色谱法的发明**

1903 年，俄国植物学家茨维特发表了题为《一种新型吸附现象及其在生化分析上的应用》的研究论文，文中第一次提出了应用吸附原理分离植物色素的方法。此方法是将植物绿叶的石油醚提取液倒入装有碳酸钙粉末的玻璃管中，并用石油醚自上而下淋洗，由于不同的色素在碳酸钙颗粒表面的吸附力不同，向下移动的速度不同，从而形成一圈圈不同颜色的色带，使各色素得到了分离。1906 年，这种方法被命名为色谱法，所用的玻璃管被称为“色谱柱”，填充玻璃管的碳酸钙被称为“固定相”，淋洗用的溶剂被称为“流动相”。随着分离技术的不断发展，越来越多的无色物质成为被分离的对象，色谱也渐渐失去了“色”的含义，但这个名称却沿用至今。

色谱法根据分离原理可分为吸附色谱、分配色谱、凝胶色谱与离子交换色谱等，根据操作方法可分为薄层色谱（TLC）、柱色谱（CC）、纸色谱（PC），按流动相不同，可分为液相色谱（LC）、气相色谱（GC）、超临界流体色谱（SFC）等。

## 一、吸附色谱法

1. 基本原理

吸附色谱法是指以固体吸附剂作为固定相，以液体作为流动相的液－固色谱分离方法。其基本原理是利用吸附剂对混合物中各组分的吸附能力不同，以及洗脱剂对各成分洗脱能力的不同，使各成分分离。

2. 吸附剂

吸附剂的吸附作用主要通过氢键、络合作用、静电引力、范德华力等产生，目标成分与吸附剂结合得越牢固，越难被洗脱。根据化合物与吸附剂所产生的吸附力大小，可将不同化合物分离。常用的吸附剂有硅胶、氧化铝、聚酰胺、活性炭等，除活性炭以外都是极性吸附剂。

（1）硅胶。硅胶为极性吸附剂，表面具有硅醇基，微显酸性，能与许多化合物形成氢键，吸附能力比氧化铝稍弱。硅胶机械强度大，吸附容量高，适合中性或酸性成分的分离，如挥发油、萜类化合物、甾体类化合物、酚类化合物、蒽醌、黄酮、强心苷和皂苷等，应用十分广泛，但不宜直接用于分离碱性物质。

硅胶的硅醇基可通过氢键吸附水分，吸附水分越多，对其他化合物的吸附能力越低。当含水量超过 17% 时，其吸附力极弱，不能作为吸附剂。将硅胶于 100～110 ℃下加热 30 min，即可除去大部分硅醇基上吸附的水，重新具有吸附活性，这一过程称为硅胶的活化。如制备薄层色谱所用的硬板，须将湿法制备好的硬板自然晾干后于烘箱中活化，才能使用。应注意控制活化的温度，当温度升高到 170 ℃时，有部分硅醇基会发生脱水而失去吸附能力。

硅胶的吸附能力根据其含水量可分为 5 个活性级别，见表 2–3。含水量越少，其活性级别越低，吸附能力越大；含水量越大，其活性级别越高，吸附能力就越小。由于硅胶极易吸水，使用前应进行活化。

目前，薄层色谱用硅胶商品型号主要有 G 型、$GF_{254}$ 型、H 型、$HF_{254}$ 型等，粒度一般为 10～40 μm，高效薄层色谱所用硅胶的粒度为 5～10 μm。其中，硅胶 G 型含黏合剂煅石膏，硅胶 $GF_{254}$ 型除含有煅石膏外，还含有一种无机荧光剂，在 254 nm 波长照射下呈现强烈荧光。

（2）氧化铝。氧化铝是一种吸附能力较强的极性吸附剂。色谱用氧化铝可分为碱性（pH 9.0）、中性（pH 7.5）和酸性（pH 4.0）3 种，其中以中性氧化铝应用最为广泛。碱性氧化铝适于分离碱性、中性成分，如生物碱；酸性氧化铝适于分离酸性、中性成分，如有机酸、氨基酸等；中性氧化铝适用于分离醛、酮、皂苷、萜等中性或对酸碱不稳定的成分。氧化铝的吸附能力也与其含水量有着直接的关系，随着含水量的增加，活性级别升高，吸附能力减弱，见表 2–3。

**表 2–3　　硅胶、氧化铝含水量与活性级别的关系**

| 活性级别 | 硅胶含水量 /% | 氧化铝含水量 /% |
|---|---|---|
| Ⅰ | 0 | 0 |
| Ⅱ | 5 | 3 |
| Ⅲ | 15 | 6 |
| Ⅳ | 25 | 10 |
| Ⅴ | 38 | 15 |

（3）聚酰胺。聚酰胺俗称尼龙，是通过酰胺键聚合而成的一类高分子化合物。其分子结构中的酰胺基可与酚类、酸类或醌类化合物等成分形成氢键，产生不同强度的吸附能力，发挥分离作用。在不同的溶剂中，聚酰胺与化合物形成氢键的能力亦有差异。一般聚酰胺在水中与

化合物形成氢键的能力最强，甲醇、乙醇次之，亲脂性溶剂或碱性溶剂中，氢键基本无法形成。聚酰胺吸附容量大，适合于制备性分离。聚酰胺分离原理如图 2-14 所示。

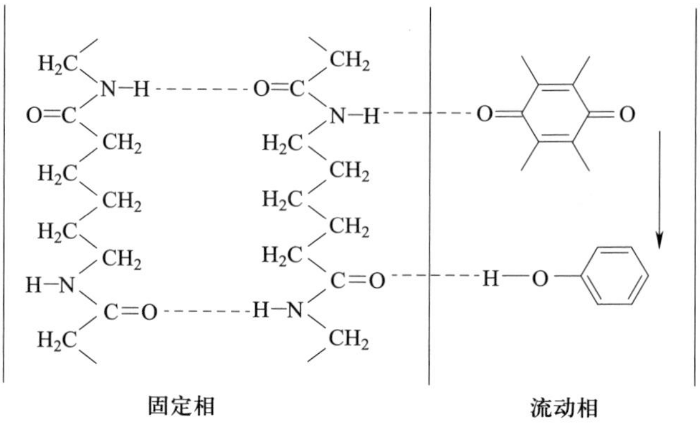

固定相　　流动相

图 2-14　聚酰胺分离原理

在同一种溶剂中，聚酰胺的吸附能力与被分离成分的结构有关，主要体现在以下几个方面：

①被分离成分能与聚酰胺形成氢键的基团数目越多，则聚酰胺对其的吸附能力越强，如间苯三酚＞间苯二酚＞苯酚。

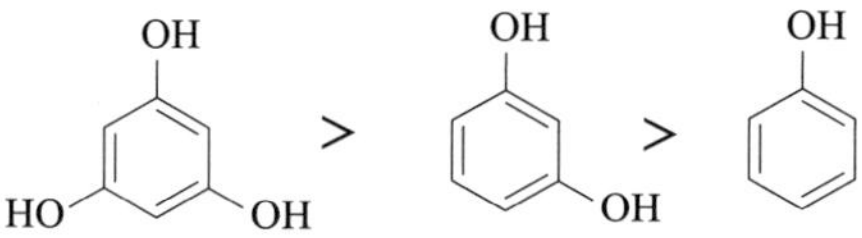

②被分离成分能形成氢键的基团所处的位置不同，聚酰胺对其的吸附能力强弱也不同，如间苯二酚＞对苯二酚＞邻苯二酚。

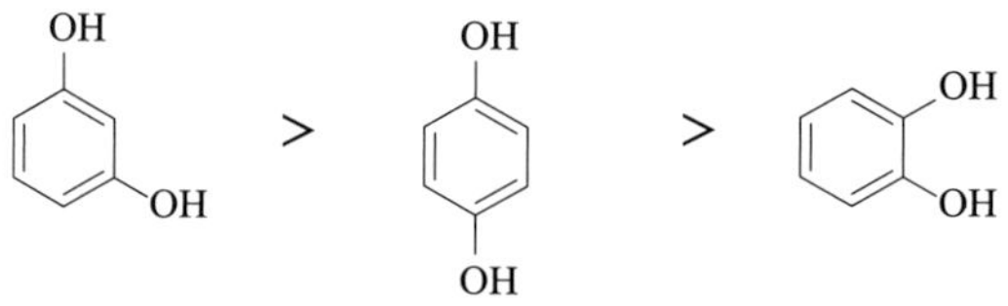

③若被分离成分形成分子内氢键，则聚酰胺对其的吸附能力相应减弱，如对羟基苯甲酸＞邻羟基苯甲酸。

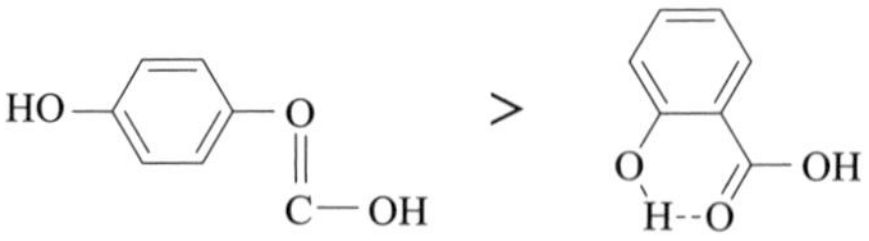

④被分离成分芳香化程度越高，聚酰胺对其的吸附能力越强，如萘酚＞苯酚。

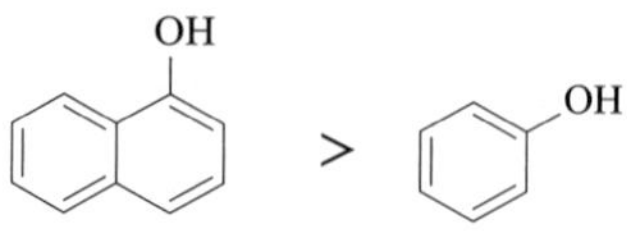

（4）活性炭。活性炭为非极性吸附剂，对非极性成分有较强的亲和力，其吸附作用由范德华力产生，属于物理吸附。活性炭的吸附能力与所处溶剂有关，在水中吸附力最强，在有机溶剂中吸附力较弱，特别适用于分离氨基酸、糖类及某些苷类等水溶性成分。活性炭与被分离成分所产生的吸附力强弱遵循以下几点规律：对极性基团多的化合物吸附力小，对极性基团少的化合物吸附力大；对芳香族化合物的吸附力大于脂肪族化合物；对分子量大的化合物吸附力大于分子量小的化合物。

3. 洗脱剂

除气相色谱外，吸附色谱的流动相均为液体，其中柱色谱习惯称其为洗脱剂，薄层色谱习惯称其为展开剂。色谱用洗脱剂应有较高的纯度，不含水分，与被分离成分、吸附剂不发生化学反应，对被分离成分有适当的溶解度，黏度低，易挥散等。

常用的溶剂均可作为洗脱剂使用，如甲醇、乙醇、乙酸乙酯、正丁醇、三氯甲烷、石油醚等，通常选择两种或两种以上溶剂组成溶剂系统。

在吸附色谱中，洗脱剂的主要作用是解吸附，其解吸附能力的大小与吸附剂和被分离成分的性质有关。当选用硅胶或氧化铝作为吸附剂时，洗脱剂的解吸附能力与其极性成正比，即被分离成分的极性大，洗脱剂的极性也要大，否则被分离成分就不能随着洗脱剂移动。反之，被分离成分的极性小，就应当选择极性小的溶剂作为洗脱剂。

4. 被分离成分

在吸附色谱中，被分离成分经过吸附、解吸附、再吸附、再解吸附的循环之后，最终实现分离。对于极性吸附剂，被分离成分的极性越大，吸附力越强，洗脱剂洗脱速度越慢；反之，被分离成分的极性越小，吸附力越弱，洗脱剂洗脱速度越快。

被分离成分极性大小与其结构密切相关。母核相同的情况下，极性取代基越多或取代基极性越大，化合物的极性就越大；分子中双键及共轭双键越多，化合物极性越大；同系物中，分子量越小的化合物极性越大；在同一母核中不能形成分子内氢键的化合物比能形成分子内氢键的化合物极性大。常见的取代基极性大小顺序：烷基（$—CH_2—$）＜烯基（—CH=CH—）＜醚基（—O—R）＜硝基（$—NO_2$）＜酯基（—COOR）＜酮基（—CO—）＜醛基（—CHO）＜巯基（—SH）＜氨基（$—NH_2$）＜酰胺基（—NHCO—）＜醇羟基（—OH）＜酚羟基（Ar—OH）＜羧基（—COOH）。

5. 操作方法

按照操作方法不同，吸附色谱法可分为吸附薄层色谱法和吸附柱色谱法。吸附薄层色谱法主要用于化学成分的分离预试、鉴定及探索柱色谱法分离的条件；吸附柱色谱法主要用于化学成分的分离制备及含量测定，如高效液相色谱、气相色谱。

（1）吸附薄层色谱法。将吸附剂均匀地铺在玻璃板、塑料板或铝板上形成薄层，待点样、展开后，根据色谱图，比较样品与对照品的比移值（$R_f$），用以进行有效成分分析。薄层色谱法操作步骤如下：

①制板：按照吸附剂中是否加入黏合剂可分为硬板和软板。

硬板一般采用湿法铺板。吸附剂中加适量黏合剂和水，在乳钵中充分研匀成糊状，再均匀地铺在玻璃板上，置水平台上室温晾干后活化。以硅胶为吸附剂的薄层色谱多制硬板。由于制板时加入了黏合剂，硬板的薄层比较牢固，所以活化后可置于干燥器内备用。常用的黏合剂有煅石膏（G）、羧甲基纤维素钠（CMC－Na）。含煅石膏的薄层板耐腐蚀性好，但不耐磨，薄层易脱落；含羧甲基纤维素钠的薄层板机械性能强，可用铅笔在板上书写，但亦不耐磨。

软板一般采用干法铺板。将一定规格活化后的吸附剂直接倒在玻璃板上，铺成均匀的薄层。以氧化铝为吸附剂的薄层色谱多制软板。软板不易保存，需要随用随制。

②点样：将样品溶于适当的溶剂中，用微升毛细管或手动、半自动、自动点样器材吸取样品溶液，点在薄层板的起始线位置，起始线距离板底边 1.0～1.5 cm，斑点直径不超过 3 mm；溶解样品的溶剂尽量避免用水，因为水溶液斑点易扩散，且不易挥发除去；若样品溶液浓度低，可重复点样。

③展开：待点样溶剂挥发后进行展开。展开方式有上行、下行、单向展开、双向展开及径向展开等，其中上行展开最为常用。将薄层板放入盛有展开剂的展开缸中，密闭展开，待展开剂展开至薄层板长边的 3/4 处，取出，用铅笔标记展开剂前沿。为消除边缘效应，可先将盛有展开剂的展开缸密闭放置一段时间，使展开缸达到展开剂蒸气饱和的状态，再放入薄层板。

④显色：挥干展开剂，先在可见光下观察有无斑点，然后在紫外光灯下观察有无荧光斑点，并记录其颜色、位置及荧光强弱，最后喷洒适宜的显色剂显色。常用的显色剂有 5% 香草醛 － 浓硫酸溶液、5% 硫酸 － 乙醇溶液等。

⑤比移值（$R_f$）的计算：比移值即起始线至斑点中心的距离与起始线至展开剂前沿的距离比值，如图 2－15 所示。它表示某一化合物经过展开后在薄层板上的相对位置，若样品与对照品中具有相同的化合物，则应具有相同的斑点及 $R_f$。这种方法常用于中药中化学成分的定性分析，是《中国药典》中检查中药有效成分的常用方法之一。

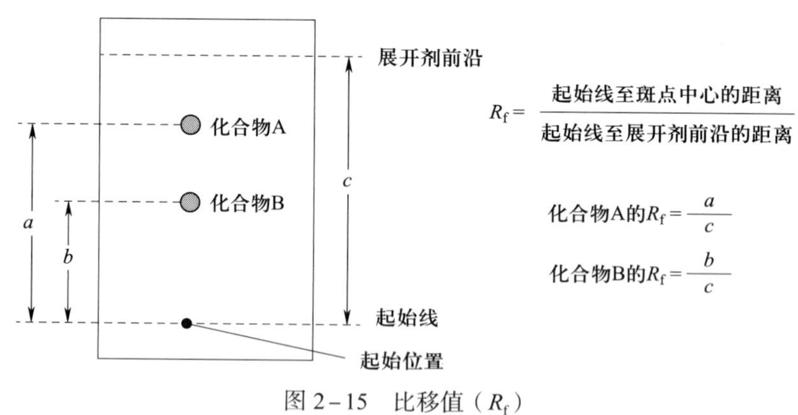


图 2－15　比移值（$R_f$）

（2）吸附柱色谱法。将样品加入一定规格并装有吸附剂的色谱柱内，再用适当的洗脱剂洗脱，样品自上而下流经色谱柱，使不同化学成分得到分离，如图 2－16 所示。吸附柱色谱法操作步骤如下：

①装柱：根据操作方式不同，可将装柱分为干法装柱和湿法装柱。干法装柱是将吸附剂通过漏斗加入色谱柱内，并用橡皮槌轻轻敲打色谱柱，使吸附剂填装均匀无缝隙，然后打开色谱柱下端活塞，沿管壁缓缓加入洗脱剂，排尽柱内的空气并保持有充分的洗脱剂留在吸附剂上层。湿法装柱是将吸附剂与适量的洗脱剂混合搅拌成混悬液，加入色谱柱中，打开色谱柱下端活塞，使洗脱剂慢慢流出，带动吸附剂缓慢下沉，直至吸附剂完全沉降，表面平整，然后关闭活塞，吸附剂上层保留充分的洗脱剂。湿法装柱与干法装柱相比，吸附剂填装均匀，不易产生气泡，是常用的装柱方式。

②加样：待色谱柱内洗脱剂自然流下，液面和柱内吸附剂表面相平时，即可加入样品。加样时将样品溶于洗脱剂中，沿管壁缓缓加入，勿使吸附剂翻起。如样品难溶于洗脱剂，也可将其溶于易挥发的有机溶剂中，与少量吸附剂拌匀，挥尽溶剂，然后均匀地加到吸附剂上层。对某些在常用溶剂中不溶的样品，也可将其与适量的吸附剂在乳钵中研磨混匀后加入。

③洗脱与收集：将选好的洗脱剂缓慢加入色谱柱中，打开色谱柱下端活塞，合理控制洗脱剂流速，洗脱过程中应始终保持吸附剂上层留有充分的洗脱剂。然后等份收集洗脱液，每份洗脱液用薄层色谱或纸色谱作定性检查，合并成分相同的洗脱液。柱色谱法常采用梯度洗脱，通常按洗脱剂洗脱能力从小到大的顺序变换洗脱剂的品种和比例。

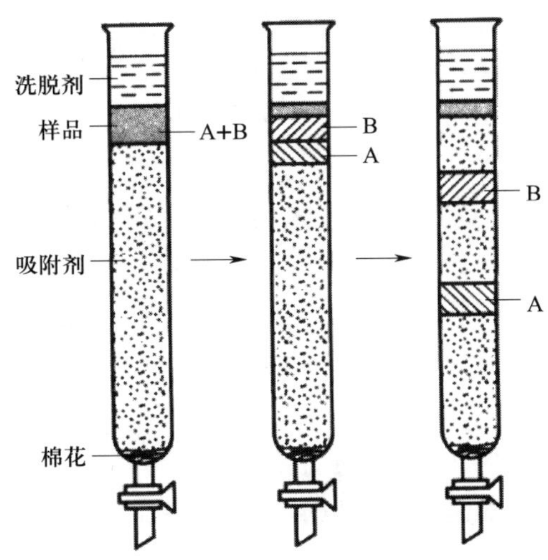


图 2-16　吸附柱色谱法分离过程

## 二、分配色谱法

分配色谱法利用混合物中各成分在互不相溶的两种溶剂中分配系数的不同进行分离。

1. 基本原理

分配色谱法的原理与两相溶剂萃取法类似，利用不同性质的化学成分在固定相（s）和流动相（m）之间的分配系数（$K$）不同达到分离目的。一般而言，不同成分的分配系数相差越大，分离效果越好，分配系数可用下式表示：

$$K=C_s / C_m$$

式中，$K$ 表示某成分的分配系数，$C_s$ 为该成分在固定相中的浓度，$C_m$ 为该成分在流动相中的浓度。

2. 载体

载体又称支持剂，在分配色谱中仅作为支持固定相的介质。载体的选择应符合以下要求：对被分离成分无吸附作用；不与被分离成分发生化学反应；可吸收一定量的固定相，不影响流动相通过；不影响溶剂的性质和组成。

载体一般为中性多孔的粉末，常用的载体有硅胶、硅藻土、纤维素粉、滤纸等。硅胶既可做吸附色谱的吸附剂又可做分配色谱的载体，当硅胶含水量在 17% 以上时，其失去吸附作用，可作为分配色谱的载体，吸水量最多可达自身质量的 70%。硅藻土作为分配色谱的载体效果很好，可吸收相当于自身质量 100% 的水。

3. 固定相、流动相与被分离成分

分配色谱中固定相和流动相是由二元、三元或多元溶剂按一定比例组成的复合溶剂系统。选择适当的溶剂系统，可提高分离的效果。

根据固定相与流动相的极性差别，分配色谱有正相与反相之分。正相分配色谱的流动相极性小于固定相极性，反相分配色谱则相反。正相分配色谱法通常适用于分离极性较大的成分，如糖类、苷类、有机酸类化合物，其固定相多采用强极性溶剂，如水、缓冲液等，流动相则用三氯甲烷、乙酸乙酯、正丁醇等弱极性有机溶剂；反相分配色谱法通常适用于分离极性较小的成分，如油脂、游离甾体等，固定相可用液体石蜡、硅油等，而流动相则用强极性溶剂，如甲醇 - 水或乙腈 - 水等。

实际操作中为提高固定相的稳定性，常采用键合固定相材料，可称键合相。如反相分配色谱常用的固定相是在普通硅胶表面键合上长度不同的烃基（R）形成亲脂性表面，根据键合的烃基（—R）是乙基、辛基还是十八烷基，分别命名为 RP－2、RP－8 及 RP－18。亲脂性强弱顺序为：RP－18＞RP－8＞RP－2。

4. 操作方法

分配色谱法根据操作方法不同，可分为分配薄层色谱法、分配柱色谱法和纸色谱法。

（1）分配薄层色谱法。分配薄层色谱以硅胶或硅藻土为载体，与固定相按一定比例混匀后铺在薄层板上，自然干燥（不需活化）即可应用。分配薄层色谱与吸附薄层色谱相比，除制板方法外，其他操作步骤基本相同，包括点样、展开、显色、计算 $R_f$ 等。

（2）分配柱色谱法。装柱前，先使固定相与流动相互相饱和，再将载体和固定相混合均匀，倾入装有流动相的色谱柱中按湿法装柱操作，在柱顶加入样品，然后加入流动相洗脱即可。

（3）纸色谱法。纸色谱法是以滤纸作为载体，以滤纸中的水分（或根据需要加在滤纸上的溶液）为固定相，以适当的溶剂系统为流动相进行展开，使样品中各成分达到分离的一种方法。纸色谱法操作步骤如下：

①选择滤纸：色谱用滤纸应质地均匀、无折痕、洁净，具有一定的机械强度。滤纸的大小应视展开容器的容积而定，一般选用中速定性滤纸。

②点样：纸色谱法的点样方式与薄层色谱相似。

③展开：纸色谱法常用的展开剂是与水能部分互溶的有机溶剂，如水饱和的正丁醇、正戊醇、酚类等，有时加入少量有机酸、有机碱或一定比例的甲醇或乙醇。如欲分离极性大的化合物，可在展开剂中增大水、乙醇等极性溶剂的比例，以增大 $R_f$，如正丁醇－乙酸－水（4：1：5*，上层）。常用上行法展开。

④显色：展开结束后，先标记展开剂前沿，待滤纸上的展开剂挥干后，在日光或紫外光灯下观察是否存在有色或荧光斑点并记录；然后再喷洒显色剂，使斑点颜色清晰地呈现出来。注意不能用腐蚀性强的显色剂，如浓硫酸等。

⑤计算 $R_f$：纸色谱的 $R_f$ 计算方法同薄层色谱。

纸色谱法通常适用于亲水性较强的成分如氨基酸、糖类、苷类等的分离，分离效果常比薄层色谱法好，但展开往往需要较长时间。

## 三、离子交换色谱法

离子交换色谱法是以离子交换树脂为固定相，利用被分离成分离子交换能力的差别而实现分离的一种方法。此法适用于离子型与非离子型化合物或不同解离度的离子型化合物的分离。

1. 基本原理

离子交换树脂是一类含有解离性功能基团的特殊高分子化合物，一般呈球状或无定形粒状，根据其所含解离性功能基团的不同，可分为阳离子交换树脂和阴离子交换树脂。在水溶液中，阳离子交换树脂能通过—$SO_3H$、—COOH 或酚羟基中解离的 $H^+$ 与溶液中的阳离子进行可逆性交换，阴离子交换树脂能通过伯胺、仲胺、叔胺、季铵基中解离的 $OH^-$ 与溶液中的阴离子进行可逆性交换。离子交换树脂不溶于水、酸、碱和有机溶剂。若是以 R 代表离子交换树脂的母核，则其分离的基本原理可表示为：

$$R—SO_3^-H^+ + Na^+Cl^- \rightleftharpoons R—SO_3^-Na^+ + H^+Cl^-$$

$$R—N^+(CH_3)_3OH^- + Na^+Cl^- \rightleftharpoons R—N^+(CH_3)_3Cl^- + Na^+OH^-$$

式中，$R—SO_3^-H^+$、$R—N^+(CH_3)_3OH^-$ 分别代表阳离子和阴离子交换树脂，在水中可分别电离出 $H^+$ 和 $OH^-$，其中 $H^+$ 与 $Na^+$ 交换，$OH^-$ 与 $Cl^-$ 交换，使反应不断地向右进行，直至交换完全，而且这种交换反应是可逆的。当再分别用盐酸（HCl）和氢氧化钠（NaOH）洗脱固定相时，反应逆向进行，将 $Na^+$ 和 $Cl^-$ 分别交换洗脱下来。

**【知识链接】**

**离子交换树脂的性能和型号**

离子交换树脂不溶于水，但可在水中膨胀，其母核是苯乙烯通过二乙烯苯交联而成的大分子化合物，具有网状结构。离子交换树脂的交联度越大，网孔越小，在水中不易膨胀；反之，交联度越小，则网孔越大，在水中易于膨胀。阳离子交换树脂分为强酸型—$SO_3H$ 和弱酸

*：两种或两种以上液体的混合物，名称间用半字线“–”隔开，其后括号内所示“：”符号，系指各液体混合时的体积比例。

型—COOH，阴离子交换树脂分为强碱型—$N(CH_3)_3OH$、—$N(CH_3)_2(C_2H_4OH)OH$ 和弱碱型—$NR_2$、—NHR、—$NH_2$。离子交换树脂的交换能力即交换容量，取决于树脂所含离子交换基团的数量，其单位是 mmol/g。

2. 操作方法

离子交换色谱法的操作方法与柱色谱法基本相似，商品用离子交换树脂是盐型，使用前须用蒸馏水浸泡 1～2 天，使树脂充分溶胀，再用盐酸和氢氧化钠溶液使其反复转型以去除杂质，最后将树脂转为游离型，装柱用于分离。用过的离子交换树脂经再生处理后可继续使用。再生处理的方法基本与预处理相同，根据需要使其转为盐型或游离型。离子交换树脂如不用时，应加水浸泡保存。离子交换色谱法在工业中应用广泛，分离在水中能离子化的成分非常有效，如生物碱、有机酸、酚类化合物、氨基酸等。

## 四、凝胶色谱法

凝胶色谱法又称分子排阻色谱法、分子筛色谱法、凝胶滤过色谱法，是一种以凝胶为固定相，分离分子大小不同的成分的液相柱色谱法。具有设备简单、操作方便、凝胶可反复使用等优点。

1. 基本原理

凝胶色谱法主要依靠分子筛作用实现分离。固定相所用的凝胶为具有立体网状结构的高分子多聚体，当混合物溶液通过凝胶时，比凝胶孔隙大的分子不能进入凝胶颗粒内部，只能随洗脱剂在颗粒间隙移动，比凝胶孔隙小的分子则可自由扩散到凝胶颗粒内部，导致其通过色谱柱时阻力增大，流速变缓。大小不同的分子移动速率有差异，在经过一段时间的流动并达到动态平衡后，化合物即按分子由大到小的顺序流出，得到分离。凝胶色谱法分离过程如图 2-17 所示。

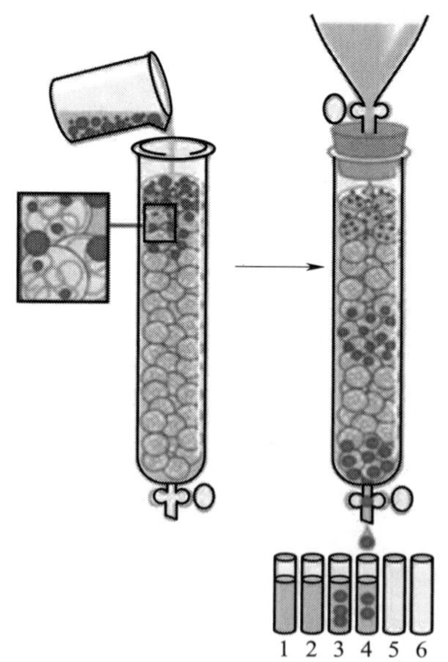


图 2-17　凝胶色谱法分离过程

2. 凝胶型号

常用凝胶是葡聚糖凝胶（Sephadex G），由葡聚糖和甘油基通过醚键交联而成，网孔的孔径取决于制备凝胶时所用交联剂的数量，加入交联剂越多（即交联度越高），网孔越小。葡聚糖凝胶商品为干燥的颗粒状物质，使用前必须使其在水中充分膨胀，吸水量越大，代表网孔越大。葡聚糖凝胶的型号以其吸水量表示，如 Sephadex G－25，表示该葡聚糖凝胶每 1 g 吸水量为 2.5 mL。Sephadex G－100 表示每 1 g 吸水量为 10 mL，网孔大于前者。

羟丙基葡聚糖凝胶（Sephadex LH－20）是葡聚糖凝胶 G－25 经羟丙基化处理得到的产物，与葡聚糖凝胶相比，其分子中羟基总数不变，但碳原子比例增加，具有一定的亲脂性，可在多种有机溶剂中膨胀使用，扩大了其应用范围。羟丙基葡聚糖凝胶既可用于亲水性化合物的分离，也可用于某些难溶于水及部分亲脂性化合物的分离。

3. 操作方法

凝胶色谱法与离子交换色谱法操作方法相似，包括固定相预处理、装柱、上样、洗脱、收集、固定相再生等步骤。凝胶色谱法在中药化学和生物化学等学科的常规分离纯化工作中被广泛应用，如蛋白质、酶、多肽、多糖等大分子化合物的分离，另外还可用于脱盐、吸水浓缩及除热源等。

## 五、其他色谱法

1. 大孔吸附树脂色谱法

大孔吸附树脂是一种不含交换基团，具有大孔网状结构的高分子吸附剂。一般为白色球形颗粒，理化性质稳定，不溶于水、酸、碱及有机溶剂。根据其母核性质不同，大孔吸附树脂可分为非极性、中等极性与极性三类。

大孔吸附树脂色谱法是吸附力和分子筛作用相结合的方法，其吸附力主要是分子间范德华力，分子筛作用则是因其本身具有的网状结构。因此，在一定规格的大孔吸附树脂上，被分离成分可依其分子体积的大小和吸附力的强弱，用适当的溶剂洗脱分开。

大孔吸附树脂具有吸附容量大、选择性好、收率高和再生处理方便等优点，主要用于亲水性成分的分离纯化，尤其适用于大分子亲水性成分（如皂苷、多糖）的分离，另外用于分离黄酮类化合物、生物碱类化合物、三萜类化合物也都有很好的实例。

2. 气相色谱法（GC）

气相色谱法是一种以气体作流动相的色谱分离方法，根据固定相不同又可分为气－液色谱和气－固色谱两种，其中气－液色谱的应用较为广泛。气体流动相又称载气，常用氮气。气相色谱是柱色谱的一种，操作时将吸附剂或涂有固定液的载体装入柱内，样品从进样口注入后受热汽化，被载气载入色谱柱内，由于不同成分在流动相与固定相之间的分配系数不同或与吸附剂吸附的能力不同，在柱内移动的速度也各不相同，从而得到分离。随载气先后流出色谱柱的各成分，进入检测器被逐一检出，在记录器上以峰的形式显示出来，即得到气相色谱图。

气相色谱法具有分离效率高、分析速度快、灵敏度高、样品用量少等优点，适用于沸点低、易挥发的化合物（如挥发油类成分）的分离鉴定和含量测定。不足之处是样品需加热汽化，不适宜分离高沸点、热稳定性差、极性大的化合物。

3. 高效液相色谱法（HPLC）

高效液相色谱法是以经典液相色谱法为基础，使用高效填充剂、高灵敏度检测器，利用加压手段加快流动相流速的一种高效能液相色谱法。其原理与常规柱色谱相同，包括分配色谱、吸附色谱等，其中液－液分配色谱的应用最广泛，根据其固定相与流动相极性的差别，亦分为正相分配色谱和反相分配色谱两类。

高效液相色谱仪由高压输液泵、进样器、色谱柱、检测器、积分仪或数据处理系统组成。操作时用高压输液泵将流动相以恒定流速泵入装有固定相的色谱柱内，样品经进样器注入，由流动相带入色谱柱，经过不断地分配，样品中不同性质的成分先后进入检测器，检测器将各成分的洗脱时间和浓度变化转变成电信号，送至数据处理器进行处理，最后绘出色谱图并打印出分析报告。

高效液相色谱法分离速度快、效率高、分析重现性好，而且样品不需汽化，只需制成溶液，即可在室温下进样分析，对挥发性差或遇热不稳定的成分及某些高分子化合物的分离同样适用。

**【知识链接】**

**毛细管电泳法（CE）**

毛细管电泳法是指以弹性石英毛细管为分离通道，以高压直流电场为驱动力，依据样品中各成分的淌度（单位电场强度下的迁移速度）和/或分配行为的差异而实现分离的一种分析方法。

目前，毛细管电泳法主要包括毛细管区带电泳（CZE）、毛细管凝胶电泳（CGE）、毛细管等速电泳（CITP）、毛细管等电聚焦电泳（CIEF）、胶束电动毛细管色谱（MEKC）、毛细管电色谱（CEC）等模式，以毛细管区带电泳和胶束电动毛细管色谱使用较多。其中毛细管区带电泳的原理是将待分析溶液引入毛细管进样一端，施加直流电压后，各组分按各自的电泳流和电渗流的矢量和流向毛细管出口端，按阳离子、中性粒子、阴离子及其电荷大小的顺序通过检测器，中性组分彼此不能分离。出峰时间称为迁移时间（$t_m$），相当于高效液相色谱和气相色谱中的保留时间。

毛细管电泳法兼有高压电泳的高速、高分辨率及高效液相色谱法的高效率等优点，成为近年来发展最为迅速的分析手段之一，广泛应用于分离分析中药及复方制剂中的各类成分。但由于进样方法的限制，目前毛细管电泳法的精密度比用定量阀进样的高效液相色谱法差，故定量测定时宜采用内标法。

# 思考与练习

## 一、单选题

1. 下列溶剂中，极性最大的是（　　）。
A. 乙酸乙酯　B. 石油醚　C. 甲醇　D. 丙酮
2. 下列溶剂属于亲水性有机溶剂的是（　　）。
A. 乙酸乙酯　B. 丙酮　C. 石油醚　D. 三氯甲烷
3. 以下不属于亲水性成分的是（　　）。
A. 蛋白质　B. 黏液质　C. 淀粉　D. 树脂
4. 煎煮法常用的溶剂是（　　）。
A. 水　B. 甲醇　C. 乙醚　D. 乙酸乙酯
5. 有效成分遇热不稳定且含量低的中药，宜选用（　　）提取。
A. 渗漉法　B. 煎煮法
C. 回流提取法　D. 连续回流提取法
6. 提取挥发性成分，宜选用（　　）。
A. 煎煮法　B. 水蒸气蒸馏法
C. 回流提取法　D. 连续回流提取法
7. 采用系统溶剂分离法分离不同极性的成分时，加入溶剂的正确顺序是（　　）。
A. 石油醚、乙醚、水、甲醇　B. 石油醚、乙酸乙酯、乙醚、丙酮
C. 石油醚、三氯甲烷、乙酸乙酯、正丁醇　D. 乙酸乙酯、乙醚、正丁醇、丙酮
8. 两相溶剂萃取法的基本原理是（　　）。
A. 吸附原理　B. 分配原理
C. 离子交换原理　D. 分子排阻原理
9. 结晶法要求被提纯的有效成分在结晶溶剂中溶解度（　　）。
A. 热时大，冷时小　B. 冷热均大
C. 冷热均小　D. 热时小，冷时大
10. 提取蒽醌、黄酮等酸性成分，宜采用（　　）。
A. 水提醇沉法　B. 醇提水沉法　C. 碱溶酸沉法　D. 酸溶碱沉法
11. 利用混合物中各成分沸点的不同进行分离的方法是（　　）。
A. 升华法　B. 盐析法　C. 透析法　D. 分馏法
12. 根据操作方法不同，色谱可分为（　　）。
A. 柱色谱、薄层色谱、纸色谱　B. 反相色谱、正相色谱

C. 液相色谱、气相色谱　　D. 吸附色谱、分配色谱、离子交换色谱

13. 聚酰胺的吸附原理是（　　）。

A. 静电引力　　B. 离子作用　　C. 氢键吸附　　D. 范德华力

14. 有关分配色谱中载体的描述不正确的是（　　）。

A. 一般为中性多孔粉末，具吸附作用　　B. 不与被分离成分反应

C. 可吸收一定量的固定相　　D. 不影响溶剂的性质和组成

15. 分离分子大小不同的成分，宜选用（　　）。

A. 吸附色谱　　B. 分配色谱　　C. 离子交换色谱　　D. 凝胶色谱

## 二、多选题

1. 可用于萃取中药水提液的溶剂有（　　）。

A. 乙醇　　B. 石油醚　　C. 乙醚　　D. 丙酮

E. 正丁醇

2. 可用于判断晶体纯度的方法有（　　）。

A. 观察晶形　　B. 观察色泽　　C. 测熔点　　D. 色谱分析

E. 测熔距

3. 利用分子筛原理进行分离的方法有（　　）。

A. 吸附色谱法　　B. 分配色谱法

C. 大孔吸附树脂色谱法　　D. 凝胶色谱法

E. 离子交换色谱法

4. 有关硅胶的描述正确的是（　　）。

A. 吸附作用属于物理吸附　　B. 属于极性吸附剂

C. 属于非极性吸附剂　　D. 微显酸性

E. 含水量越多，吸附力越小

5. 下列提取方法需要加热的是（　　）。

A. 水蒸气蒸馏法　　B. 连续回流提取法　　C. 渗漉法　　D. 煎煮法

E. 回流提取法

## 三、简答题

1. 溶剂提取法有哪些？简述其操作方式、特点及适用范围。

2. 水提醇沉法、酸溶碱沉法的原理及适用范围分别是什么？

3. 聚酰胺的吸附力与哪些因素有关？

## 四、实例分析题

牡丹皮为毛茛科植物牡丹的干燥根皮。《中国药典》（2025 年版）一部中收载的牡丹皮鉴别要点如下：

本品粉末淡红棕色。淀粉粒甚多，单粒类圆形或多角形，直径 3～16 μm，脐点点状、裂缝状或飞鸟状；复粒由 2～6 分粒组成。草酸钙簇晶直径 9～45 μm，有时含晶细胞连接，簇晶排列成行，或一个细胞含数个簇晶。连丹皮可见木栓细胞长方形，壁稍厚，浅红色。

取本品粉末 1 g，加乙醚 10 mL，密塞，振摇 10 min，滤过，滤液挥干，残渣加丙酮 2 mL 使溶解，作为供试品溶液。另取丹皮酚对照品，加丙酮制成每 1 mL 含 2 mg 的溶液，作为对照品溶液。照薄层色谱法（通则 0502）试验，吸取上述两种溶液各 10 μL，分别点于同一硅胶 G 薄层板上，以环己烷 - 乙酸乙酯 - 冰醋酸（4：1：0.1）为展开剂，展开，取出，晾干，喷以 2% 香草醛硫酸乙醇溶液（1 → 10），在 105 °C 加热至斑点显色清晰。供试品色谱中，在与对照品色谱相应的位置上，显相同颜色的斑点。

根据以上资料，回答下列问题：

1. 资料中关于牡丹皮的鉴别方法有哪些？

2. 为什么用丹皮酚作为对照品溶液？在薄层色谱鉴别中，固定相、展开剂、显色剂分别是什么？

# 实训项目一　薄层色谱法的操作

## 一、实训目的

1. 掌握硅胶薄层板的制备方法。

2. 掌握薄层色谱法的基本操作，并能对薄层色谱鉴别的结果进行准确分析。

## 二、实训原理

硅胶吸附薄层色谱法是一种常用的定性鉴别手段，利用硅胶对不同结构化合物的吸附能力不同而达到分离目的。通过比较样品和对照品在同一薄层板展开后出现的斑点位置及颜色，来判断样品与对照品是否为同一化合物。斑点的相对位置用比移值 $R_f$ 来表示，在极性吸附剂中，化合物的 $R_f$ 与展开剂的极性有关，所用展开剂的极性越大，$R_f$ 越大；反之，$R_f$ 越小。

## 三、实训材料

1. 仪器

玻璃板、研钵、电子天平、毛细管、展开缸、恒温干燥箱、干燥器、玻璃棒等。

2. 试剂

硅胶（G）、0.5% 羧甲基纤维素钠溶液、八角茴香油乙醇溶液、茴香脑乙醇溶液、石油醚、乙酸乙酯等。

## 四、实训步骤

1. 薄层板的制备

称取硅胶 G 5 g，量取 0.5% 羧甲基纤维素钠溶液 15 mL，置于研钵中，并沿同一方向研磨均匀成稀糊状。倾倒于干燥的玻璃板上，涂布均匀，使薄层厚度为 0.25～0.50 mm，轻轻震动玻璃板，使薄层表面平整均匀，水平放置。待薄层板自然晾干后，于恒温干燥箱中 110 ℃活化 1 h，冷却后，贮存于干燥器内备用。

2. 八角茴香油的检识

（1）吸附剂：硅胶 G。

（2）展开剂：石油醚 – 乙酸乙酯（17∶3）。

（3）样品：八角茴香油乙醇溶液；对照品：茴香脑乙醇溶液。

（4）显色剂：5% 香草醛 – 浓硫酸溶液。

（5）操作步骤：取上述已经活化好的薄层板，在距底边 1.0～1.5 cm 处画一条平行于底边的起始线，在起始线上标记样品与对照品的起始位置，用毛细管分别点于标记的起始位置上并挥干。然后取展开剂约 10 mL，倒入展开缸中，放入薄层板，经饱和、展开后，取出，标记展开剂前沿，挥干，喷显色剂，并加热使其显色。最后计算对照品和样品斑点的 $R_f$，样品和对照品斑点应在相同的高度，显相同颜色，$R_f$ 计算结果相近。

## 五、实训注意

1. 羧甲基纤维素钠溶液常用的质量分数为 0.5%～1.0%。硅胶 G 薄层板的铺制过程要迅速，以防其硬化难以铺匀。

2. 点样量要视样品溶液的浓度而定，不宜过多，否则展开后出现拖尾，影响结果分析。

3. 点样可少量多次，即在某一个起始位置反复点样，待上一次点样的溶剂挥干后再进行下一次点样，使点样斑点直径尽可能小，一般点样斑点直径不超过 3 mm。

4. 展开前，展开缸应加入展开剂饱和一段时间，以保证展开条件上下一致，减轻拖尾。

5. 展开结束后，应用铅笔迅速标记展开剂前沿，以免展开剂挥干后，前沿消失。

## 六、实训思考

1. 硅胶 G 薄层板在使用前为什么要进行活化？

2. 薄层色谱的展开剂如何选择？

3. 薄层色谱出现拖尾现象，可能与哪些因素有关？

## 七、实训测评

按表 2–4 进行实训测评，并做好记录。

表 2－4　　薄层色谱法的操作实训测评

<table>
<tr><th>项目</th><th colspan="2">技能测试标准</th><th>分值</th><th>得分</th><th>备注</th></tr>
<tr><td>准备</td><td colspan="2">正确选择实训所需材料</td><td>5</td><td></td><td></td></tr>
<tr><td>称重</td><td colspan="2">正确使用电子天平</td><td>5</td><td></td><td></td></tr>
<tr><td rowspan="6">薄层板的制备</td><td colspan="2">正确称取硅胶 G 细粉</td><td>3</td><td></td><td></td></tr>
<tr><td colspan="2">正确量取羧甲基纤维素钠溶液</td><td>3</td><td></td><td></td></tr>
<tr><td colspan="2">正确进行研磨操作</td><td>5</td><td></td><td></td></tr>
<tr><td colspan="2">正确震动铺制薄层的玻璃板</td><td>5</td><td></td><td></td></tr>
<tr><td colspan="2">正确进行活化操作</td><td>3</td><td></td><td></td></tr>
<tr><td colspan="2">获得合格的硅胶 G 薄层板成品</td><td>10</td><td></td><td></td></tr>
<tr><td rowspan="15">八角茴香油的检识</td><td rowspan="2">取样</td><td>正确选择供试品溶液</td><td>2</td><td></td><td></td></tr>
<tr><td>正确选择对照品溶液</td><td>2</td><td></td><td></td></tr>
<tr><td rowspan="2">展开剂配制</td><td>按比例正确配制展开剂</td><td>2</td><td></td><td></td></tr>
<tr><td>适量取用展开剂</td><td>3</td><td></td><td></td></tr>
<tr><td>薄层板选择</td><td>选择已活化的薄层板，表面应均匀、平整、光滑、无麻点气泡、无污染</td><td>3</td><td></td><td></td></tr>
<tr><td rowspan="3">点样</td><td>点样位置正确</td><td>2</td><td></td><td></td></tr>
<tr><td>点样量适中</td><td>3</td><td></td><td></td></tr>
<tr><td>样品与对照品点样的起始位置距离适当</td><td>3</td><td></td><td></td></tr>
<tr><td rowspan="4">展开</td><td>展开缸中的展开剂不得没过起始线</td><td>3</td><td></td><td></td></tr>
<tr><td>展开前预先进行饱和</td><td>5</td><td></td><td></td></tr>
<tr><td>展开完成后及时标记展开剂前沿</td><td>3</td><td></td><td></td></tr>
<tr><td>展开完成的薄层板自然晾干</td><td>3</td><td></td><td></td></tr>
<tr><td>显色</td><td>正确进行显色操作</td><td>5</td><td></td><td></td></tr>
<tr><td>记录</td><td>正确计算斑点 $R_f$ 并分析结果</td><td>10</td><td></td><td></td></tr>
<tr><td>清场</td><td colspan="2">拆卸、收纳仪器和试剂，清洁台面</td><td>2</td><td></td><td></td></tr>
<tr><td>填写报告</td><td colspan="2">正确、完整地填写实训报告</td><td>10</td><td></td><td></td></tr>
<tr><td>总分</td><td colspan="5"></td></tr>
<tr><td>结果总结</td><td colspan="5"></td></tr>
</table>

# 实训项目二　柱色谱法的操作

## 一、实训目的

1. 掌握硅胶柱色谱法的基本操作。
2. 掌握硅胶柱色谱分离混合物中各成分的方法。

## 二、实训原理

硅胶柱色谱法利用硅胶对不同化合物的吸附能力不同而达到分离目的，化合物与硅胶之间的吸附力越大，洗脱速度越慢；反之，则洗脱速度越快。

## 三、实训材料

1. 仪器

色谱柱、电子天平、烧杯、玻璃棒、脱脂棉、胶头滴管、锥形瓶等。

2. 试剂

石油醚、色谱用硅胶、石英砂、胡萝卜的石油醚提取液等。

## 四、实训步骤

取一根完整、无破损的色谱柱，柱底垫适量脱脂棉。称取适量硅胶，倒入装有石油醚的烧杯中，搅拌均匀后将混悬液装入色谱柱中，打开色谱柱下端活塞，使石油醚缓缓流出，至色谱柱内的硅胶填充紧实，不再下沉为止。在硅胶表面均匀覆盖一层干净的石英砂，用石油醚淋洗柱体，待下端有石油醚流出，柱顶的石油醚即将流完时开始上样（胡萝卜的石油醚提取液），用石油醚洗脱，可见柱内出现颜色不同的色带。按色带收集洗脱液，回收溶剂。

## 五、实训注意

1. 装填色谱柱时应注意使硅胶均匀紧密，否则洗脱时容易导致硅胶层出现裂隙或洗脱剂断流，影响分离效果。

2. 为提高分离速度，可在硅胶表面覆盖一层石英砂起到助滤作用。石英砂一定要用水和洗脱剂处理干净，防止带入色素等杂质干扰分离结果。

3. 装好的色谱柱始终应保持顶端有充足的洗脱剂，防止洗脱剂挥干，硅胶层出现裂隙。

## 六、实训思考

1. 如何选择硅胶柱色谱的洗脱剂？

2. 如何将收集的洗脱液合并？

3. 石油醚洗脱时，为什么会出现色带？

## 七、实训测评

按表 2－5 进行实训测评，并做好记录。

**表 2－5　　柱色谱法的操作实训测评**

| 项目 | 技能测试标准 | 分值 | 得分 | 备注 |
|---|---|---|---|---|
| 准备 | 正确选择实训所需材料 | 5 | | |
| 称重 | 正确使用电子天平 | 5 | | |

续表

| 项目 | 技能测试标准 | 分值 | 得分 | 备注 |
| --- | --- | --- | --- | --- |
| 装柱 | 柱底垫有适量脱脂棉 | 3 | | |
| | 正确称取硅胶细粉 | 5 | | |
| | 硅胶与石油醚搅拌均匀 | 5 | | |
| | 装柱时硅胶与石油醚的混悬液不外漏 | 10 | | |
| | 装柱完成后，硅胶不再沉降并留有一定的石油醚高出硅胶平面 | 5 | | |
| | 硅胶表面均匀覆盖一层干净的石英砂 | 5 | | |
| 上样 | 上样前，使石油醚缓缓流出，直至液面与硅胶表面持平 | 10 | | |
| | 上样时，不破坏硅胶层表面 | 10 | | |
| 洗脱 | 正确加入洗脱剂石油醚 | 5 | | |
| | 正确调节色谱柱活塞，控制石油醚流速 | 5 | | |
| | 正确收集洗脱液 | 5 | | |
| | 正确合并相同色带的洗脱液并回收溶剂 | 10 | | |
| 清场 | 拆卸、收纳仪器和试剂，清洁台面 | 2 | | |
| 填写报告 | 正确、完整地填写实训报告 | 10 | | |
| 总分 | | | | |
| 结果总结 | | | | |

# 第三章

# 糖和苷类化合物

【学习导航】

海藻糖又称漏芦糖、蕈糖，是一种安全可靠的天然糖类。海藻糖广泛存在于自然界多种可食用动植物及微生物体内，如人们日常生活中食用的蘑菇类、海藻类、豆类、虾、面包、啤酒及酵母发酵食品中都含有海藻糖。海藻糖对生物体具有保护作用，因为它在高温、高渗透压及干燥失水等恶劣环境条件下能在细胞表面形成独特的保护膜，有效地防止蛋白质变性失活，从而维持生物体的生命过程和生物特征。许多物种对外界恶劣环境表现出的强抗逆性，与它们体内存在的海藻糖有直接的关系，因此海藻糖素有“生命之糖”的美誉。这一独特的功能特性，不仅使海藻糖成为生物制剂的活性保护剂，还使其成为保湿类化妆品的重要成分，更可作为防止食品劣化、保持食品风味、提升食品品质的独特配料，极大拓展了其作为天然食用甜味糖的应用范围。

本章我们来共同学习糖和苷类化合物。

## 第一节　糖类化合物

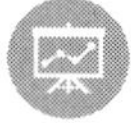

### 学习目标

掌握糖类化合物的结构、分类、理化性质和检识方法。

### 一、结构与分类

糖是多羟基醛或多羟基酮及其衍生物、聚合物的总称。糖的分子组成包括碳、氢、氧3种元素，多具有 $C_n(H_2O)_m$ 通式，所以又称碳水化合物。糖在中药中分布十分广泛，常常占植物干重的80%～90%，同时糖及其衍生物是重要的中药生物活性成分之一，如人参、灵芝、黄芪、枸杞子、刺五加等都含有大量的糖类成分，多具有抗肿瘤、抗衰老、保护肝肾、调节机体免疫力、治疗心血管疾病等生物活性。

根据能否被水解及水解后生成单糖的数目，可将糖分为单糖、低聚糖和多糖。

1. 单糖

单糖是不能再被水解成更小分子的糖，是构成其他糖及其衍生物的基本单元，以五碳糖、六碳糖为多见。大多数单糖在生物体内呈结合状态，仅葡萄糖和果糖等少数单糖呈游离状态存在。此外，中药中还含有多种糖的衍生物，如糖醇、糖醛酸、氨基糖等。

（1）五碳醛糖。常见五碳醛糖有 *D*– 木糖（xyl）、*D*– 来苏糖（lyx）、*D*– 核糖（rib）、*D*– 阿拉伯糖（ara）等。

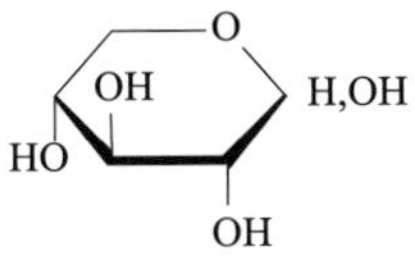

*D*–木糖 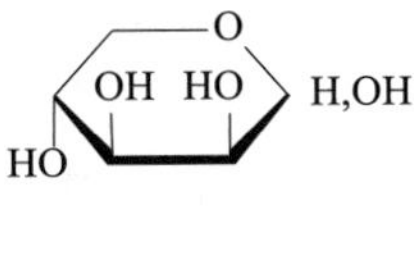　*D*–来苏糖 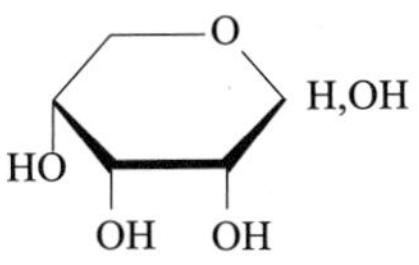　*D*–核糖 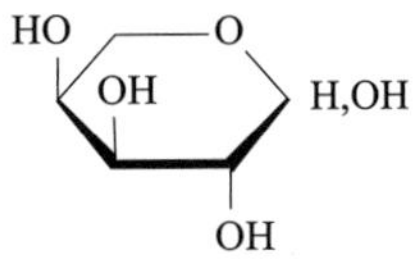　*D*–阿拉伯糖

（2）甲基五碳糖。常见甲基五碳糖有 *D*– 岩藻糖（fuc）、*D*– 鸡纳糖、*L*– 鼠李糖（rha）等。

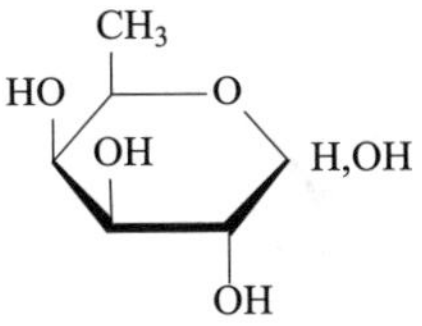

*D*–岩藻糖(又称夫糖) 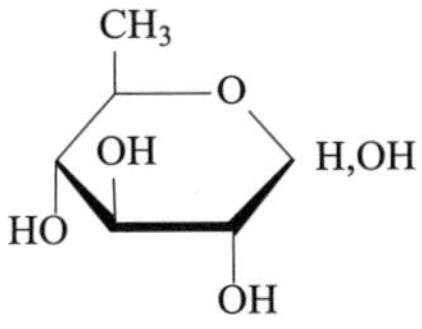　*D*–鸡纳糖 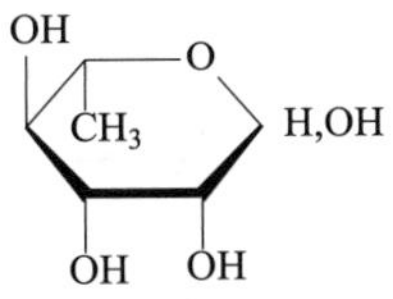　*L*–鼠李糖

（3）六碳醛糖。常见六碳醛糖有 *D*– 葡萄糖（glc）、*D*– 甘露糖（man）、*D*– 阿洛糖、*D*– 半乳糖（gal）等。

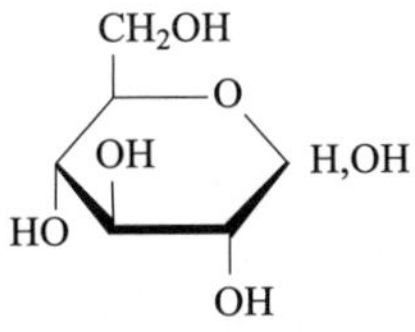

*D*–葡萄糖 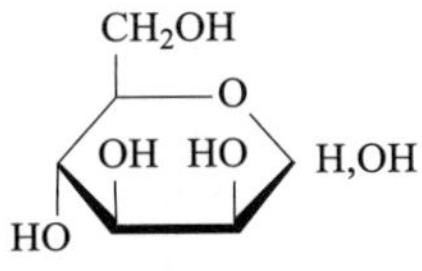　*D*–甘露糖 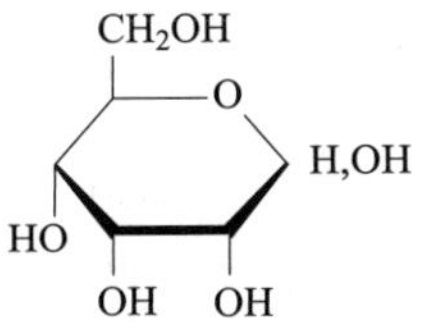　*D*–阿洛糖 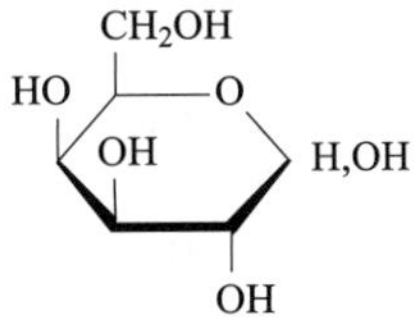　*D*–半乳糖

（4）六碳酮糖。常见六碳酮糖有 *D*– 果糖（fru）、*L*– 山梨糖等。

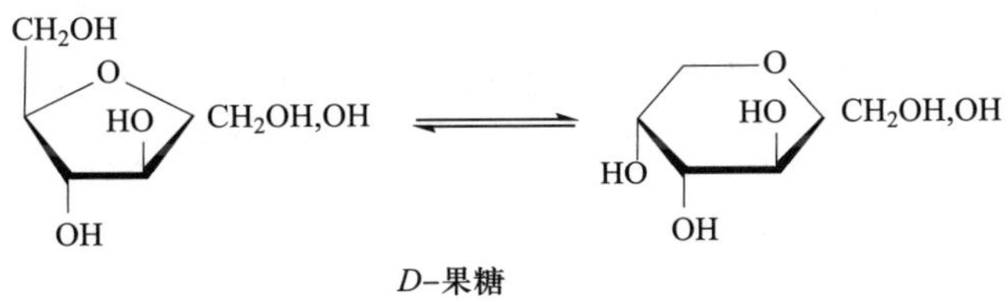

*D*–果糖

*L*-山梨糖

（5）糖醛酸。常见糖醛酸有 *D*- 葡萄糖醛酸、*D*- 半乳糖醛酸等。

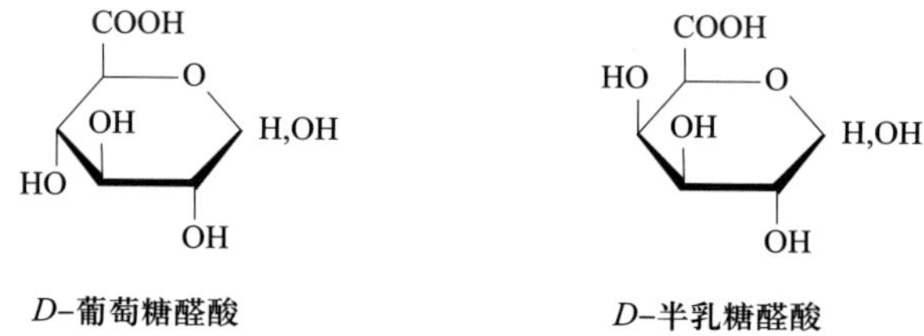


*D*-葡萄糖醛酸　　*D*-半乳糖醛酸

（6）去氧糖和氨基糖。单糖分子中的羟基被氢原子取代后，会成为去氧糖，常见的去氧糖有 2,6- 二去氧糖，包括 *D*- 洋地黄毒糖、*L*- 夹竹桃糖等。若羟基被氨基取代，则成为氨基糖，如 2- 氨基 -2- 去氧 -*D*- 葡萄糖。

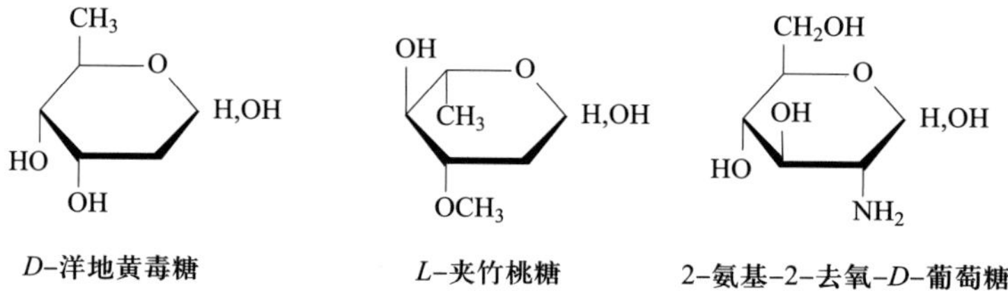


*D*-洋地黄毒糖　　*L*-夹竹桃糖　　2-氨基-2-去氧-*D*-葡萄糖

（7）糖醇。单糖分子中的醛基或酮基被还原成羟基后得到的多元醇称为糖醇，如 *D*- 木糖醇、*D*- 山梨醇、*D*- 甘露醇、*L*- 卫矛醇。

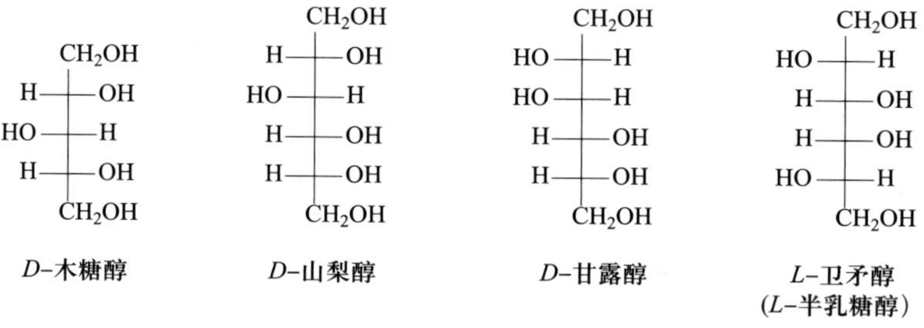


*D*-木糖醇　　*D*-山梨醇　　*D*-甘露醇　　*L*-卫矛醇（*L*-半乳糖醇）

2. 低聚糖

低聚糖是由 2～9 个单糖通过苷键聚合而成的化合物，又称为寡糖。根据是否含有游离的醛基或酮基，可分为还原性低聚糖和非还原性低聚糖。低聚糖按含有单糖的数目可分为二糖、三糖、四糖等，如蔗糖、棉子糖、水苏糖等。

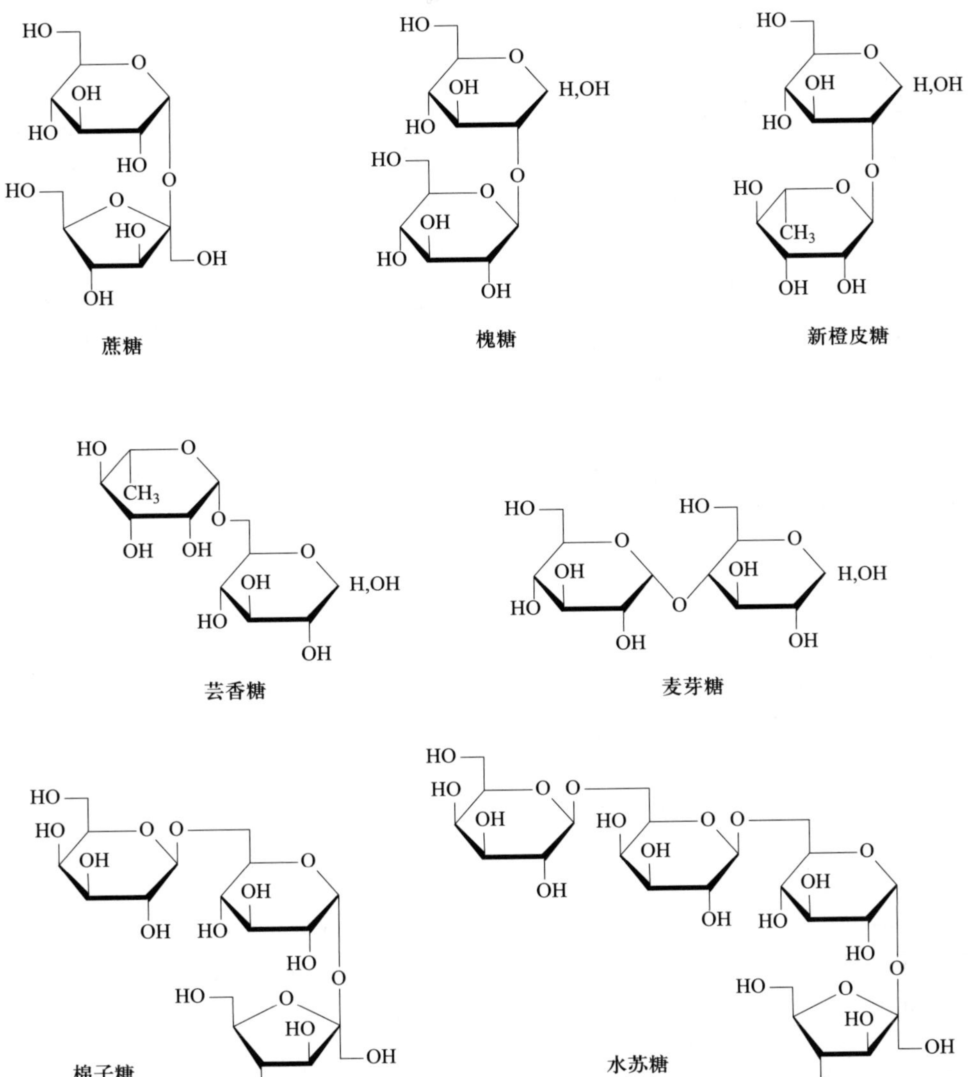

蔗糖　槐糖　新橙皮糖

芸香糖　麦芽糖

棉子糖　水苏糖

3. 多糖

多糖是由 10 个以上单糖通过苷键聚合而成的化合物，又称为多聚糖。根据是否能溶于水，可将多糖分为水不溶性多糖和水溶性多糖，前者如纤维素、甲壳素等，后者如淀粉、树胶、黏液质等。此外近年来研究发现很多菌类多糖有多方面的生物活性，如灵芝多糖、茯苓多糖等。

## 二、理化性质

1. 性状

单糖和一些分子量较小的低聚糖一般为无色或白色结晶，有甜味；分子量较大的低聚糖一般较难结晶，常呈无定形的白色固体，有甜味；糖的衍生物也多为无色或白色结晶。多糖多为无定形粉末，无甜味，无还原性。

2. 溶解性

单糖和低聚糖易溶于水，尤其易溶于热水，可溶于稀醇，不溶于极性小的有机溶剂。多糖多数难溶于水，不溶于有机溶剂，少数在热水中可形成胶体溶液。也有多糖几乎不溶于任何溶剂，如纤维素。

糖的水溶液在浓缩时不容易析出结晶，常得到黏稠的糖浆。

3. 旋光性

糖分子中有多个手性碳，所以具有旋光性。天然存在的单糖多为右旋，在水溶液中常有变旋现象。如 $\alpha$–$D$– 葡萄糖水溶液的旋光度为 +113°，$\beta$–$D$– 葡萄糖水溶液的旋光度为 +19°，两种构型的转变达到平衡时，葡萄糖水溶液的旋光度为 +52.5°。

4. 显色和沉淀反应

（1）糠醛形成反应（Molish 反应）。单糖在浓酸的作用下，脱去 3 分子水生成具有呋喃环结构的糠醛及衍生物，糠醛衍生物可以和多种芳胺、酚类作用显示不同的颜色。Molish 试剂由浓硫酸和 $\alpha$– 萘酚乙醇溶液组成，反应式如下：

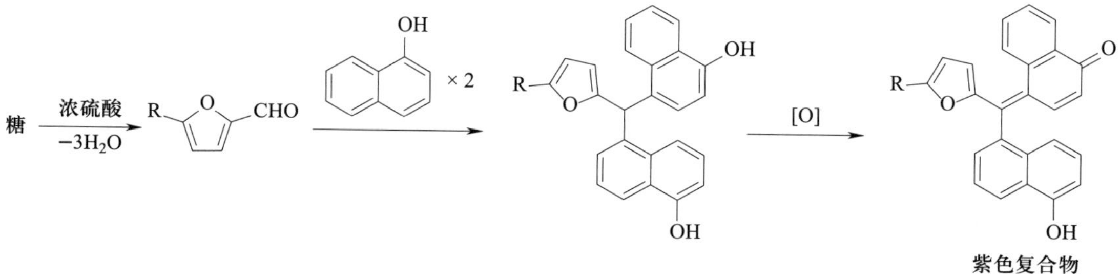

（2）费林反应（Fehling 反应）。还原糖中的游离醛基或酮基，可以被费林试剂氧化生成羧基，同时费林试剂中的二价铜离子被还原为一价，生成砖红色的氧化亚铜沉淀，称为费林反应，反应式如下：

$$R{-}CHO + 2Cu(OH)_2 + NaOH \longrightarrow R{-}COONa + 2Cu_2O\downarrow + 3H_2O$$

（3）银镜反应（Tollen 反应）。还原糖中的游离醛基或酮基，可以被托伦试剂氧化成羧基，同时托伦试剂中的银离子被还原成金属银，生成银镜或黑褐色银沉淀，反应式如下：

$$R{-}CHO + 2Ag(NH_3)_2OH \longrightarrow R{-}COONH_4 + 2Ag\downarrow + H_2O + 3NH_3$$

## 三、提取与分离

1. 提取方法

糖类成分结构多样、性质各异，提取时没有固定的方法，应当根据实际情况或者预实验结果来设计提取方案，也可以进行文献调查，根据同物种或者相近物种中所含糖类成分的结构性质来设计提取方案。一般情况下，可以用含水的乙醇、甲醇等极性有机溶剂或直接用水进行单糖和低聚糖的提取，用热水进行多糖的提取，也可以根据实际情况利用稀酸、稀碱或者盐溶液进行提取。通常，植物体内能水解聚合糖的酶与聚合糖共存，可利用沸水、热乙醇、石灰水、盐水等破坏酶的活性，以保证糖的结构不被水解。多糖随着聚合度的增加，水溶性会降低，可根据多糖具体性质的不同，选用稀碱、稀盐溶液或二甲基亚砜进行提取。利用多糖不溶于乙醇的特点，可在提取液中加入乙醇，使多糖从提取液中沉淀出来达到初步纯化的目的。

2. 分离方法

（1）除蛋白质。用水或稀碱性溶液提取的糖常含有蛋白质，可利用蛋白质在特定条件下会变性的特点，除去多糖中的大部分蛋白质。常用的方法有 Sevag 法（用三氯甲烷与正丁醇按 4∶1 混合）、三氯乙酸法、三氟三氯乙烷法，蛋白质水解酶法也较常用。

（2）除色素。植物的多糖提取物中常含有酚类化合物等，使提取液颜色较深，目前常采用离子交换法、氧化法、金属络合物法、物理吸附法（使用活性炭、硅藻土、纤维素等吸附）等方法除去色素。对于与糖结合的色素，可以采用氧化脱色法，常用 $H_2O_2$ 作为氧化脱色剂，使用时应注意控制温度和 $H_2O_2$ 用量，防止多糖降解。

（3）分离和纯化。目前常用的糖的分离纯化方法包括分级沉淀法、超速离心法、透析法、凝胶色谱法和离子交换色谱法等。

①分级沉淀法：利用不同多糖在醇和丙酮中具有不同溶解度的性质，在混合多糖的高浓度水溶液中逐步加入甲醇、乙醇或者丙酮，收集各浓度梯度析出的沉淀，从而将多糖初步分离。

②超速离心法：利用不同多糖的分子量大小不同，在超速离心作用下沉降速率不同，将多糖分离。

③透析法：利用小分子物质可以通过透析膜，大分子物质不能通过的特点，使用透析膜将提取液中的小分子杂质除去，并可利用不同规格的透析膜将分子大小不同的多糖分离。

④凝胶色谱法：利用凝胶的分子筛原理，可将多糖按分子大小的不同分离。常用的凝胶有葡聚糖凝胶、聚丙烯酰胺凝胶、琼脂糖凝胶等。一般先使用小孔隙凝胶脱去无机盐和小分子物质，再用大孔隙凝胶将分子大小不同的多糖分离。常用的洗脱剂是各种浓度的盐溶液及缓冲溶液。

⑤离子交换色谱法：将多糖溶液通过离子交换色谱柱，可除去其中的酸、碱性成分与无机离子。

## 四、检识方法

糖的理化检识主要利用糖的显色及沉淀反应，色谱检识主要用纸色谱法和薄层色谱法。

1. 糖的理化检识

（1）糠醛形成反应。取样品溶液 1 mL，加入 3% 的 $\alpha$- 萘酚乙醇溶液 1～3 滴摇匀，倾斜试管，沿试管壁缓缓加入浓硫酸 1 mL，静置，若在上下液面间出现紫红色环带，说明样品中可能含有糖类化合物。

（2）费林反应。将少量样品溶于水中，加入费林试剂 5 滴，于热水浴中加热 2～5 min，若试管中出现砖红色氧化亚铜沉淀，说明样品中可能含有还原糖。

（3）银镜反应。将少量样品溶于水中，加入托伦试剂 5 滴，于热水浴中加热 5～8 min，若试管壁出现银镜或黑褐色银沉淀，说明样品中可能含有还原糖。

若样品费林反应和银镜反应呈阴性，可将样品溶液进行酸水解，再进行费林反应或银镜反应，如果呈阳性，说明样品中存在多糖。

2. 糖的色谱检识

（1）纸色谱法。糖的亲水性强，适合用纸色谱法进行检识。固定相为水，流动相一般选择含水的溶剂系统，如正丁醇 – 乙酸 – 水（4∶1∶5，上层）、乙酸乙酯 – 吡啶 – 水（2∶1∶2）及水饱和苯酚等。

（2）薄层色谱法。可选用纤维素薄层板或硅胶薄层板。纤维素薄层色谱法原理与纸色谱法相同，条件相似，但所需时间明显缩短。硅胶薄层色谱法常用含水溶剂系统作为展开剂，如正丁醇 – 乙酸 – 水（4∶1∶5，上层）、三氯甲烷 – 甲醇 – 水（65∶35∶10，下层）等。

（3）显色剂。糖的显色剂主要利用糖的还原性或形成糠醛后引起的反应进行显色。常用的有苯胺 – 邻苯二甲酸试剂、三苯四氮盐试剂（TTC 试剂）、间苯二酚 – 盐酸试剂等。有些显色剂含有硫酸，只能用于薄层色谱法，如茴香醛 – 硫酸试剂、间苯二酚 – 硫酸试剂、α– 萘酚 – 硫酸试剂等，喷显色剂后一般要加热数分钟才能显示斑点。

# 第二节　苷类化合物

## 学习目标

1. 掌握苷类化合物的结构、分类、理化性质和检识方法，苷键的酸催化水解及其应用。
2. 熟悉苷键的酶水解，苷的提取分离方法，代表性苷类化合物及其活性。
3. 了解苷键的碱催化水解和氧化裂解法。

苷类化合物是糖或糖的衍生物与另一非糖物质通过糖的端基碳原子连接而成的一类化合物，也称为配糖体，苷中的非糖部分称为苷元或配基。在自然界中，各种类型的化合物均可作为苷元与糖结合成苷，所以苷类化合物的数量多，分布广泛，在植物中存在非常普遍。苷类化合物具有广泛的生物活性，如黄酮苷类化合物多具有抗菌消炎、止咳平喘和扩张冠状动脉的作用，有些蒽醌苷类化合物具有较强的泻下作用，强心苷类化合物具有明显的强心作用等。

## 一、结构与分类

苷元与糖的端基碳原子之间形成的化学键称为苷键，苷元上与糖连接的原子称为苷键原子。苷键原子多为氧原子，也有硫原子、碳原子和氮原子。根据苷键原子的不同，常将苷分为氧苷、硫苷、碳苷和氮苷，见表3-1。

**表3-1　苷类化合物的结构类型及实例**

| 结构类型及特征 | | 代表性成分 | 来源及生物活性 |
|---|---|---|---|
| 氧苷（数量最多、最常见的苷类化合物） | 醇苷<br>苷元的醇羟基与糖的半缩醛羟基脱水缩合而成的苷 | 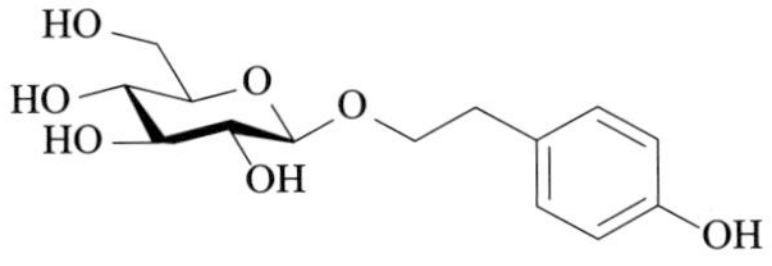 红景天苷 | 中药红景天中的主要成分，具有增强免疫力、保护心血管等作用 |
| | 酚苷<br>苷元的酚羟基与糖的半缩醛羟基脱水缩合而成的苷 | 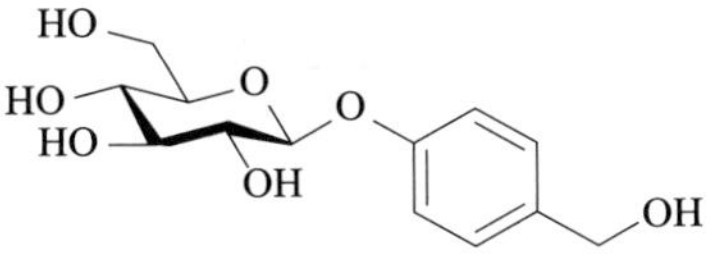 天麻苷 | 中药天麻中的主要成分，具有镇痛、催眠、镇静、抗惊厥等作用 |
| | 酯苷<br>苷元的羧基与糖的半缩醛羟基脱水缩合而成的苷 | 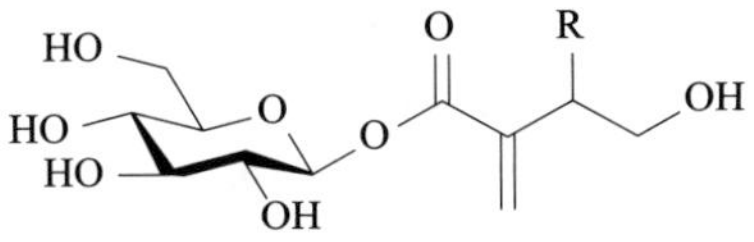 山慈菇苷 A　R=H<br>山慈菇苷 B　R=OH | 中药山慈菇中的主要成分，具有抗霉菌活性 |
| | 氰苷<br>具有α-羟基腈的苷 | 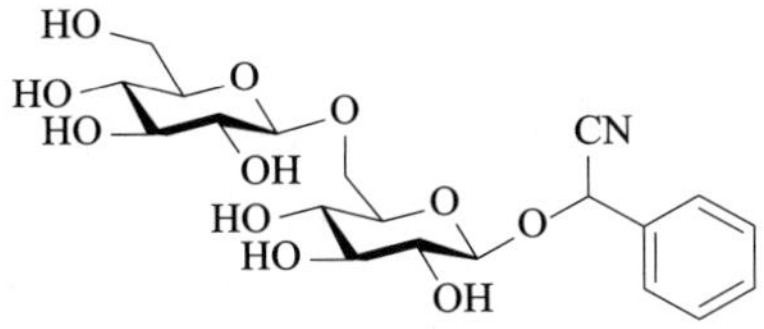 苦杏仁苷 | 常存在于苦杏仁、桃仁等中药中，具有止咳平喘、抗肿瘤、调节免疫功能等作用 |
| 硫苷 | 苷元的巯基与糖的半缩醛羟基脱水缩合而成的苷 | 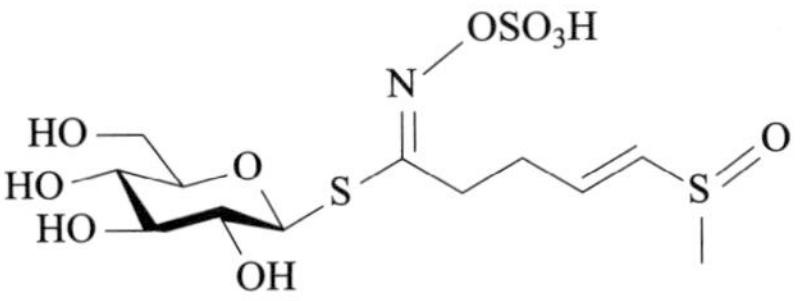 萝卜苷 | 存在于十字花科植物中，具有抗癌、抗氧化和抑菌活性 |
| 氮苷 | 苷元的氮原子与糖的端基碳原子相连而成的苷 | 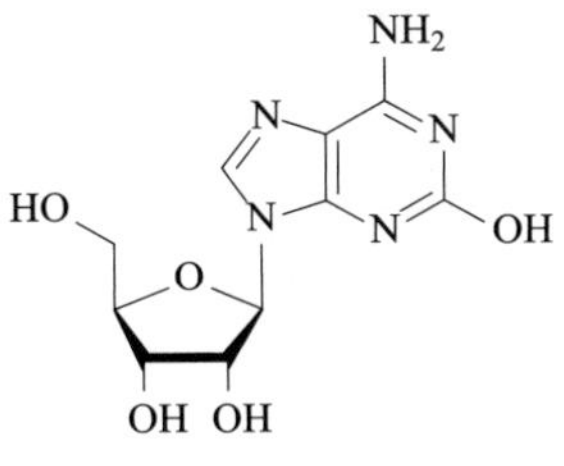 巴豆苷 | 中药巴豆中的主要成分，具有刺激肠道，促进肠蠕动的作用 |

续表

| 结构类型及特征 | | 代表性成分 | 来源及生物活性 |
|---|---|---|---|
| 碳苷 | 苷元碳上的氢与糖的半缩醛羟基脱水缩合而成的苷 | 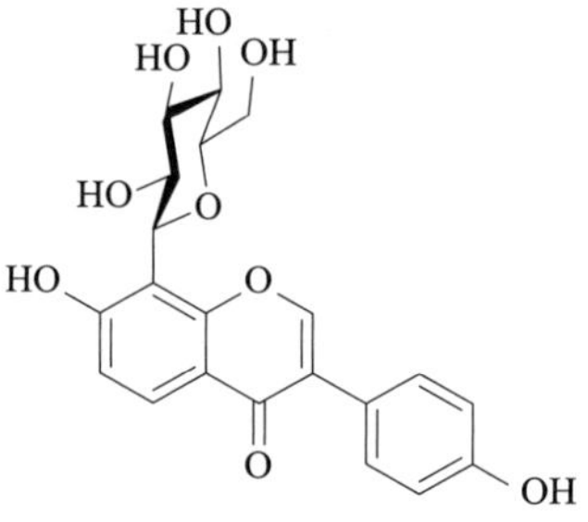 葛根素 | 存在于豆科植物葛和野葛的根中，具有退热、镇静和增加冠状动脉血流量的作用 |

【知识链接】

**苦杏仁苷的水解产物**

苦杏仁苷水解得到的苷元 α- 羟基苯乙腈很不稳定，易分解为苯甲醛和氢氰酸。小剂量口服时，在体内酶的作用下，苦杏仁苷会缓慢分解，释放微量的氢氰酸，对呼吸中枢产生抑制作用，故可止咳平喘。过量的氢氰酸能使呼吸中枢麻痹甚至导致死亡。取苦杏仁样品少许加水共研，能闻到苯甲醛的特殊香气，通常将此作为鉴别苦杏仁的方法。

苷类化合物也有很多其他的分类方式，如根据其在植物体内是原生的还是次生的，可将其分为原生苷和次生苷（从原生苷中脱掉一个或多个单糖的苷称为次生苷）；按照苷元的结构，可将其分为蒽醌苷、香豆素苷、黄酮苷等；按照组成苷的糖的名称或种类，可将其分为葡萄糖苷、果糖苷等；按苷中单糖的数量，可将其分为单糖苷、双糖苷、三糖苷等；按糖与苷元连接位置的数量，可将其分为单糖链苷、双糖链苷等；按苷的理化性质及生理活性，可将其分为皂苷、强心苷等；按照植物来源不同，可将其分为柴胡皂苷、甘草皂苷等。

## 二、理化性质

1. 性状

苷类化合物多为固体，其中连接糖少的苷可形成结晶，连接糖多的苷则多为无定形粉末，具有吸湿性。苷类化合物的颜色是由苷元的结构决定的，多数苷类化合物无色，但如果含有特殊的苷元，则能表现出相应的颜色，如花色素苷、蒽醌苷、黄酮苷等。苷类化合物一般无味，但也有个别很苦或很甜者，如甜菊苷的甜度是蔗糖的 300 倍，龙胆苦苷味极苦。有些苷类化合物对黏膜有刺激作用，如强心苷、皂苷等。

2. 溶解性

苷类化合物的溶解性与苷元和糖的结构均有关系。一般来说，苷元多为亲脂性，而糖具有亲水性，苷元在整个苷分子中所占比例越大，则苷的亲脂性越强，在亲脂性有机溶剂中的溶解度越大；糖的占比越大，则苷的亲水性越强，在水中的溶解度越大。

总的来说，苷类化合物属于亲水性成分，极性较大，在甲醇、乙醇、含水正丁醇等亲水性有机溶剂中均有较大的溶解度，一般也可溶于水。而由极性较小的大分子苷元形成的单糖苷，往往可溶于亲脂性有机溶剂中，如甾醇苷。

碳苷的溶解性比较特殊，在水及其他有机溶剂中的溶解度一般都比较小。

3. 旋光性

苷类化合物均具有旋光性，且多数为左旋；其水解后的混合物常呈右旋，因为水解产物中的糖多为右旋。苷元可能有旋光性，也可能没有。

4. 显色反应和沉淀反应

苷类化合物的共性在于都含有糖，因此，苷类化合物在水解产生游离糖后，可发生与糖相同的显色反应和沉淀反应，如糠醛形成反应、费林反应等；而苷元部分则因种类不同，结构不同，各有各的显色反应和沉淀反应，参见本书后续各章内容。

5. 苷键的裂解

苷键是苷类化合物和多糖分子中特有的化学键，可用化学或生物方法进行裂解。通过苷键的裂解反应，可以了解苷元及糖的种类、苷元与糖及糖与糖的连接方式、苷键的构型等很多信息。苷键的裂解方法主要有酸催化水解、碱催化水解、酶催化水解和氧化开裂法等。

（1）酸催化水解。苷键属缩醛（缩酮）结构，对酸不稳定，在酸性条件下，易被酸催化水解成糖和苷元。反应一般在水或稀醇溶液中进行，常用的酸有稀盐酸、稀硫酸、乙酸、甲酸等。在水解过程中，苷键原子先被质子化，然后苷键断裂形成苷元和糖的碳正离子中间体，该中间体在水中经溶剂化，再脱去氢离子形成糖分子。以葡萄糖氧苷为例，其酸催化水解反应如下：

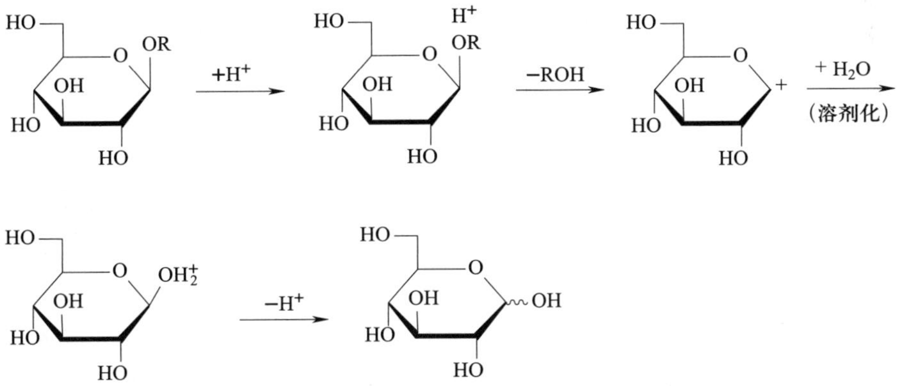


从上述反应过程可以看出，苷键原子的碱性、电子云密度以及空间环境，对水解难易有很大影响。苷酸催化水解的难易程度有以下规律：

①根据苷键原子的不同，酸催化水解从易到难的顺序：氮苷、氧苷、硫苷、碳苷。氮原子碱性强，易于接受质子，故氮苷最易发生酸催化水解。碳原子几乎无碱性，最难质子化。但应注意，当氮苷的氮原子处于嘧啶或酰胺环上时，因酰基的吸电子作用，氮原子的电子云密度降低，难以质子化，这类氮苷很难被酸催化水解。

②呋喃糖苷比吡喃糖苷更容易被酸水解。吡喃糖为六元含氧杂环，可形成稳定的椅式构象。呋喃糖的五元环为平面结构，环上各取代基处于重叠位置，环张力较大，酸催化水解形成中间体可使张力降低，故呋喃糖苷比吡喃糖苷更易被酸水解。

③酮糖苷比醛糖苷更易被酸水解，因为酮糖常以呋喃糖的形式存在。

④吡喃糖苷中，吡喃环上5位取代基越大，质子进攻苷键原子的空间位阻越大，吡喃糖苷越难水解。吡喃糖苷水解速率大小顺序：五碳糖苷＞甲基五碳糖苷＞六碳糖苷＞七碳糖苷＞糖醛酸苷。

⑤在糖的结构中，氨基、羟基等吸电子基团对苷键原子产生诱导效应，使苷键原子的电子云密度下降，不利于苷键原子质子化，使苷的水解速率下降。尤其是2位和6位基团对苷键原子的影响更加显著。具体的水解速率大小顺序为：2,6－二去氧糖苷＞2－去氧糖苷＞6－去氧糖苷＞2－羟基糖苷＞2－氨基糖苷。

⑥芳香族苷比脂肪族苷易水解，因为在苷键原子质子化时，芳环或双键对苷键原子有一定的供电子作用。如酚苷水解易于醇苷，某些酚苷如蒽醌苷、香豆素苷等，不需要酸，加热就可能发生水解。

（2）碱催化水解。苷键的缩醛结构对碱比较稳定，不易被碱催化水解，但酯苷、酚苷、烯醇苷和$\beta$位有吸电子取代基的苷，可与碱发生水解反应。

（3）酶催化水解。苷键可在酶的催化作用下发生水解。酶催化水解专属性高，条件温和（30～40 ℃），一般不会破坏苷元的结构。同时由于酶的专属性表现为只对一定类型的苷键产生作用，所以酶水解可以获得苷键的构型信息，还有可能保留部分苷键得到次生苷或低聚糖。酶催化水解已经成为苷键裂解的重要方法。

麦芽糖酶是一种$\alpha$－苷酶，可以水解$\alpha$－葡萄糖苷键；苦杏仁苷酶是一种$\beta$－苷酶，主要水解$\beta$－葡萄糖苷键，也可以水解其他六碳糖的$\beta$－苷键。转化糖酶可水解$\beta$－果糖苷键，常用来水解蔗糖、水苏糖、棉子糖等，去掉果糖而保留其他结构。

酶的分离纯化很困难，且特定糖的水解酶很少，故实际上应用的多为混合酶，如粗橙皮苷酶、淀粉酶、纤维酶等。

在植物中，苷和水解该苷的酶往往是共存的，在中药贮存、加工和提取等过程中，应根据需要控制酶的活性。另外有些酶的水解反应还会受到pH的影响，如芥子苷酶在水解芥子苷的时候，产物随pH不同而异。

（4）氧化开裂法。Smith降解法是常用的氧化开裂法，具有选择性高、反应条件温和、易得到苷元的特点，特别适用于裂解苷元结构不稳定的苷以及碳苷。Smith降解法首先使用过碘酸氧化糖的邻二醇结构，生成二元醛和甲酸，然后用四氢硼钠将二元醛还原成二元醇，最后用稀酸调节pH至2左右，室温放置使其水解成苷元、多元醇和羟基乙醛等产物，根据降解产物的结构还可以推测出糖的类型。此法反应过程如下：

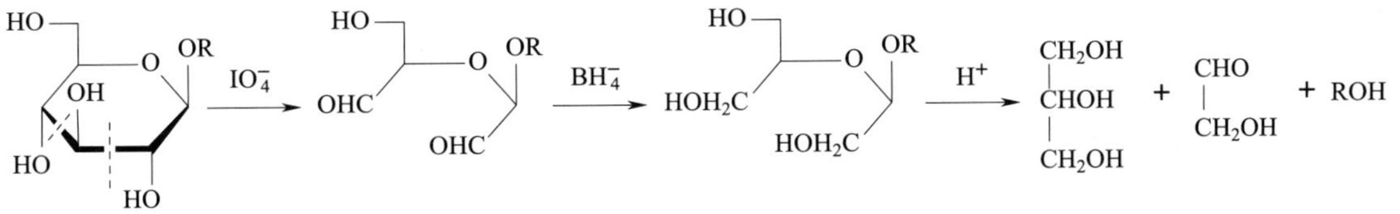

碳苷用 Smith 降解法得到的是多一个醛基的苷元，反应过程如下：

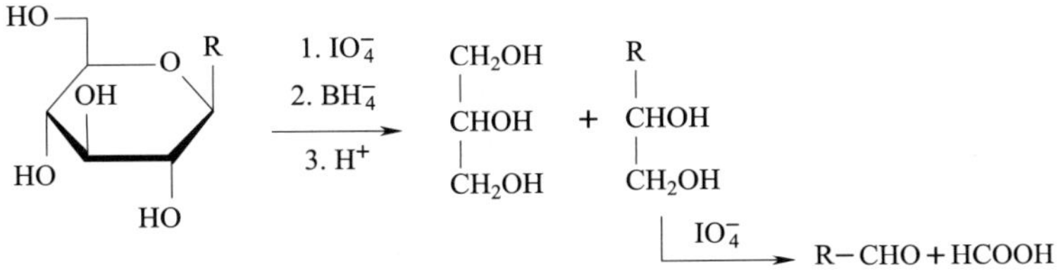

## 三、提取与分离

1. 苷的提取

苷的种类多，分布广泛，中药中的苷类化合物常与能水解它的酶共存于植物体内，可能会在加工过程中发生酶催化水解。所以苷的提取，首先应明确提取目的，再根据提取目的设计不同的中药前处理方法和提取方法。当需要提取的苷是原生苷时，可在中药中加入碳酸钙，或用热乙醇、沸水等提取，以抑制或破坏酶的活性，同时在提取过程中还要尽量避免与酸、碱接触，以免发生水解。当需要提取的苷是次生苷时，则需要利用酶的活性，在一定的温度和湿度等条件下促使苷发生酶催化水解，使原生苷水解为次生苷，再选择合适的提取方法进行提取。

苷在水与含水的乙醇、甲醇、正丁醇中溶解度较大，故常用上述溶剂进行提取，有时也可用沸水提取苷类成分，但所得杂质较多，影响提取效果。

2. 苷的分离

苷类化合物的提取液在除杂以后便可以进行分离。受苷元部分结构以及糖部分的糖链长短、糖基所在位置等因素的影响，苷的分离并没有固定的模式，需要根据糖基和苷元的理化性质选择不同的分离方法。下面介绍苷类化合物分离精制的常用方法。

（1）萃取法。常用溶剂有乙酸乙酯、正丁醇、仲丁醇、丁酮等有机溶剂及其混合物，萃取流程如图 3－1 所示。

（2）沉淀法。对于难溶于冷水的苷类化合物，可将其提取液浓缩后加入沸水搅拌，过滤除去不溶于水的杂质，滤液经冷却沉淀即得到苷类化合物。某些具有酸性且难溶于水的苷类化合物，可利用碱溶酸沉法，用碱性溶液提取后，再在提取液中加入足量的酸消耗掉提取液中的碱，苷类化合物即可沉淀析出。此外，对于酸性皂苷和中性皂苷，还可使用铅盐沉淀法进行沉淀和分离。

（3）大孔吸附树脂色谱法。此法常用于皂苷的分离纯化。在苷类化合物的提取液中，往往还含有糖、鞣质、氨基酸等亲水性成分，将提取液上到大孔吸附树脂色谱柱中，用乙醇－

水溶剂系统进行梯度洗脱，可得到不同组分的皂苷。

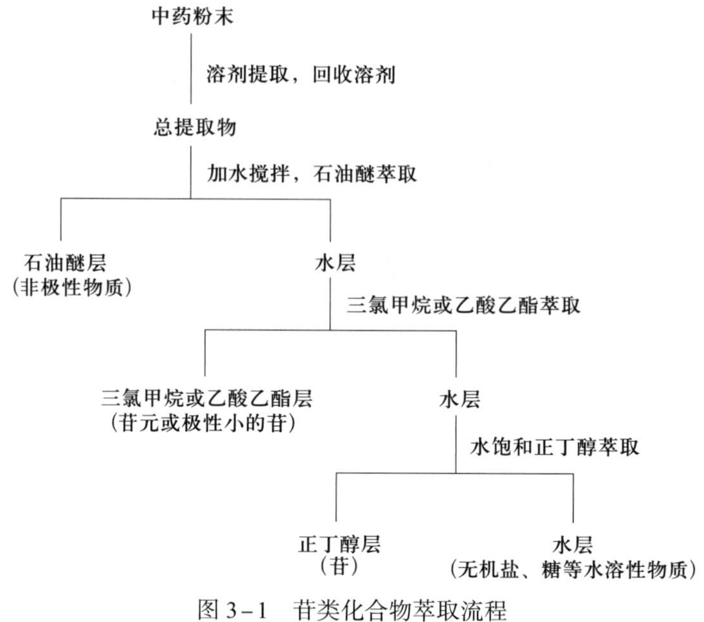


图 3-1　苷类化合物萃取流程

## 四、检识方法

1. 苷的理化检识

苷类化合物由糖基和苷元两部分组成，糖基部分表现出的性质常用糠醛形成反应、费林反应、银镜反应等鉴别。苷元部分由于苷元的结构不同，可选用不同的显色反应进行鉴别，如羟基蒽醌苷遇碱变红、黄酮苷可发生盐酸-镁粉反应等。同时注意苷的理化检识应排除游离糖的干扰，提取液可经纯化后再进行检识。

（1）糠醛形成反应。若糠醛形成反应呈阳性，提示样品中含有苷或糖，可进行进一步纯化处理。若样品是用乙醇或甲醇提取的，其中可能有微量的单糖与苷共存，因为单糖可溶于稀醇。可先将样品进行费林反应，若产生砖红色沉淀，则提示有单糖的存在，继续加费林试剂至不再产生沉淀为止。过滤除去沉淀，再进行糠醛形成反应，若仍然呈阳性，则证明存在苷类化合物。若样品是用水提取的，其中则可能含有大量的单糖、低聚糖和多糖与苷共存，需要用正丁醇进行萃取，萃取液浓缩后再进行糠醛形成反应，仍呈阳性则证明存在苷类化合物。

（2）费林反应或银镜反应。样品与费林试剂或托伦试剂反应呈阳性，说明样品中存在还原糖的结构，继续加试剂至不再产生沉淀为止，过滤，将滤液进行酸催化水解，水解液中和后再进行费林反应或银镜反应，若仍呈阳性，则提示苷的存在。若样品与费林试剂或托伦试剂反应呈阴性，可直接将样品酸催化水解后再进行反应，若呈阳性则证明苷的存在。

2. 苷的色谱检识

苷类化合物的色谱检识主要有薄层色谱法和纸色谱法，薄层色谱法常用的吸附剂或载体有硅胶、反相硅胶、纤维素等。

（1）薄层色谱法。多数苷类化合物极性较大，硅胶薄层色谱常用含水溶剂系统做展开剂，如正丁醇 – 乙酸 – 水（4∶1∶5，上层），三氯甲烷 – 甲醇 – 水（65∶35∶10，下层）及乙酸乙酯 – 正丁醇 – 水（4∶5∶1，上层）等三元溶剂系统。对于极性较小的苷类化合物，也常用一定比例的三氯甲烷 – 甲醇、丙酮 – 甲醇等二元溶剂系统做展开剂。反相硅胶薄层色谱常用乙腈 – 甲醇 – 水和甲醇 – 水等作为展开剂。

（2）纸色谱法。展开剂常用水饱和的有机溶剂，如正丁醇 – 乙酸 – 水（4∶1∶5，上层）、正丁醇 – 乙醇 – 水（4∶2∶1）等。

对苷中糖的部分，可用苯胺 – 邻苯二甲酸试剂、三苯四氮盐试剂（TTC 试剂）、间苯二酚 – 盐酸试剂等进行显色。苷中苷元的部分可根据苷元的结构特点选择合适的显色剂。

# 第三节　含糖和苷类化合物的中药提取分离实例

## 实例一　苦杏仁中苦杏仁苷的提取分离

苦杏仁为蔷薇科植物山杏、西伯利亚杏、东北杏或杏的干燥成熟种子，具有降气止咳平喘、润肠通便之功效，临床用于咳嗽气喘，胸满痰多，肠燥便秘。

### 一、主要化学成分

苦杏仁苷是苦杏仁止咳作用的物质基础，在酶或稀酸条件下水解生成的苷元 $\alpha$– 羟基苯乙腈很不稳定，易分解产生氢氰酸，过量氢氰酸会导致中毒。通过燀法和清炒法炮制苦杏仁，可以破坏其中苦杏仁苷酶的活性，起到灭酶保苷的作用。

《中国药典》（2025 年版）采用高效液相色谱法，以苦杏仁苷为指标成分对苦杏仁进行含量测定，规定其干燥品含苦杏仁苷不得少于 3.0%。

苦杏仁苷为斜方柱状结晶（水），易溶于水和醇，几乎不溶于乙醚。苦杏仁苷水解过程如图 3–2 所示。

### 二、提取分离流程

1. 工艺流程

苦杏仁苷提取分离流程如图 3–3 所示。

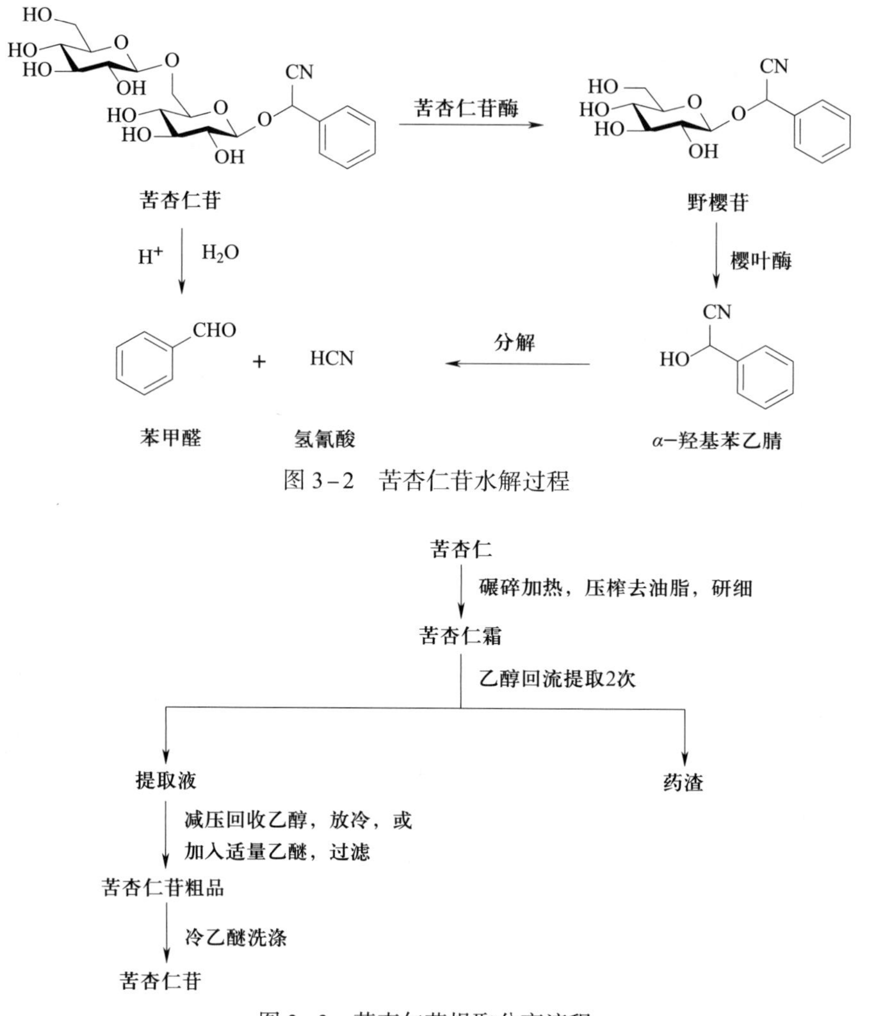


图 3-2　苦杏仁苷水解过程

图 3-3　苦杏仁苷提取分离流程

2. 流程说明

苦杏仁为种子类药材，含有丰富的油脂，故提取前先压榨去除其中的油脂。根据苦杏仁苷易溶于醇，难溶于乙醚的性质，采用乙醇回流法提取并回收乙醇后，再加入适量乙醚使之沉淀析出，滤过后再用冷乙醚洗涤沉淀，即得苦杏仁苷。

## 实例二　猪苓中猪苓多糖的提取分离

猪苓为多孔菌科真菌猪苓的干燥菌核。猪苓性平，味甘、淡，具有利水渗湿之功效，用于小便不利、水肿、泄泻、淋浊、带下。

### 一、主要化学成分

猪苓中主要含有麦角甾醇、粗蛋白、苹果酸、维生素及多糖等，其中的水溶性多糖称为猪苓多糖。

## 二、提取分离流程

1. 工艺流程

猪苓多糖提取分离流程如图 3－4 所示。

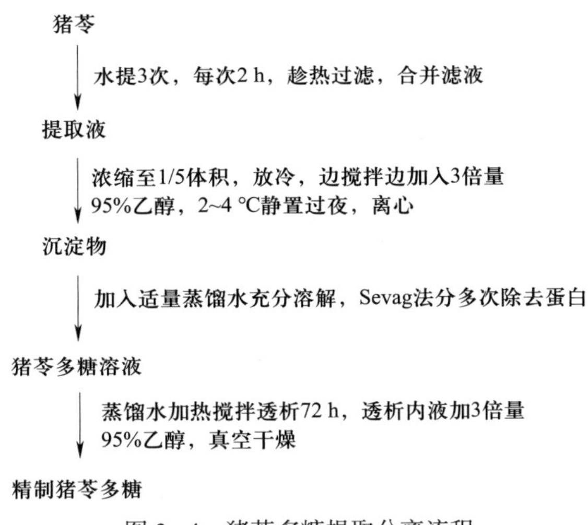


图 3－4　猪苓多糖提取分离流程

2. 流程说明

根据多糖的性质，采用水提醇沉法得到猪苓多糖，采用 Sevag 法（将三氯甲烷与正丁醇按 4 : 1 混合）除去其中含有的蛋白质杂质。再通过透析法除去小分子杂质，最后醇沉得到精制猪苓多糖。

# 思考与练习

## 一、单选题

1. 下列名称属于按照苷元结构分类命名的是（　　）。

A. 氮苷　　B. 氧苷　　C. 硫苷　　D. 黄酮苷

2. 中药中最常见的苷类化合物是（　　）。

A. 碳苷　　B. 硫苷　　C. 氧苷　　D. 氮苷

3. 最难水解的苷是（　　）。

A. 氮苷　　B. 醇苷　　C. 碳苷　　D. 硫苷

4. 下列属于单糖的是（　　）。

A. 芸香糖　　B. 纤维素　　C. 槐糖　　D. 葡萄糖

5. 费林反应产生的沉淀呈（　　）。

A. 黄色　　B. 红色　　C. 铜绿色　　D. 砖红色

6. 萝卜苷属于（　　）。

A. 氧苷　　B. 硫苷　　C. 碳苷　　D. 氮苷

7. 在水和其他有机溶剂中溶解度都很小的是（　　）。

A. 氧苷　　B. 硫苷　　C. 碳苷　　D. 氮苷

8. 苦杏仁苷属于（　　）。

A. 氧苷　　B. 硫苷　　C. 碳苷　　D. 氰苷

9. 巴豆苷属于（　　）。

A. 氧苷　　B. 硫苷　　C. 碳苷　　D. 氮苷

## 二、填空题

比较下列苷类化合物酸催化水解的速率大小。

1.　A　B　C　D

$CH_3$　OR　OR　OR　OR　$NH_2$

________>________>________>________。

2.　A　B　C

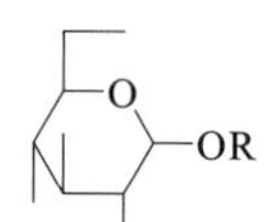


$CH_3$　OR　OR

________>________>________。

## 三、简答题

1. 简述酸催化水解的原理及影响酸催化水解速率的因素。

2. 在提取原生苷和次生苷时应该注意哪些问题？

# 第四章

# 黄酮类化合物

【学习导航】

银杏为银杏科银杏属植物，其干燥叶（银杏叶）和干燥成熟种子（白果）可以入药。银杏叶提取物具有平喘、敛肺、活血化瘀、止痛等功效，用于咳喘、心绞痛、高脂血症等。

银杏主要含黄酮类化合物、萜类内酯及生物碱等。银杏叶中黄酮类化合物含量为0.5%～1%，主要以苷的形式存在，《中国药典》（2025年版）规定银杏叶干燥品中含总黄酮醇苷不得少于0.4%，萜类内酯以银杏内酯A、B、C和白果内酯的总量计，不得少于0.25%。

本章我们来共同学习黄酮类化合物。

黄酮类化合物广泛分布于自然界，几乎存在于所有被子植物及裸子植物中，如芸香科、唇形科、豆科、伞形科、银杏科与菊科等；藻类、菌类、地衣类等低等植物中较少见。据统计，目前已发现黄酮类化合物（苷元及苷）4 000多种。由于此类化合物分子结构中有酮基，且多呈黄色，故称黄酮。

黄酮类化合物在植物体内大部分与糖结合成苷，少部分以苷元形式存在。

## 第一节　黄酮类化合物的结构与分类

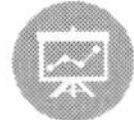

### 学习目标

1. 掌握黄酮类化合物的结构特点。
2. 熟悉黄酮类化合物的分类，代表性成分及其活性。
3. 了解黄酮类化合物的分布、生物活性及含有黄酮的常见中药。

### 一、黄酮类化合物的结构

黄酮类化合物是指基本母核为2－苯基色原酮的一系列化合物，随着新化合物不断被发现，黄酮类化合物的概念发生了变化，广义的黄酮类化合物指分子中具有 C6－C3－C6 基本骨架，即两个苯环（A 环与 B 环）通过三碳链（C 环）相连而成的一系列化合物，2－苯基色原酮是其最基本的结构。

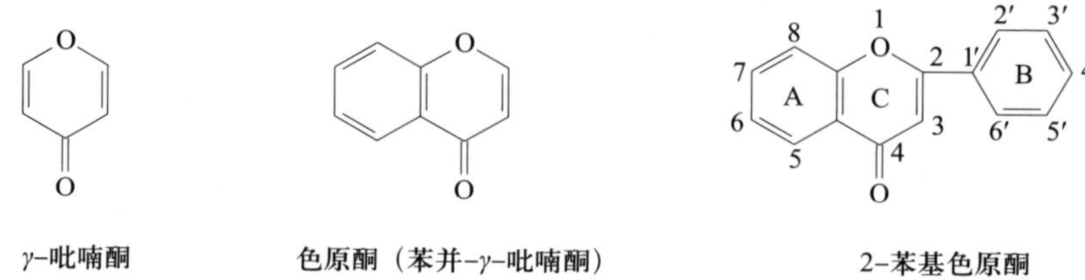

γ-吡喃酮　　色原酮（苯并-γ-吡喃酮）　　2-苯基色原酮

## 二、黄酮类化合物的分类

黄酮类化合物 A、B 环上常有羟基、甲氧基等取代基。根据母核中三碳链氧化程度、是否开环及 B 环连接位置等特点，可将黄酮类化合物分为以下几类：

1. 黄酮及黄酮醇

黄酮　　R=H
黄酮醇　R=OH

黄酮的三碳链为 γ－吡喃酮结构，B 环与 2 位相连，如芹菜素、木犀草素。黄酮醇在黄酮的 3 位上连有羟基，如山柰酚和槲皮素，其中槲皮素及其苷是黄酮醇类化合物的典型代表。

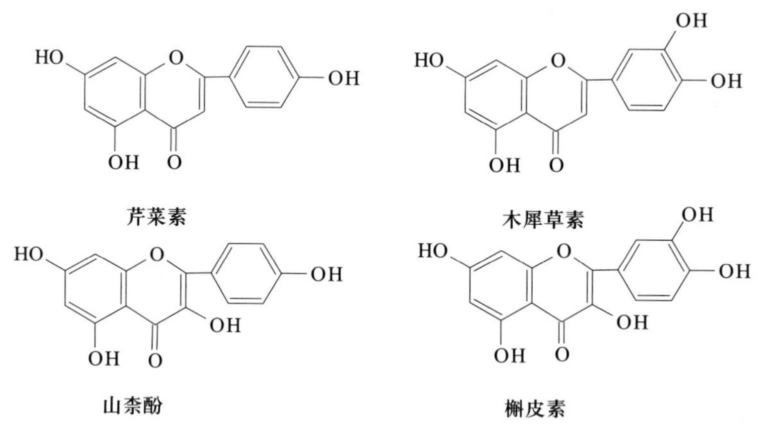

芹菜素　　木犀草素

山柰酚　　槲皮素

2. 二氢黄酮与二氢黄酮醇

二氢黄酮　　R=H
二氢黄酮醇　R=OH

二氢黄酮是三碳链上 2 位与 3 位之间的双键被氢化还原为单键的一类化合物，在芸香科、蔷薇科、豆科等植物中分布较多，如甘草中对消化系统溃疡有治疗作用的甘草苷及其苷元甘草素，芸香科柑橘属植物果皮中含有的橙皮苷及其苷元等。

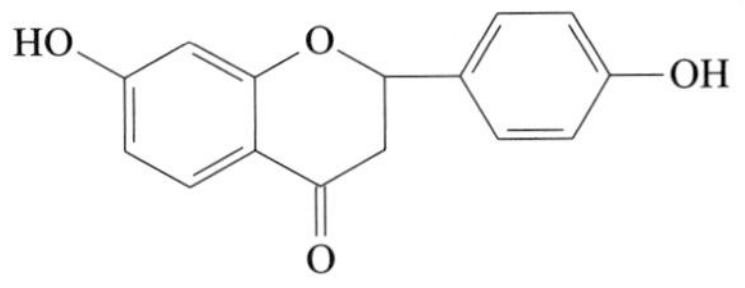

甘草素

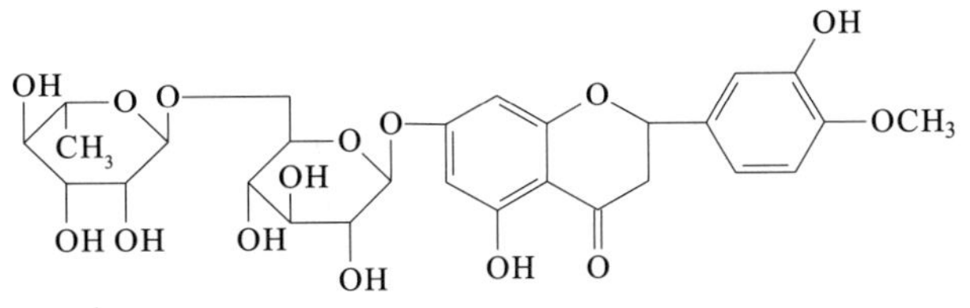

橙皮苷

二氢黄酮醇在双子叶植物中分布较普遍，如桑枝中的二氢桑色素，二氢黄酮醇与苯丙素缩合成的衍生物水飞蓟素。

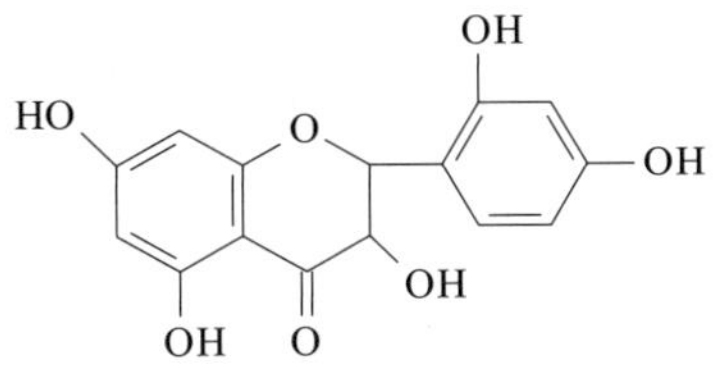

二氢桑色素

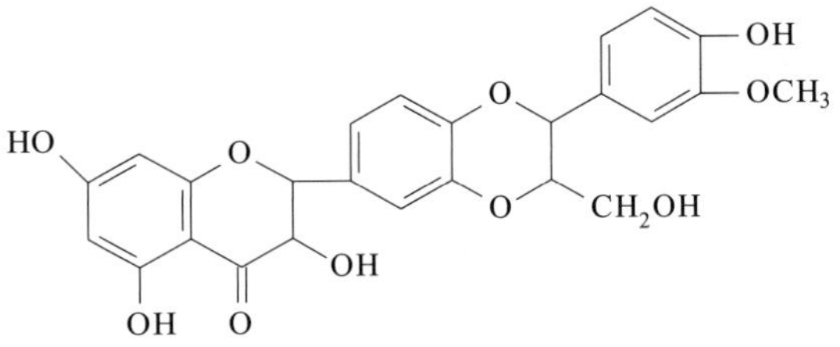

水飞蓟素

3. 查耳酮和二氢查耳酮

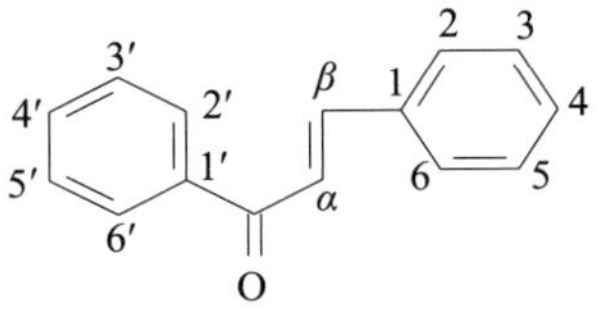

查耳酮

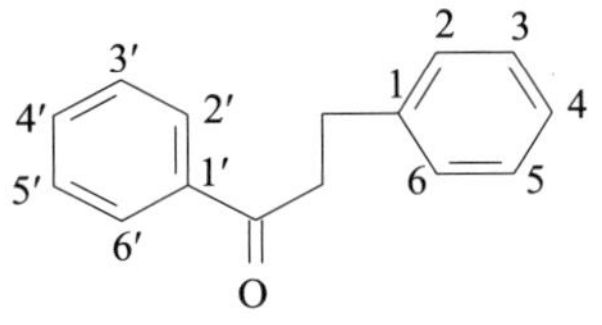

二氢查耳酮

查耳酮为2个苯环通过含羰基的三碳链相连而成，结构上可视为苯甲醛与苯乙酮缩合而成的化合物。二氢查耳酮为查耳酮$\alpha$、$\beta$位双键氢化成单键的化合物。查耳酮主要分布于菊科、豆科、苦苣苔科植物中。其衍生物2′-羟基查耳酮是二氢黄酮的异构体，在酸、碱或酶催化下能相互转化，故在植物界查耳酮往往与相应的二氢黄酮共存。

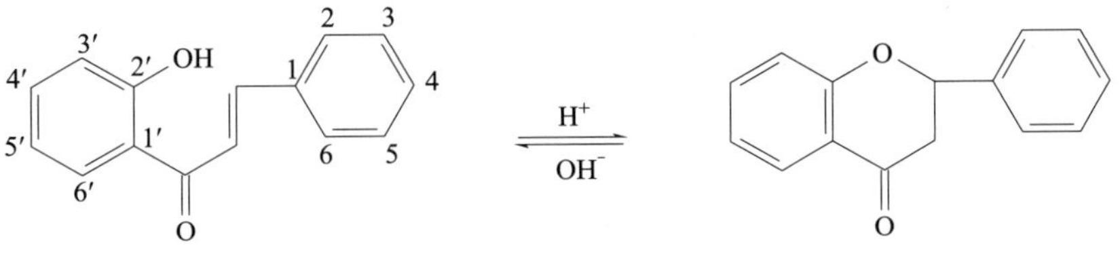

2′-羟基查耳酮（黄色）

二氢黄酮（无色）

中药红花在不同开花时期的颜色不同，主要原因就是查耳酮与二氢黄酮的相互转化。开花初期花冠呈淡黄色，因此时花中主要含无色的二氢黄酮型新红花苷及微量红花苷；开花中期花冠呈深黄色，此时主要含黄色的查耳酮型红花苷；开花后期或采收干燥过程中花冠转为红色或深红色，则是由于红花苷受植物体内酶的作用氧化成红色的醌式红花苷。

新红花苷（无色）　　异构化　　红花苷（黄色）　　氧化酶 / $SO_2$　　醌式红花苷（红色）

二氢查耳酮在植物界分布较少，如蔷薇科梨属植物根皮和苹果种仁中含有的梨根苷，芸香科植物中含有的新橙皮苷等。

梨根苷　　新橙皮苷

4. 异黄酮和二氢异黄酮

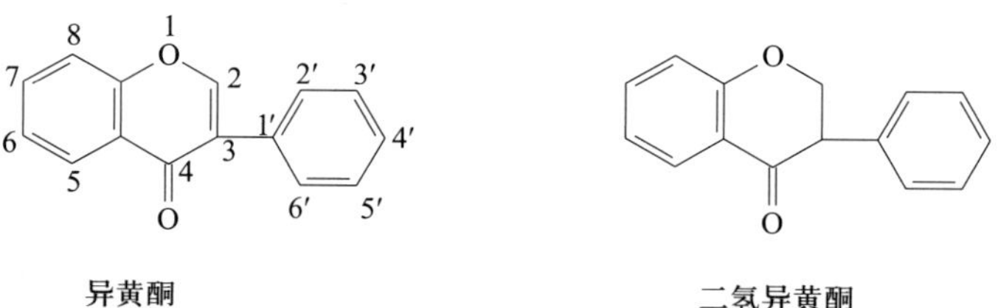

异黄酮　　二氢异黄酮

异黄酮的B环连接在3位上，其母核为3－苯基色原酮，主要分布于豆科和鸢尾科植物中，如葛根中的大豆素、大豆苷、葛根素等。异黄酮的2位与3位之间双键被还原成单键即为二氢异黄酮，山豆根中的紫檀素、高丽槐素和三叶豆紫檀苷属于二氢异黄酮的衍生物。

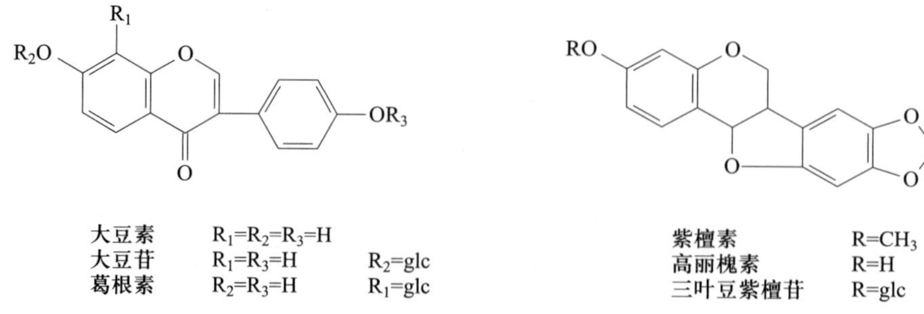


| | | |
|---|---|---|
| 大豆素 | $R_1=R_2=R_3=H$ | |
| 大豆苷 | $R_1=R_3=H$ | $R_2=glc$ |
| 葛根素 | $R_2=R_3=H$ | $R_1=glc$ |

| | |
|---|---|
| 紫檀素 | $R=CH_3$ |
| 高丽槐素 | $R=H$ |
| 三叶豆紫檀苷 | $R=glc$ |

5. 橙酮

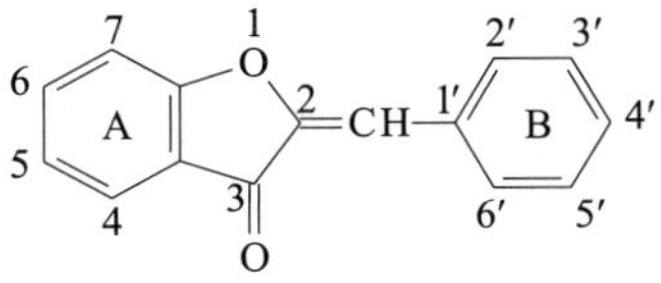

橙酮

橙酮可看作是黄酮的三碳链部分分出一个碳原子，变成含氧五元环，其余部位不变，属于苯并呋喃的衍生物，又名噢哢。橙酮在中药中不多见，主要存在于玄参科、菊科、苦苣苔科及莎草科植物中，如黄秋英中含有的硫黄菊素。

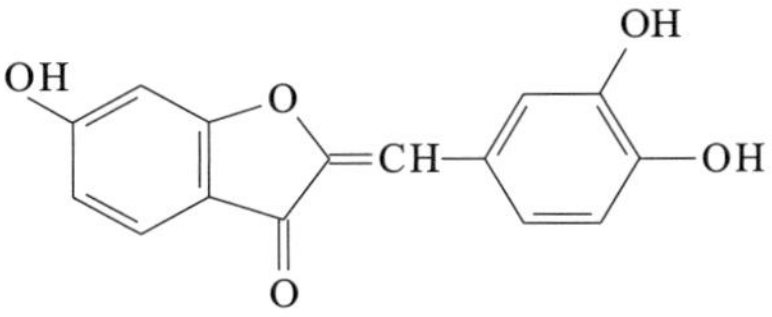

硫黄菊素

6. 双黄酮

双黄酮类化合物由两分子黄酮或其衍生物通过 C–C 键或 C–O–C 键聚合而成，主要存在于裸子植物中。如柏科植物侧柏叶中的柏黄素是由两分子芹菜素通过 C–C 键结合而成，而扁柏黄酮是两分子芹菜素以 C–O–C 键结合而成。

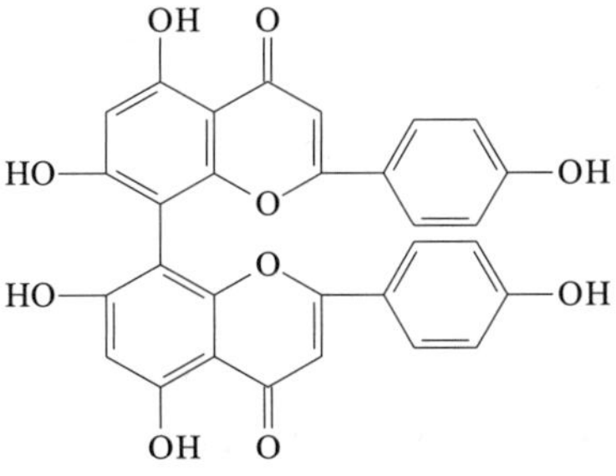

柏黄酮 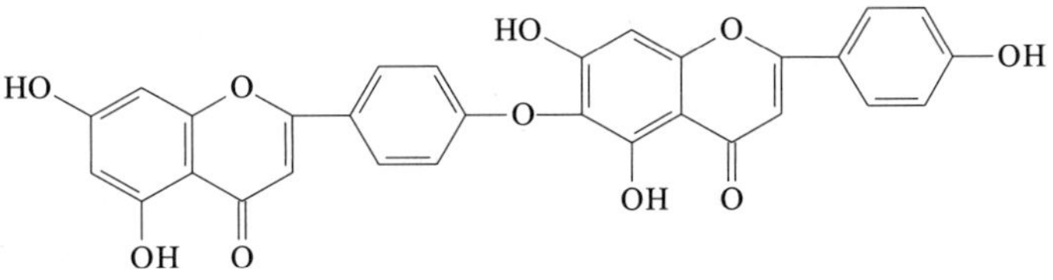　　　　扁柏黄酮

7. 花色素

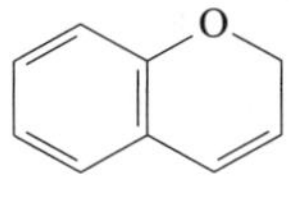

色原烯 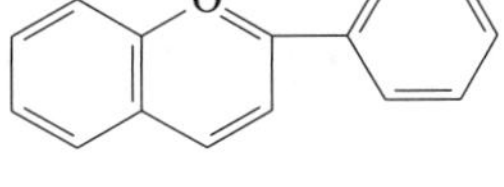　　　　花色素

花色素又称花青素，是一类以离子形式存在的色原烯衍生物，1 位氧原子以鎓盐形式存在。花色素广泛存在于植物的花、果、叶、茎等部位，是使植物呈不同颜色的色素。花色素多与糖结合形成苷，其中以 3,5– 二葡萄糖花色苷在自然界分布最广。植物中存在的花色素有

矢车菊素、飞燕草素、天竺葵素等。

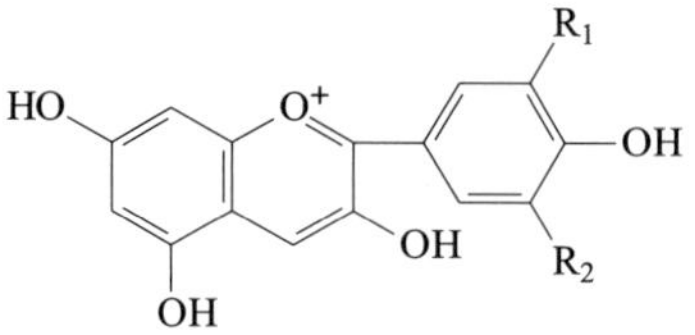

矢车菊素 $R_1$=OH $R_2$=H
飞燕草素 $R_1$=$R_2$=OH
天竺葵素 $R_1$=$R_2$=H

8. 黄烷醇

黄烷醇为4位无羰基，3和/或4位连接羟基的黄酮衍生物，包括黄烷 –3– 醇、黄烷 –3, 4– 二醇等。

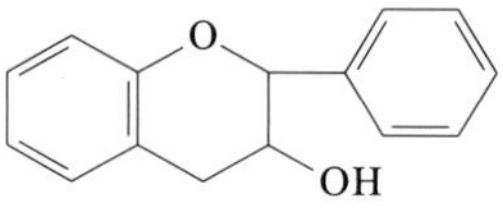

黄烷-3-醇 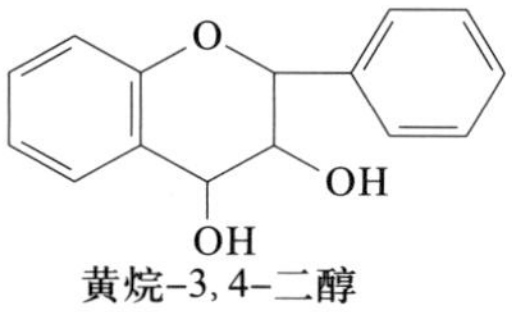　　　　黄烷-3, 4-二醇

黄烷 –3– 醇在植物界分布很广，多是缩合鞣质的前体，如（+）儿茶素和（–）表儿茶素，故又称为儿茶素类化合物。儿茶素为中药儿茶的有效成分，具有一定的抗癌活性。

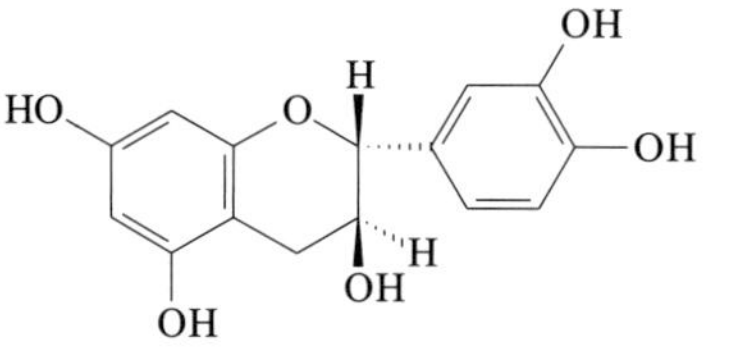

（+）儿茶素 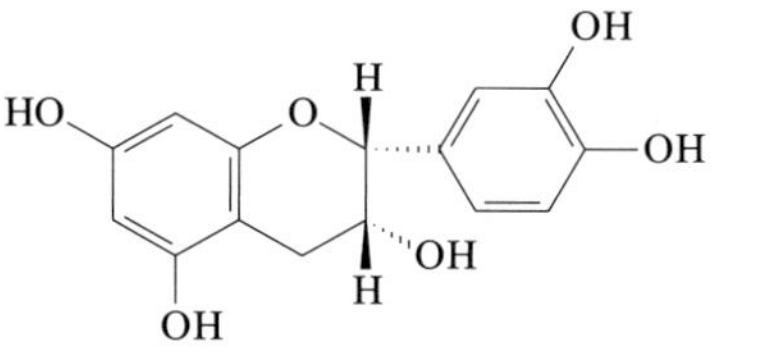　　　　（–）表儿茶素

黄烷 –3,4– 二醇衍生物又称为无色花色素类，如无色矢车菊素、无色飞燕草素、无色天竺葵素等。这类化合物常可聚合而具有鞣质的性质。

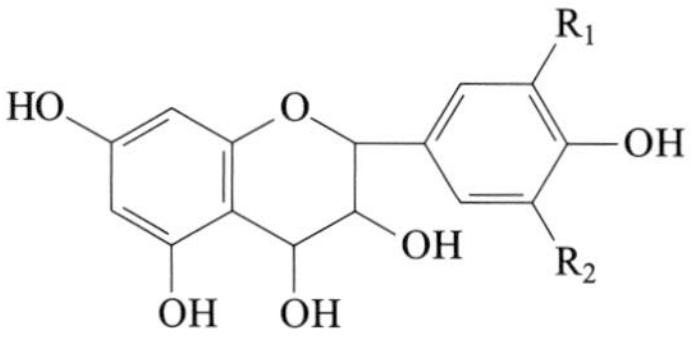

无色矢车菊素 $R_1$=OH $R_2$=H
无色飞燕草素 $R_1$=$R_2$=OH
无色天竺葵素 $R_1$=$R_2$=H

9. 其他黄酮

（1）屾酮类。屾酮的基本结构为苯并色原酮（双苯吡酮），常存在于龙胆科、藤黄科、百合科植物中，如石苇、芒果叶及知母叶中都含有的止咳祛痰成分芒果苷和异芒果苷。

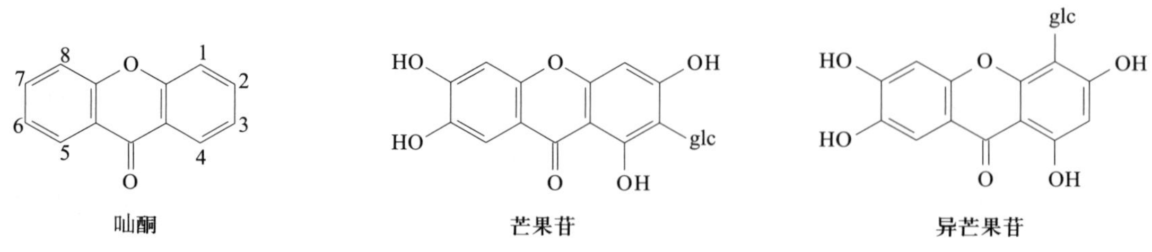

屾酮　　　　芒果苷　　　　异芒果苷

（2）高异黄酮类。其基本结构为苯甲基色原酮，与黄酮比较，C 环与 B 环间多了一个—$CH_2$—，其基本骨架不是 C6－C3－C6 形式，因此对黄酮的定义有所突破。如中药麦冬中存在的甲基麦冬高黄酮 A。

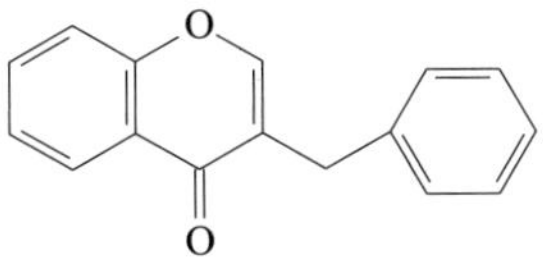

高异黄酮

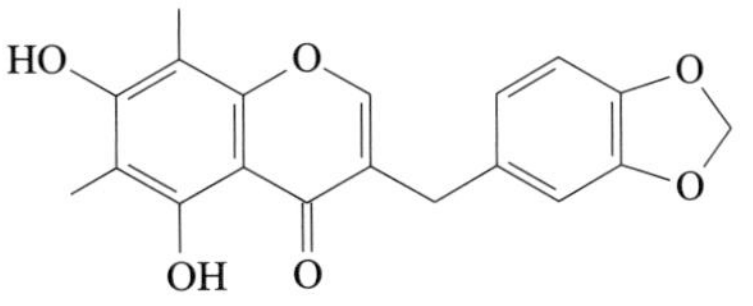

甲基麦冬高黄酮A

# 第二节　黄酮类化合物的理化性质

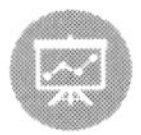

## 学习目标

掌握黄酮类化合物的理化性质。

## 一、性状

大多数黄酮类化合物为结晶性固体，少数黄酮苷类为无定形粉末。黄酮类化合物的颜色与分子结构中有无交叉共轭体系密切相关。交叉共轭体系即两组双键互不共轭，但分别与第三组双键共轭的体系，具体如下：

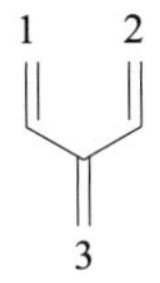

具有交叉共轭体系的黄酮类化合物能通过电子转移和重排使共轭链延长。黄酮（醇）、查耳酮、橙酮等结构中均具有交叉共轭体系，一般显黄色；二氢黄酮（醇）、二氢查耳酮、二氢异黄酮、黄烷醇等结构中无交叉共轭体系，一般不呈色；异黄酮结构中共轭程度小于黄酮，大于二氢黄酮，故颜色也介于两者之间，一般呈微黄色或无色。

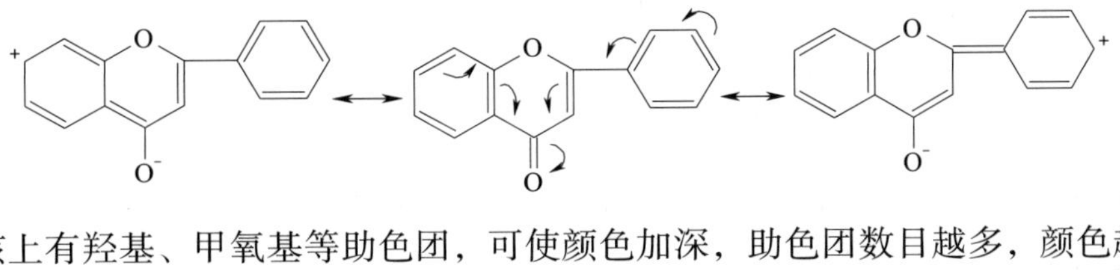

若母核上有羟基、甲氧基等助色团，可使颜色加深，助色团数目越多，颜色越深。助色团若连接在 7 或 4′ 位上，可形成 p－π 共轭，促进电子转移、重排，使颜色加深。

花色素是离子结构，具有离子化合物的特征。花色苷及其苷元颜色最深，并随 pH 不同而改变，一般 pH<7 时呈红色，pH 为 8.5 时呈紫色，pH>8.5 时呈蓝色。矢车菊苷在不同 pH 下的颜色变化如下：

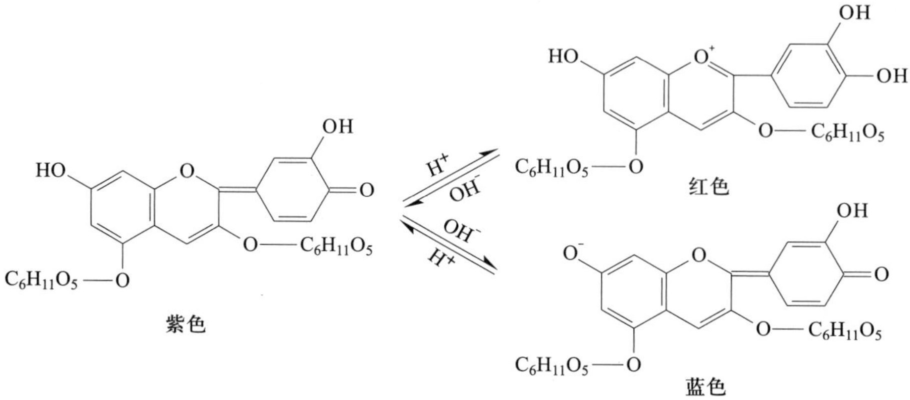

紫色

红色

蓝色

黄酮苷类化合物由于与糖基相连，故均有旋光性，多为左旋；具有交叉共轭体系的黄酮类化合物无旋光性，花色素和异黄酮也无旋光性。

## 二、溶解性

黄酮苷为亲水性化合物，一般易溶于热水、甲醇、乙醇、正丁醇等溶剂，难溶于三氯甲烷、乙醚、苯等极性较小的溶剂。二糖链苷水溶性大于一糖链苷，多糖苷水溶性大于单糖苷，3-羟基苷水溶性大于相应的7-羟基苷。如槲皮素3-*O*-葡萄糖苷水溶性大于槲皮素-7-*O*-葡萄糖苷，这是因为 3 位的糖与 4 位羰基的空间位阻使分子平面性降低的缘故。

游离黄酮一般难溶或不溶于水，易溶于甲醇、乙醇、乙酸乙酯、乙醚等有机溶剂及碱性溶剂中。其中具有交叉共轭体系的化合物分子呈平面，分子间排列紧密，吸引力较大，使之难溶于水；而二氢黄酮（醇）等无交叉共轭体系的化合物 C 环已被氢化成为类似于半椅式的构象，异黄酮类化合物 B 环受吡喃酮环羰基的空间位阻，二者分子的平面性降低，分子排列不紧密，分子间引力降低，有利于水分子进入，故水中溶解度稍大；花色素类虽是平面型结构，但因其以离子形式存在，具有盐的性质，故亲水性较强，水中溶解度大。

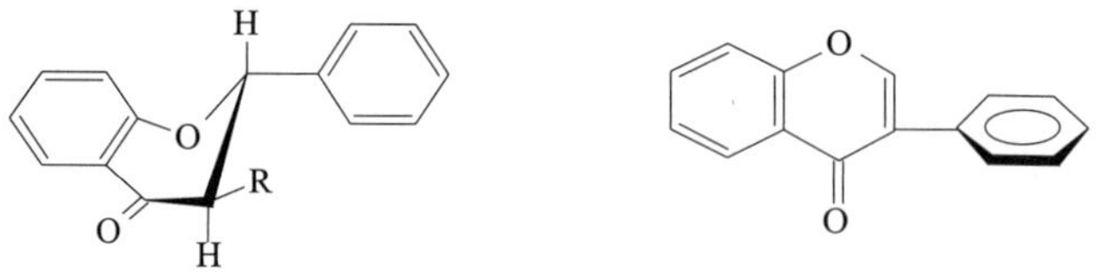

二氢黄酮　R=H

二氢黄酮醇　R=OH

异黄酮

黄酮与黄酮苷因结构中所含酚羟基具酸性，都易溶解在碱性溶液中，酸化后又可析出。

## 三、酸碱性

绝大多数黄酮类化合物因含酚羟基而具有酸性。酚羟基的数目与位置不同，其酸性亦有区别。分子中酚羟基越多，酸性越强。羟基取代在 7 或 4′ 位时酸性最强。这是因为羰基的吸电子效应使 7、4′ 位带正电荷，羟基电子向环上转移，造成羟基的氧与氢之间的键易断裂，释放质子，故酸性最强；其他位置的羟基次之；3、5 位上的羟基因能与 4 位羰基形成分子内氢键，故酸性最弱。

黄酮中不同位置羟基产生的酸性强弱顺序：7,4′- 二羟基＞7- 或 4′- 羟基＞一般酚羟基＞3- 或 5- 羟基。

7,4′- 二羟基取代的黄酮可溶于 5% 碳酸氢钠溶液中；7- 或 4′- 羟基取代者酸性次之，可溶于 5% 碳酸钠溶液；一般酚羟基取代者可溶于 0.2% 氢氧化钠溶液，3- 或 5- 羟基取代者酸性最弱，只能溶于碱性稍强的如 4% 氢氧化钠溶液中。此性质可用于黄酮类化合物的提取与分离。

黄酮类化合物分子结构中 C 环的 1 位氧原子具有孤对电子，与 4 位羰基在 p-π 共轭效应的影响下，显微弱的碱性。能与强无机酸如浓硫酸、浓盐酸等反应生成𨦡盐而溶于水中，但𨦡盐性质极不稳定，加水稀释后即分解，反应机制如下：

$$\text{黄酮} \underset{H_2O}{\overset{HCl}{\rightleftharpoons}} \text{𨦡盐}(Cl^-, O^+, 4\text{-}OH)$$

黄酮生成的𨦡盐常呈现特殊颜色，此性质可用于鉴别。如黄酮、黄酮醇类显黄色至橙色，并有荧光；二氢黄酮类显橙色至紫红色；查耳酮类显橙红色至洋红色；异黄酮类显黄色；橙酮类显红色至洋红色。

## 四、显色反应

1. 还原反应

（1）盐酸 - 镁粉（或锌粉）反应。该反应是鉴定黄酮类化合物最常用的颜色反应，将样品溶于甲醇或乙醇中，加少许镁粉（或锌粉）振摇，再加入几滴浓盐酸，即可显色（必要时微加热）。多数黄酮（醇）、二氢黄酮（醇）类化合物显橙红色至紫红色，少数显紫色至蓝紫色。如果分子结构中带有多个羟基或甲氧基（尤其是 B 环）则颜色加深。但查耳酮、橙酮、花色素类化合物不显色，异黄酮一般也不显色。

由于花色素及部分查耳酮、橙酮等在浓盐酸中会形成𨦡盐也会显红色，出现假阳性，故必要时应进行对照试验，即在样品溶液中只加浓盐酸，不加镁粉（或锌粉），若显红色则表明为假阳性。

（2）四氢硼钠反应。四氢硼钠（$NaBH_4$）为二氢黄酮（醇）类化合物的专属反应试剂，将样品溶于甲醇或乙醇中，再加等量 2% 四氢硼钠甲醇溶液，1 min 后，加浓盐酸或浓硫酸数滴，显红色至紫红色。若 A 环与 B 环上有一个以上羟基或甲氧基取代则颜色加深。其他黄酮类化合物均不显色，借此可以鉴别二氢黄酮（醇）类与其他黄酮类化合物。

2. 与金属离子的络合反应

分子中具有 3－羟基与 4－羰基、5－羟基与 4－羰基或邻二酚羟基结构的黄酮类化合物可与某些金属如铝、锆、镁、锶、铅等的离子形成络合物而显色或生成有色沉淀。

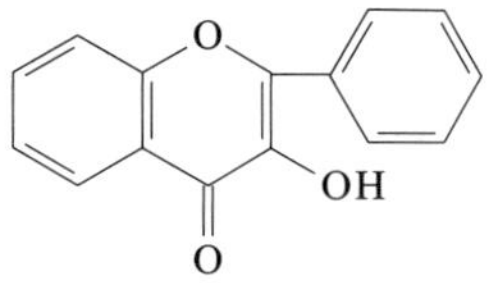

3-羟基与4-羰基结构 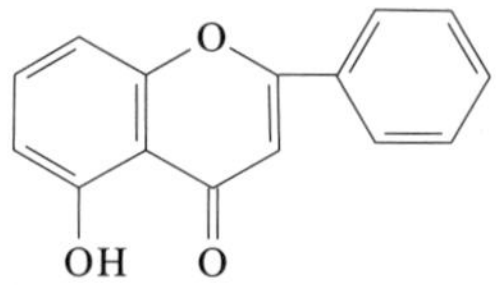　　5-羟基与4-羰基结构 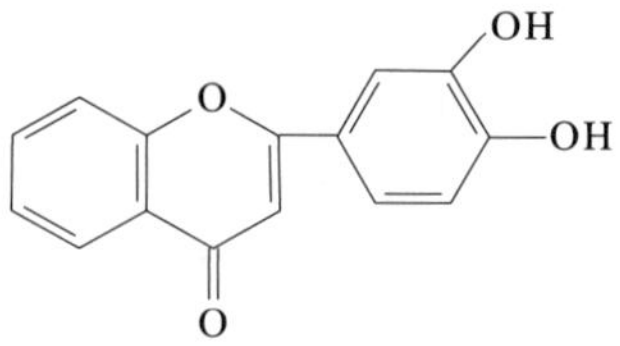　　邻二酚羟基结构

（1）三氯化铝反应。样品乙醇溶液与 1% 的三氯化铝或硝酸铝乙醇溶液反应，生成的络合物显鲜黄色并在紫外光灯下具相同荧光。

（2）锆－枸橼酸反应。又称为锆－柠檬酸反应，3－或 5－羟基黄酮都能与二氯氧锆（$ZrOCl_2$）生成鲜黄色的锆络合物。但两者对酸的稳定性不同，当再加 2% 枸橼酸甲醇溶液，5－羟基黄酮溶液的黄色显著减退，这是因为 5－羟基与 4－羰基形成的锆络合物性质不稳定；而 3－羟基与 4－羰基形成的锆络合物性质稳定，不能被弱酸分解，故溶液仍呈鲜黄色。但二氢黄酮醇的 3－羟基与 4－羰基形成的锆络合物性质也不稳定，故只有黄酮醇溶液生成锆络合物后不褪色。

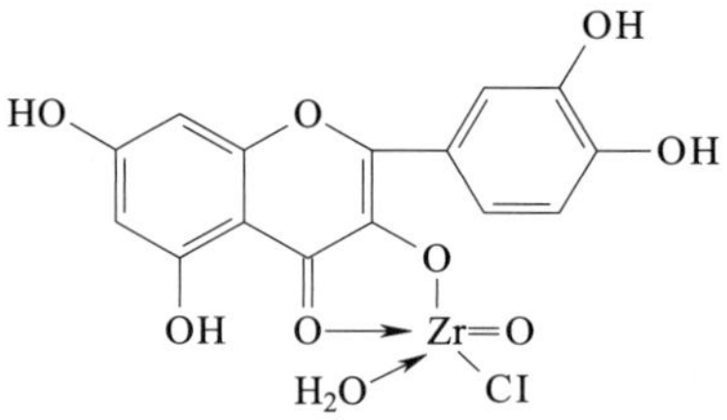

黄酮醇的锆络合物

（3）醋酸镁反应。本反应可用于纸色谱显色。将样品溶液滴于滤纸上，喷醋酸镁甲醇溶液，加热，在紫外光灯下观察，二氢黄酮（醇）类化合物显天蓝色荧光，黄酮（醇）、异黄酮类化合物显黄、橙黄或褐色，可借此区别。

（4）氨性氯化锶反应。具有邻二酚羟基结构的黄酮类化合物可与氨性氯化锶试剂反应。取少许样品于小试管中，加入 1 mL 甲醇溶解（必要时水浴加热）后，滴加 0.01 mol/L 氯化锶（$SrCl_2$）甲醇溶液 3 滴和氨气所饱和的甲醇溶液 3 滴，如出现绿色、棕色至黑色沉淀，则表示分子中具有邻二酚羟基结构。反应机制如下：

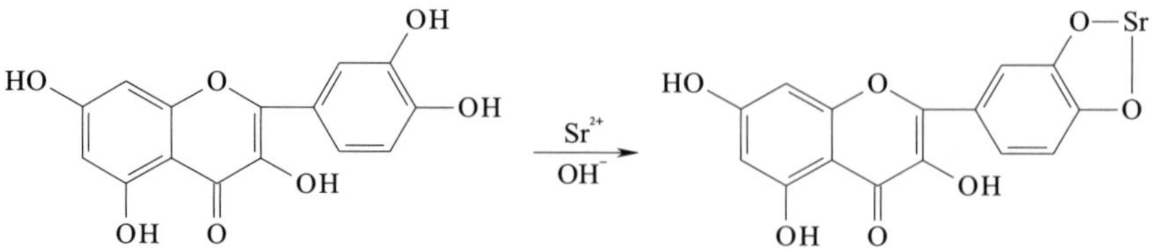

（5）铅盐反应。中性醋酸铅可与3-、5-羟基或邻二酚羟基产生黄色或红色沉淀，碱式醋酸铅的沉淀范围更广，只要分子中具有酚羟基都可生成沉淀。

3. 碱显色反应

黄酮类化合物母核上的酚羟基遇碱性溶液能解离成酚氧负离子，使共轭体系的电子更易转移或重排成新的共轭体系，使颜色加深，显色情况随黄酮类化合物结构类型不同而有区别。黄酮、黄酮醇遇碱性溶液转为黄色、橙色或红色等，在紫外光下更明显，如用氨气处理，放置后颜色会逐渐消退；而用氢氧化钠或碳酸钠水溶液处理，放置后不褪色。二氢黄酮、二氢黄酮醇在碱性溶液中能开环变成对应的异构体查耳酮而显橙色或黄色。具邻二酚羟基结构的黄酮在碱性溶液中还能被氧化产生黄色→深红色→绿棕色沉淀，具邻三酚羟基结构的黄酮则会产生暗绿色或蓝绿色沉淀。此反应常用于纸色谱显色。

# 第三节　黄酮类化合物的提取与分离方法

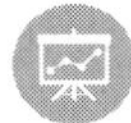

## 学习目标

1. 掌握黄酮类化合物的常用提取和分离方法。
2. 熟悉聚酰胺柱色谱分离黄酮的方法。

## 一、提取方法

黄酮种类很多，性质各异，在植物体内存在状态也不同，在花、果、叶中多以苷的形式存在，在木质部以游离态为主要存在形式。应根据黄酮及其苷的存在部位及溶解性选用合适的提取溶剂及方法。

1. 醇提法

乙醇和甲醇是最常用的提取溶剂，黄酮及其苷均可溶出。一般用60%左右的醇溶液提取黄酮苷，90%～95%醇溶液提取游离黄酮。

醇提液中因存在较多杂质，影响黄酮的结晶析出，如植物叶的醇提液中，常含有叶绿素、胡萝卜素等脂溶性色素，可用石油醚萃取除去这类杂质。

2. 水提法

黄酮苷可以用水提取，如用煎煮法从槐米中提取芦丁。但水提液中多糖、蛋白质等水溶性杂质较多，可将水提液浓缩后加入数倍量的浓醇将其沉淀除去。

3. 碱溶酸沉法

黄酮类化合物多具有酚羟基，易溶于碱性溶液，难溶于酸性溶液。用碱性溶液提取后再酸化，黄酮类化合物即可沉淀析出，而杂质留于溶液中。黄酮苷虽在水中有一定的溶解度，但难溶于酸性溶液，故也可一并沉淀。

提取常用碱性溶液有饱和石灰水溶液、5% 碳酸钠溶液及稀氢氧化钠溶液等。当中药中含果胶、黏液质等酸性多糖较多时，宜用饱和石灰水进行提取，可使上述水溶性杂质生成钙盐沉淀，不被溶出。需要注意的是用碱溶酸沉法提取时，所用碱性溶液浓度不宜过高，以免在加热时破坏黄酮母核；加酸酸化时，酸性不宜太强，以免生成锌盐致使析出的黄酮类化合物又重新溶解，降低收得率。此法简便经济，在实际生产中应用较广泛。

4. 系统溶剂提取法

本法是先用石油醚将中药脱脂，然后用苯（乙醚）、乙酸乙酯、丙酮、乙醇（甲醇）、水依次提取，将可能含有的黄酮类化合物全部提取出来，适用于对未知黄酮类成分的提取和分析。

## 二、分离方法

黄酮类化合物的分离包括提取液中黄酮类与非黄酮类化合物的分离、单体黄酮类化合物的分离。常用的分离方法有如下几种：

1. 柱色谱法

此法常用的固定相有硅胶、聚酰胺与纤维素，少用或不用氧化铝，因多数黄酮类化合物结构中有 3-、5- 羟基或邻二酚羟基，易与铝离子形成络合物，吸附牢固，难以洗脱。

（1）硅胶柱色谱。硅胶主要适用于分离极性小的游离黄酮。若将硅胶加水降低吸附力，也可用于分离极性较大的多羟基黄酮及其苷。常用混合溶剂梯度洗脱，如游离黄酮可用三氯甲烷 - 甲醇，黄酮苷可用乙酸乙酯 - 丙酮 - 水等系统溶剂。注意如硅胶中混存微量金属离子，应预先用浓盐酸处理除去，以免影响分离效果。

**【知识链接】**

**葛根中异黄酮成分的色谱分离方法**

葛根为豆科葛属植物野葛的干燥根，葛根中总黄酮含量可达10%～24%，能增加冠状动脉血流量，降低心肌耗氧量，对脑血管有扩张作用。葛根中主要含异黄酮衍生物如大豆素、大豆苷、葛根素等，提取分离方法如下：

葛根粉末用 70% 乙醇提取，向乙醇提取液中加中性醋酸铅溶液，滤除沉淀，滤液中加碱式醋酸铅溶液，取沉淀悬浮于乙醇中，通 $H_2S$ 脱铅，滤过，滤液浓缩得葛根总黄酮粗品。

将葛根总黄酮粗品溶解在水饱和的正丁醇中，上氧化铝柱，以水饱和的正丁醇洗脱。置紫外光灯下，由柱顶至柱底显 10 个色带，编号为 a～j，改用正丁醇 - 吡啶（10∶1）洗脱，直至 e 带洗脱完全，再用正丁醇 - 乙酸（10∶1）洗脱。所得洗脱液中，b 带为大豆素，c 带为大豆苷，e 带为葛根素。

（2）聚酰胺柱色谱。聚酰胺适用于分离各类黄酮，且吸附容量高，分辨能力强，是目前分离黄酮类化合物的常用方法。溶剂在聚酰胺色谱柱上对黄酮类化合物洗脱能力由小到大的顺序：水＜甲醇＜乙醇＜丙酮＜稀氨水＜稀氢氧化钠溶液＜甲酰胺＜二甲酰胺。

当用稀醇或稀丙酮等梯度洗脱时，苷元相同的化合物洗脱速度由大到小的顺序为二糖链苷＞双糖苷＞单糖苷＞苷元，不同类型黄酮洗脱速度由大到小的顺序一般为异黄酮＞二氢黄酮＞黄酮＞黄酮醇。

操作时，先将总黄酮溶于适宜的有机溶剂，加入少量聚酰胺粉拌匀，挥去有机溶剂，加于聚酰胺柱顶。也可将总黄酮的水溶液浓缩后直接加于聚酰胺柱顶。上柱后先用水洗去糖类等杂质，然后用 10%～90% 的乙醇梯度洗脱，也可用其他溶剂洗脱，如三氯甲烷 – 甲醇 – 丁酮 – 丙酮（40∶20∶5∶1）或苯 – 石油醚 – 丁酮 – 甲醇（60∶26∶3.5∶3.5）。分批收集洗脱液，用薄层色谱检查，合并含相同成分的洗脱液，浓缩，选择合适的溶剂萃取或用重结晶法处理，即得各个黄酮单体成分。金钱草中黄酮类化合物的提取分离如图 4－1 所示。

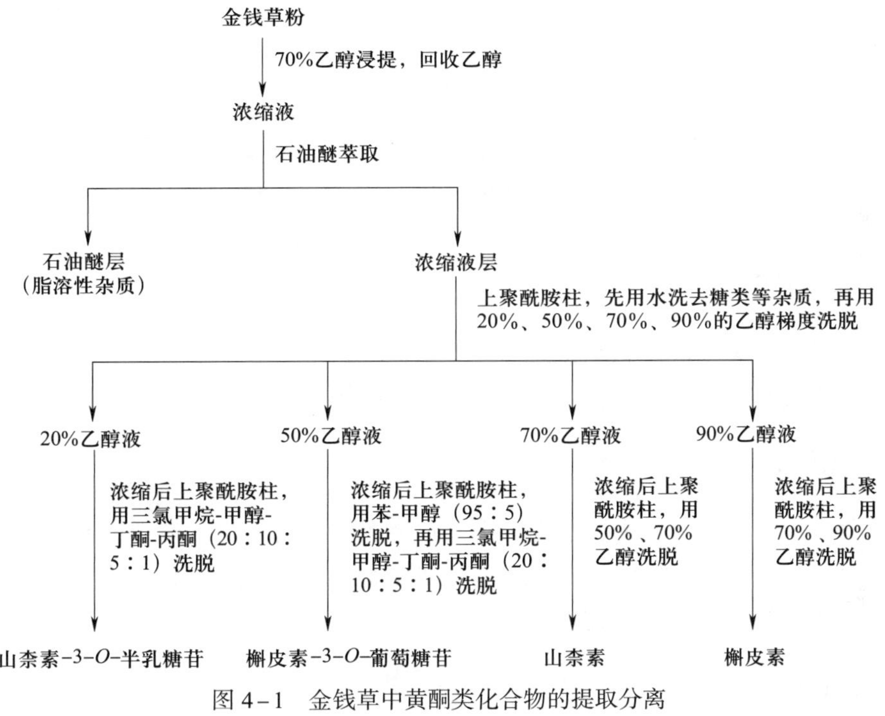


图 4－1　金钱草中黄酮类化合物的提取分离

（3）葡聚糖凝胶柱色谱。葡聚糖凝胶分离游离黄酮，主要靠吸附作用的差异。葡聚糖凝胶对黄酮类化合物的吸附能力取决于游离酚羟基的数目，数目越多吸附越牢。分离黄酮苷时，则主要靠分子筛的作用，在洗脱时，黄酮苷基本上是按分子量由大到小的顺序流出柱。

常用的洗脱剂有碱性溶液，如稀氨水；含盐水溶液，如氯化钠水溶液；醇及含水醇，如甲醇、甲醇 – 水（1∶1）、叔丁醇 – 甲醇（3∶1）、乙醇等；其他溶剂，如含水丙酮、苯 – 甲醇（95∶5）等。

2. pH 梯度萃取法

本法适用于分离酸性不同的游离黄酮。将总黄酮溶于乙醚或苯等亲脂性有机溶剂中，依次用 5% 碳酸氢钠溶液、5% 碳酸钠溶液、0.2% 与 4.0% 氢氧化钠溶液萃取，分别萃取出含不同类型羟基的游离黄酮，然后将各萃取液加酸酸化，回收溶剂或再用亲脂性有机溶剂萃取，即得到酸性不同的游离黄酮。

【知识链接】

**膜分离技术分离黄酮类化合物**

膜分离技术是采用微滤方法除去中药水提液中的细菌、悬浮物、微粒等固体不溶性杂质，再采用超滤方法除去大分子可溶性杂质如多糖、蛋白质、鞣质等，由于中药有效成分分子量大多在1 000以下，因此膜分离技术一般不截留有效成分且保留率高。膜分离技术的优点是分离范围广、效率高、有效成分保留率高，同时能耗少、费用低、工艺简单，操作方便，生产规模易于放大。如采用膜分离技术从黄芩中提取黄芩苷，经过1次超滤，即可使黄芩苷半成品满足注射剂的质量要求，缩短生产周期，并提高黄芩苷的产率与纯度。

## 第四节　黄酮类化合物的检识方法

### 学习目标

1. 掌握黄酮类化合物的理化检识方法。
2. 熟悉黄酮类化合物的色谱检识方法。

### 一、理化检识

黄酮类化合物的物理检识主要根据其形态、颜色等进行。化学检识主要利用各种颜色反应，如用于检识母核类型的盐酸－镁粉反应、四氢硼钠反应、碱显色反应等，用于检识取代基的锆－枸橼酸反应、氨性氯化锶反应等。

### 二、色谱检识

1. 纸色谱法

纸色谱法适用于分离各种黄酮类化合物及其苷的混合物，常采用双向色谱法。一般第一向采用醇性展开剂，如正丁醇－乙酸－水（4∶1∶5，上层）、叔丁醇－乙酸－水（3∶1∶1）或水饱和的正丁醇等，此为正相分配色谱，极性小的化合物比极性大的化合物 $R_f$ 大。第二向采用水性展开剂，如2%～6%乙酸、3%氯化钠及乙酸－浓盐酸－水（30∶3∶10）等，此为反相分配色谱，极性大的化合物比极性小的化合物 $R_f$ 大。

黄酮类化合物在纸色谱展开时，不同化合物 $R_f$ 与其结构之间大致有下列关系。

（1）黄酮苷类化合物如用醇性展开剂展开，因其极性较游离黄酮大，故 $R_f$ 小于后者。对苷元相同的黄酮苷而言，其 $R_f$ 由大到小的顺序依次为苷元＞单糖苷＞双糖苷。用正丁醇－乙酸－水（4∶1∶5，上层）展开时，多数类型的游离黄酮（花色素除外）$R_f$ 在0.70以上，而黄酮苷则小于0.70。用水性展开剂展开时，上述顺序将会颠倒，游离黄酮几乎停留在原点，

黄酮苷的 $R_f$ 可在 0.5 以上，糖链越长，$R_f$ 越大。另外，糖的结合位置对 $R_f$ 也有重要的影响。不同类型的黄酮类化合物在双向纸色谱中常出现在特定的区域，据此可推测它们的结构类型以及判定是否成苷和含糖数量。

（2）不同类型的游离黄酮，在用水性展开剂如 3%～5% 乙酸展开时，平面型分子如黄酮、黄酮醇、查耳酮等几乎停留在原点（$R_f$<0.02）；而非平面型分子如二氢黄酮、二氢黄酮醇、二氢查耳酮等，因亲水性稍强，故 $R_f$ 较大（0.10～0.30）。

（3）同一类型的游离黄酮，在用醇性展开剂展开时，分子中羟基数目越多，极性越大，$R_f$ 越小；相反，羟基数目越少，$R_f$ 越大。

2. 薄层色谱法

薄层色谱法是分离和鉴定黄酮类化合物的重要方法之一。一般采用吸附薄层，吸附剂大多用硅胶和聚酰胺，也可以用纤维素。

（1）硅胶薄层色谱。硅胶薄层色谱主要用于分离和鉴定极性较小的黄酮类化合物，如大多数游离黄酮，也可用于分离和鉴定黄酮苷。

分离和鉴定游离黄酮时常用有机溶剂系统展开，如甲苯 – 甲酸甲酯 – 甲酸（5∶4∶1），也可根据待分离成分极性的大小适当调整溶剂的比例。分离和鉴定黄酮苷则采用极性较大的溶剂系统展开，如分离黄酮氧苷、黄酮碳苷和黄酮醇氧苷类的溶剂系统有正丁醇 – 乙酸 – 水（3∶1∶1）、甲酸 – 乙酸乙酯 – 水（9∶1∶1）、三氯甲烷 – 乙酸乙酯 – 丙酮（5∶1∶4）和三氯甲烷 – 甲醇 – 水（65∶45∶12）等。分离二氢黄酮苷的溶剂系统有三氯甲烷 – 乙酸（100∶4）、苯 – 乙酸（100∶4）或三氯甲烷 – 乙酸 – 甲醇（90∶5∶5）等。

（2）聚酰胺薄层色谱。聚酰胺薄层色谱适用范围较广，可分离与鉴定各类型含游离酚羟基的游离黄酮和黄酮苷。

由于聚酰胺对黄酮类化合物吸附能力较强，因此展开剂需要较强的极性，大多含醇、酸或水。常用的展开剂有乙醇 – 水（3∶2）、水 – 乙醇 – 乙酰丙酮（4∶2∶1）、水 – 乙醇 – 甲酸 – 乙酰丙酮（5∶1.5∶1∶10.5）、丙酮 – 水（1∶1）等。

（3）纤维素薄层色谱。纤维素薄层色谱分离游离黄酮的溶剂系统有苯 – 乙酸 – 水（125∶72∶3）或三氯甲烷 – 乙酸 – 水（10∶9∶1），以及经典的 BAW 溶剂系统正丁醇 – 乙酸 – 水（4∶1∶5，上层）。

## 第五节　含黄酮类化合物的中药提取分离实例

### 实例一　槐花中芦丁及槲皮素的提取分离

槐花为豆科植物槐的干燥花和花蕾（花蕾又称槐米），具有凉血止血、清肝泻火的功效。

## 一、主要化学成分及活性

槐花中主要含黄酮类化合物，《中国药典》（2025 年版）规定按干燥品计，槐花中含芦丁（芸香苷）不得少于 6.0%，槐米中含芦丁不得少于 15.0%。此外，槐花中还含有皂苷、鞣质、黏液质、树脂等。以芦丁为原料，可制备槲皮素、羟乙基芦丁等，后者是一种较好的治疗闭塞性脑血管病的药物。芦丁在植物界中分布广泛，70 多种植物可作为其提取原料。

芦丁的苷元为槲皮素，在 3 位连接芸香糖（即一分子葡萄糖和一分子鼠李糖结合而成的双糖）。芦丁的分子式为 $C_{27}H_{30}O_{16}$，为淡黄色针状结晶，熔点为 177～178 ℃，易溶于吡啶及稀碱性溶液，溶于甲醇、热乙醇，略溶于热水，难溶于乙酸乙酯、丙酮、冷水，不溶于苯、三氯甲烷、乙醚、石油醚等。

芦丁水解后生成槲皮素、葡萄糖及鼠李糖。槲皮素的分子式为 $C_{15}H_{10}O_7$，为黄色结晶，熔点为 314 ℃（分解）。溶于热乙醇，可溶于甲醇、丙酮、乙酸乙酯、乙酸、吡啶等，不溶于石油醚、苯、乙醚、三氯甲烷，几乎不溶于水。槲皮素具有抗炎、抗氧化、抗过敏、抗病毒等作用。

芦丁　R=芸香糖

槲皮素　R=H

## 二、提取分离流程

1. 工艺流程

（1）提取。采用碱溶酸沉法从槐花中提取芦丁粗品，如图 4－2 所示。

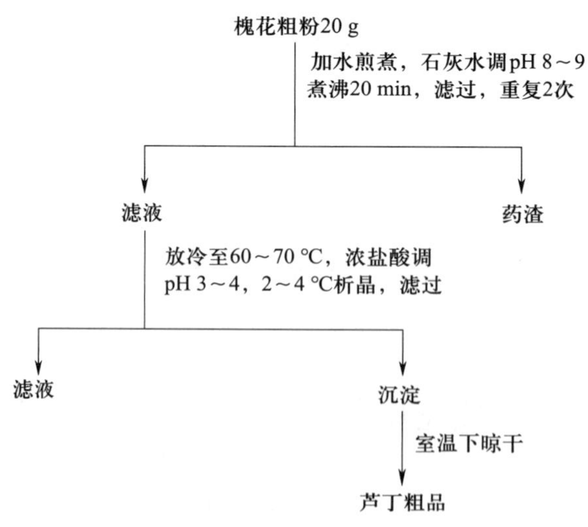


图 4－2　碱溶酸沉法从槐花中提取芦丁粗品流程

（2）精制。芦丁粗品精制流程如图 4－3 所示。

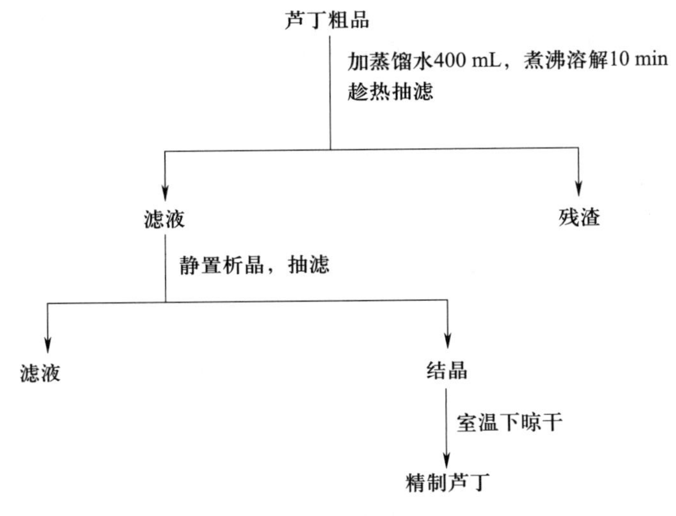


图 4－3　芦丁粗品精制流程

2. 流程说明

芦丁具有酚羟基，显弱酸性，能与碱成盐而增大溶解度，以碱性溶液煮沸提取，提取液加酸酸化后则芦丁游离析出。再根据芦丁在冷、热水中的溶解度差异进行精制。

# 实例二　黄芩中黄芩苷的提取分离

黄芩是唇形科植物黄芩的干燥根，具有清热燥湿、泻火解毒、止血、安胎的功效。

## 一、主要化学成分及活性

黄芩中所含黄酮类化合物种类较多，目前已分离出的黄酮类化合物有 38 种以上，主要有黄芩素、黄芩苷、汉黄芩素及其苷、木蝴蝶素 A 及其苷，此外黄芩中还含有氨基酸、挥发油、糖、甾醇等成分。黄芩苷是黄芩的主要有效成分，具有抗菌作用，临床上用于急性扁桃体炎、急性咽炎、肺炎及痢疾等疾病的治疗。《中国药典》（2025 年版）规定，黄芩干燥品中含黄芩苷不得少于 9.0%。

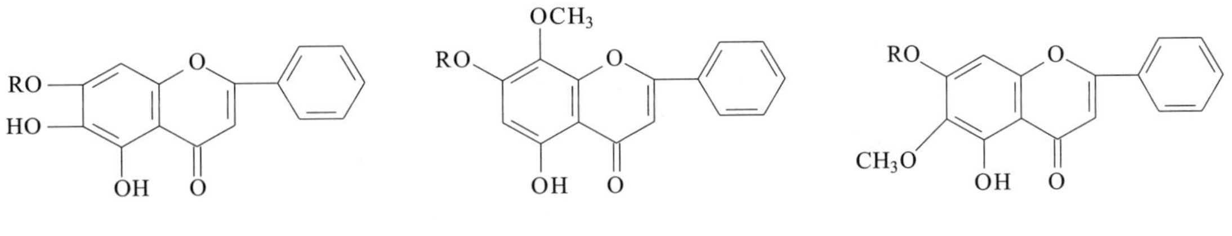


黄芩素　R=H
黄芩苷　R＝葡萄糖醛酸

汉黄芩素　R=H
汉黄芩苷　R=葡萄糖醛酸

木蝴蝶素A　R=H
木蝴蝶苷　R＝葡萄糖

黄芩苷为淡黄色针晶（甲醇），熔点为 223 ℃，几乎不溶于水，难溶于甲醇、乙醇、丙酮等有机溶剂，易溶于二甲基甲酰胺、吡啶及碱性溶液中。与三氯化铁试剂反应显绿色；溶于碱性溶液后初显黄色，后变黑棕色；遇醋酸铅生成橙红色沉淀。利用上述反应可进行黄芩苷的检识。

黄芩苷在弱酸性条件下较稳定，如在 2% 硫酸水溶液中不会发生水解，但酸性增强、温度升高至 110 ℃时，则可水解。黄芩苷在一定温度与湿度下易酶解生成苷元黄芩素与葡萄糖醛酸。黄芩素分子中具邻三酚羟基，易氧化成醌式结构呈绿色而失效，故黄芩变绿表明其有效成分被破坏，药效下降。因此在黄芩的贮藏、炮制或提取过程中应注意防止酶解。黄芩苷的酶解反应过程如下：

黄芩苷 —酶→ 黄芩素（黄色） —[O]→ 醌式结构（绿色）

## 二、提取分离流程

1. 工艺流程

黄芩苷的提取分离流程如图 4-4 所示。

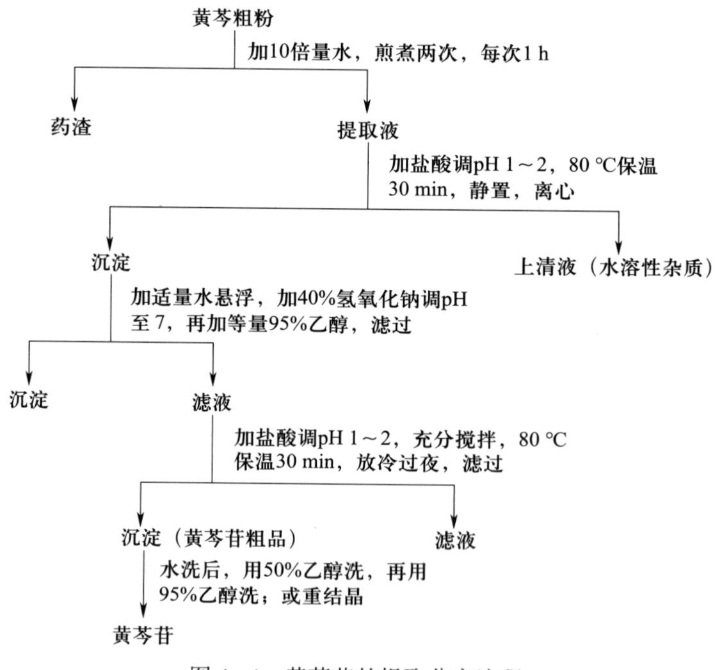


图 4-4　黄芩苷的提取分离流程

2. 流程说明

采用碱溶酸沉法除去水溶性杂质。黄芩苷酸性强，具有碱溶酸沉的性质，故将提取液酸化，使黄芩苷沉淀析出，初步与杂质分离。酸化时需加热至 80 ℃，保温半小时，使析出的沉淀细颗粒能合并成大颗粒，易于滤过。碱化时要严格控制 pH，不可大于 7，否则黄芩苷钠盐在 50% 乙醇中的溶解度降低，以冻胶状物析出，减少黄芩苷的收得率。

# 思考与练习

## 一、单选题

1. 黄酮类化合物的基本碳骨架为（　　）。

A. C6–C1–C6　　B. C6–C2–C6　　C. C6–C3–C6

D. C6–C3　　E. C6–C4–C6

2. 色原酮的 2、3 位间为双键，苯环连接在 2 位的黄酮类化合物是（　　）。

A. 黄酮　　B. 黄酮醇　　C. 异黄酮

D. 二氢黄酮　　E. 二氢黄酮醇

3. 二氢黄酮、二氢黄酮醇在水中溶解度稍大是因为（　　）。

A. 羟基多　　B. 有羰基　　C. 分子为离子型

D. C 环为平面型　　E. C 环为非平面型

4. 黄酮苷和游离黄酮一般均能溶解的溶剂为（　　）。

A. 乙醚　　B. 三氯甲烷　　C. 乙醇

D. 水　　E. 酸性溶液

5. 下列黄酮类化合物酸性最强的是（　　）。

A. 7– 羟基黄酮　　B. 4′– 羟基黄酮

C. 3′,4′– 二羟基黄酮　　D. 7,4′– 二羟基黄酮

E. 6,8– 二羟基黄酮

6. 鉴别黄酮类化合物最常用的显色反应是（　　）。

A. 四氢硼钠反应　　B. 三氯化铝反应　　C. 三氯化铁反应

D. 盐酸 – 镁粉反应　　E. 锆 – 枸橼酸反应

7. 四氢硼钠反应用于鉴别（　　）。

A. 黄酮、黄酮醇　　B. 异黄酮　　C. 查耳酮

D. 二氢黄酮、二氢黄酮醇　　E. 花色素

8. 下列属于黄酮醇类化合物的是（　　）。

A. 芦丁　　B. 红花苷　　C. 芹菜素

D. 橙皮苷　　E. 黄芩苷

## 二、多选题

1. 黄酮按结构分类的主要依据有（　　）。

A. 三碳链的氧化程度　　B. 是否连接糖链

C. B 环的连接位置　　D. 三碳链是否成环

E. 来自何种植物

2. 黄酮与金属离子络合的必要条件是（　　）。

A. 具 7- 羟基与 4- 羰基　　B. 具 5- 羟基与 4- 羰基

C. 具 3- 羟基与 4- 羰基　　D. 具邻二酚羟基

E. 3- 羟基和 5- 羟基缺一不可

3. 影响黄酮类化合物颜色的因素有（　　）。

A. 取代基的位置　　B. 取代基的种类

C. 取代基的数目　　D. 与取代基无关

E. 交叉共轭体系的存在与否

4. 黄芩苷具有的反应有（　　）。

A. 三氯化铝反应　　B. 糠醛形成反应

C. 三氯化铁反应　　D. 盐酸 – 镁粉反应

E. 四氢硼钠反应

5. 下列关于 pH 梯度萃取法分离黄酮类化合物的说法正确的有（　　）。

A. 将总黄酮溶解在亲脂性有机溶剂中

B. 以碱性溶液为萃取剂

C. 适用于分离酸性强弱不同的黄酮苷

D. 适用于分离酸性强弱不同的游离黄酮

E. 酸性弱的黄酮会首先被萃取出来

## 三、简答题

1. 黄酮类化合物的基本母核是什么？其结构可分为哪几类？各有何特点？
2. 黄酮类化合物的颜色、溶解性、酸性强弱与结构之间有何关系？
3. 黄酮类化合物的显色反应主要有哪些？
4. 黄酮类化合物的纸色谱中，如何判断结构与 $R_f$ 的关系？
5. 槐花中主要化学成分的结构及性质是什么？如何提取分离？

# 实训项目三　陈皮中橙皮苷的提取分离及检识

## 一、实训目的

1. 掌握提取橙皮苷的操作及注意事项。
2. 掌握硅胶羧甲基纤维素钠板的制备方法。
3. 熟悉橙皮苷的检识操作及注意事项。

## 二、实训原理

陈皮为芸香科植物橘及其栽培变种的干燥成熟果皮，含黄酮类成分橙皮苷、川陈皮素和橘皮素等。

橙皮苷的分子式为 $C_{28}H_{34}O_{15}$，为细树枝状针晶，熔点 258～262 ℃，易溶于稀碱性溶液及吡啶，微溶于甲醇及热乙酸，几乎不溶于丙酮、苯及三氯甲烷，在 60 ℃下溶于二甲基甲酰胺及甲酰胺。

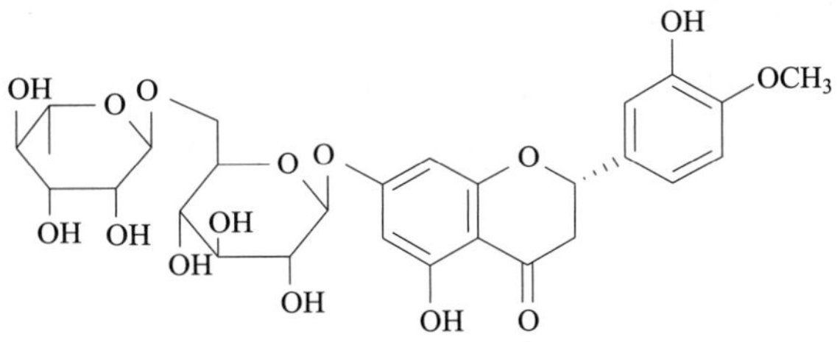

OH OCH$_3$ OH O O O O O OH OH OH OH OH OH O

橙皮苷

陈皮中含有较多的挥发油，本次实训先用石油醚脱除挥发油，再用甲醇及活性炭提取精制得到橙皮苷。也可利用橙皮苷易溶于稀碱性溶液的性质，用碱溶酸沉法提取，再用甲酰胺精制。

## 三、实训材料

1. 仪器

电子天平、回流提取装置、旋转蒸发仪或减压蒸馏装置、分液漏斗、圆底烧瓶、冷凝管、水浴锅、硅胶羧甲基纤维素钠板、紫外光灯、试管等。

2. 试剂

10% 甲酰胺、石油醚（40～60 ℃）、乙醇、甲醇、稀乙酸、活性炭、异丙醇、乙酸乙酯、浓盐酸、0.5% 醋酸镁、2% 四氢硼钠甲醇溶液、1% 三氯化铝甲醇溶液、2% 二氯氧锆甲醇溶液、2% 枸橼酸甲醇溶液、镁粉、α- 萘酚乙醇溶液、浓硫酸、2% 橙皮苷对照品乙醇饱和溶液等。

## 四、实训步骤

1. 橙皮苷的提取

取陈皮粗粉 100 g，加 500 mL 石油醚（40～60 ℃），加热回流 1 h，趁热过滤，药渣加 500 mL 甲醇加热回流 3 h，趁热过滤，减压回收滤液。所得浓缩物加稀乙酸加热溶解，趁热过滤，静置析晶，过滤，得橙皮苷粗品。加 10% 甲酰胺溶液，60 ℃溶解，加活性炭搅匀，60 ℃放置 30 min，过滤。滤液加等量水，静置数小时，滤过得橙皮苷结晶。依次用水、异丙醇洗，干燥，得精制的橙皮苷。

2. 橙皮苷的化学检识

（1）糠醛形成反应。取橙皮苷少许置于试管中，加乙醇 1 mL，水浴加热溶解，加 $\alpha$－萘酚乙醇溶液 2～3 滴振摇，倾斜试管 45°，沿管壁徐徐滴加 1 mL 浓硫酸，静置，观察两层溶液界面变化，应呈现紫红色环。

（2）盐酸－镁粉反应。取橙皮苷少许置于试管中，加乙醇 2 mL，水浴加热溶解，加入镁粉约 50 mg 振摇后，滴加浓盐酸 3～4 滴，应产生剧烈反应，溶液逐渐由黄色变为红色。

（3）锆－枸橼酸反应。取橙皮苷少许置于试管中，加乙醇 2 mL，水浴加热溶解，加 2% 二氯氧锆甲醇溶液 3～4 滴，应呈鲜黄色。再加 2% 枸橼酸甲醇溶液 3～4 滴，黄色应变浅。

（4）三氯化铝反应。取橙皮苷少许置于试管中，加乙醇 2 mL，水浴加热溶解，加 1% 三氯化铝甲醇溶液 2～3 滴，应呈鲜黄色。

（5）四氢硼钠反应。取橙皮苷少许置于试管中，加 2 mL 乙醇溶解，加入等量的 2% 四氢硼钠甲醇溶液，1 min 后，再加浓盐酸或浓硫酸数滴，应显紫色至紫红色。此反应也可在滤纸上进行。

3. 橙皮苷的薄层色谱检识

（1）薄层板：硅胶羧甲基纤维素钠板。

（2）供试品：自制橙皮苷乙醇饱和溶液。

（3）对照品：橙皮苷对照品乙醇饱和溶液。

（4）展开剂：乙酸乙酯－甲醇－水（100∶17∶13）。

（5）显色：喷雾 0.5% 醋酸镁溶液，在紫外灯下观察荧光（天蓝色）。

## 五、实训注意

1. 精制橙皮苷粗品所用的活性炭，应事先用稀盐酸处理。

2. 橙皮苷微溶于甲醇，故工业生产中，以甲醇为溶剂提取时，应加热提取多次。甲醇毒性较大，本次实训也可考虑改用乙醇。

## 六、实训思考

1. 实训中硅胶薄层色谱检识的原理是什么？解释化合物结构与 $R_f$ 的关系。

2. 黄酮类化合物还有哪些提取方法？

## 七、实训测评

按表 4－1 进行实训测评，并做好记录。

**表 4－1　　陈皮中橙皮苷的提取分离及检识实训测评**

<table>
<tr><th>项目</th><th colspan="2">技能测试标准</th><th>分值</th><th>得分</th><th>备注</th></tr>
<tr><td>准备</td><td colspan="2">正确选择实训所需材料</td><td>5</td><td></td><td></td></tr>
<tr><td>称重</td><td colspan="2">正确使用电子天平</td><td>5</td><td></td><td></td></tr>
<tr><td rowspan="4">加热提取</td><td colspan="2">正确搭建和拆卸回流提取装置</td><td>10</td><td></td><td></td></tr>
<tr><td colspan="2">正确进行加热、计时操作</td><td>5</td><td></td><td></td></tr>
<tr><td colspan="2">正确进行过滤操作</td><td>5</td><td></td><td></td></tr>
<tr><td colspan="2">正确进行干燥操作</td><td>5</td><td></td><td></td></tr>
<tr><td rowspan="2">精制</td><td colspan="2">正确进行提取物转移操作</td><td>10</td><td></td><td></td></tr>
<tr><td colspan="2">正确进行重结晶操作</td><td>10</td><td></td><td></td></tr>
<tr><td rowspan="5">检识</td><td colspan="2">正确进行化学检识操作</td><td>10</td><td></td><td></td></tr>
<tr><td rowspan="4">正确进行薄层色谱检识操作</td><td>点样</td><td>5</td><td></td><td></td></tr>
<tr><td>展开</td><td>5</td><td></td><td></td></tr>
<tr><td>显色</td><td>5</td><td></td><td></td></tr>
<tr><td>观察</td><td>5</td><td></td><td></td></tr>
<tr><td>清场</td><td colspan="2">拆卸、收纳仪器和试剂，清洁台面</td><td>5</td><td></td><td></td></tr>
<tr><td>填写报告</td><td colspan="2">正确、完整地填写实训报告</td><td>10</td><td></td><td></td></tr>
<tr><td>总分</td><td colspan="5"></td></tr>
<tr><td>结果总结</td><td colspan="5"></td></tr>
</table>

# 第五章

# 醌类化合物

【学习导航】

大黄为蓼科植物掌叶大黄、唐古特大黄或药用大黄的干燥根和根茎，始载于《神农本草经》，被列为下品。其味苦，性寒，归胃、脾、肝、大肠、心包经，具有泻下攻积、清热泻火、凉血解毒、逐瘀通经、利湿退黄等功效，常用于实热便秘、湿热痢疾、咽喉肿痛、产后瘀滞腹痛等。大黄中主要含有蒽醌类化合物，具有显著的抗菌、抗炎、免疫调节等作用。

大黄粉末为黄棕色，将粉末进行微量升华，可见菱状针晶或羽状结晶，将结晶的醇溶液点于滤纸，紫外光灯下可见橙黄色荧光斑点。

本章我们共同来学习醌类化合物。

醌类化合物是中药化学成分中一类比较重要的活性成分，是指分子内具有不饱和环二酮结构（醌式结构）或容易转变成醌式结构的有机化合物。醌类化合物主要存在于蓼科、茜草科、鼠李科、百合科、豆科等植物，以及一些低等植物（如地衣和菌类）的代谢产物中，是许多中药如大黄、何首乌、虎杖、芦荟、决明子、丹参、紫草、番泻叶、茜草等的有效成分。

醌类化合物具有多方面的生理活性，如致泻、抗菌、利尿和止血等，还有一些醌类化合物具有抗癌、抗病毒、解痉、平喘等作用。

## 第一节　醌类化合物的结构与分类

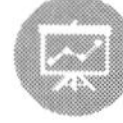

### 学习目标

1. 掌握醌类化合物的结构特点及其分类。
2. 熟悉大黄、芦荟、丹参等代表性中药的主要成分和活性。
3. 了解醌类化合物的分布、生物活性及含有醌类的常见中药。

在中药中发现的醌类化合物根据其结构主要分为苯醌、萘醌、菲醌和蒽醌四类。

## 一、苯醌类

苯醌类化合物从结构上可分为邻苯醌和对苯醌两大类。邻苯醌结构不稳定，故天然存在的苯醌类化合物大多为对苯醌的衍生物。常见的取代基有羟基、甲氧基、甲基或其他烃基侧链。

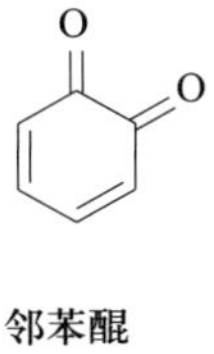

邻苯醌 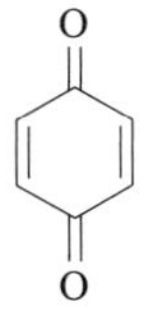　　对苯醌

苯醌类化合物存在于多种高等植物中，低等植物如棕色海藻中也有分布。苯醌类化合物多为黄色或橙色的结晶，如2,6-二甲氧基对苯醌，为黄色结晶，存在于中药凤眼草的果实中，具有较强的抗菌作用。从白花酸藤果及密齿酸藤子的果实中分离得到的驱绦虫有效成分信筒子醌为橙红色的板状结晶，是带有高级烃基侧链的对苯醌衍生物。从中药朱砂根中分离得到的化合物密花醌，具有抗阿米巴痢疾及抗阴道毛滴虫病活性。

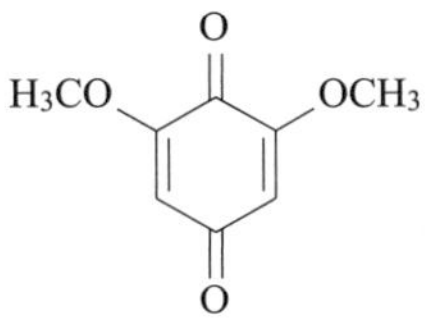

2,6-二甲氧基对苯醌 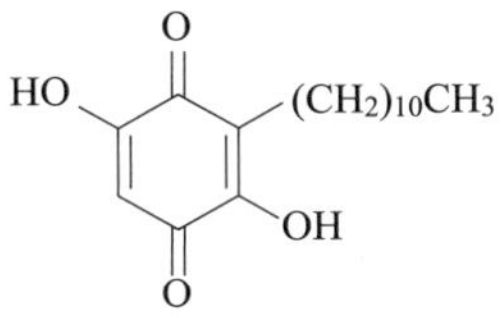　　信筒子醌 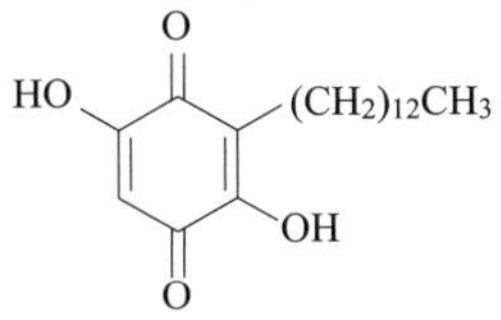　　密花醌

广泛存在于生物界的泛醌能参与生物体内的氧化还原过程，是生物氧化反应的一类辅酶，又称辅酶Q，其中辅酶 $Q_{10}$($n$=10) 已用于治疗心脏病、高血压及癌症。

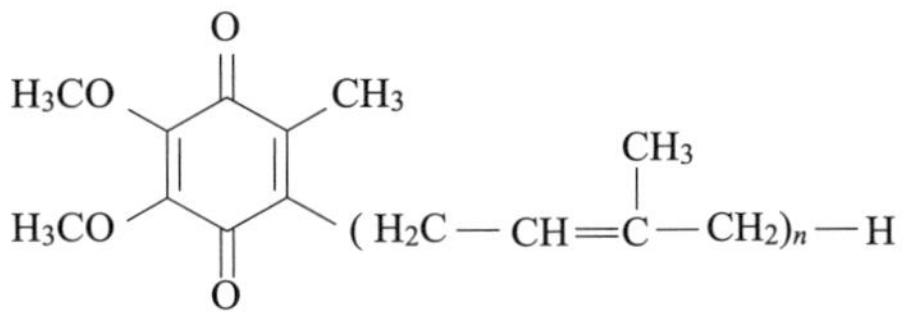

辅酶$Q_{10}$（$n$=10）

## 二、萘醌类

萘醌类化合物从结构上看可分为$\alpha$-(1,4)、$\beta$-(1,2)及*amphi*-(2,6) 3种类型。但实际上从自然界得到的绝大多数为$\alpha$-萘醌类化合物。

萘醌广泛分布于高等植物中，如紫草科、柿科、白花丹科、紫葳科等。在地衣类、藻类等低等植物中也有分布。许多萘醌类化合物具有显著的生物活性，如胡桃醌具有抗菌、抗癌及中枢神经镇静作用，蓝雪醌有抗菌、止咳及祛痰作用，红根草邻醌有较明显的抗菌活性。

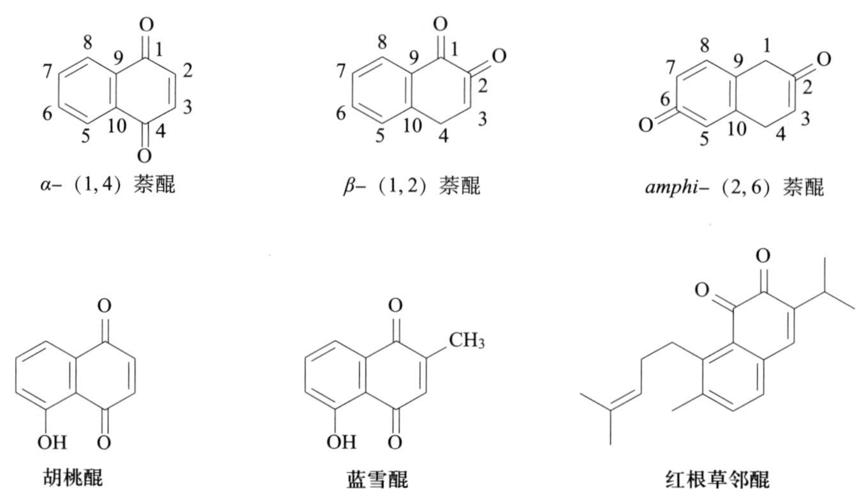


从中药紫草及软紫草中分离得到的紫草素及其衍生物具有止血、抗炎、抗菌、抗病毒及抗癌作用，为中药紫草中的主要有效成分。维生素 K 类化合物，如维生素 $K_1$ 及 $K_2$ 也属于萘醌类化合物，具有促进血液凝固作用，可用于新生儿出血、肝硬化及闭塞性黄疸出血等。从鼠李科植物翼核果根中提取出的翼核果素也属于萘醌类化合物。

紫草素 R= ◀OH
阿卡宁 R= ⋯OH

维生素 $K_1$

维生素 $K_2$

翼核果素

## 三、菲醌类

菲醌类化合物包括邻菲醌及对菲醌两种类型，分布在唇形科、兰科、豆科、使君子科、蓼科等高等植物中，在地衣中也有分布。从中药丹参中提取得到的多种活性成分，均属于菲醌类化合物。

丹参中的醌类成分具有抗菌及扩张冠状动脉的作用，由丹参酮 $Ⅱ_A$ 制得的丹参酮 $Ⅱ_A$ 磺酸钠注射液可增加冠状动脉血流量，临床上可用于治疗冠心病、心肌梗塞等。

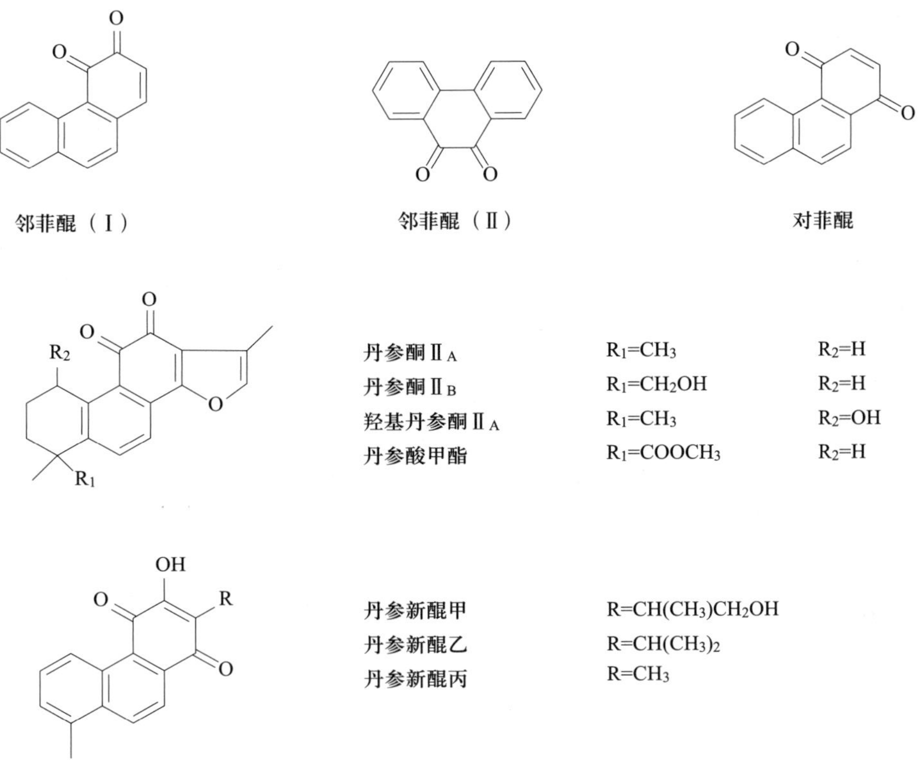


## 四、蒽醌类

蒽醌类化合物包括蒽醌衍生物及其不同程度的还原产物，如氧化蒽酚、蒽酚、蒽酮及蒽酮的二聚体等。蒽醌类化合物在高等植物中广泛存在，如蓼科、鼠李科、茜草科、豆科、百合科、玄参科等，在地衣和真菌中也有发现。蒽醌母核中 1、4、5、8 位为 $\alpha$ 位，2、3、6、7 位为 $\beta$ 位，9、10 位为 *meso* 位（中位）。天然蒽醌以 9,10－ 蒽醌最常见。

蒽醌母核

1. 蒽醌

天然存在的蒽醌类化合物在蒽醌母核上常有羟基、羟甲基、甲氧基和羧基等取代基。以游离及与糖结合成苷两种形式存在于植物体内。

根据羟基在蒽醌母核上的分布情况，可将羟基蒽醌衍生物分为两类。

（1）大黄素型。羟基分布在蒽醌母核两侧的苯环上，多数化合物呈黄色。中药大黄、虎杖中的蒽醌类化合物多属于这一类型。此外，从中药巴戟天中分离得到的 1,6－ 二羟基 －2,4－ 二甲氧基蒽醌和 1,6－ 二羟基 －2－ 甲氧基蒽醌，从虎刺中分离得到的 1,5－ 二羟基 －2－ 甲氧基蒽醌和 1,3,5－三羟基－2－羧乙基蒽醌也属于大黄素型羟基蒽醌。

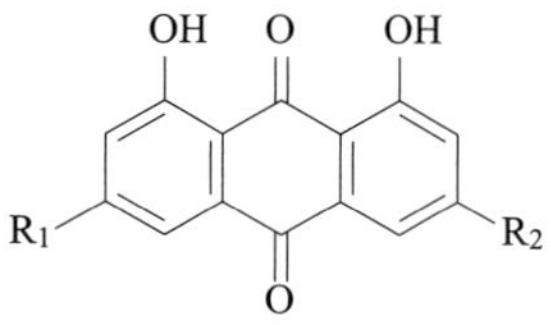

| | | |
|---|---|---|
| 大黄酚 | $R_1$=H | $R_2$=$CH_3$ |
| 大黄素 | $R_1$=$CH_3$ | $R_2$=OH |
| 大黄素甲醚 | $R_1$=$CH_3$ | $R_2$=$OCH_3$ |
| 芦荟大黄素 | $R_1$=H | $R_2$=$CH_2OH$ |
| 大黄酸 | $R_1$=H | $R_2$=COOH |

（2）茜草素型。羟基分布在蒽醌母核一侧的苯环上，化合物颜色较深，多为橙黄色至橙红色。中药茜草中的茜草素等化合物即属此型。

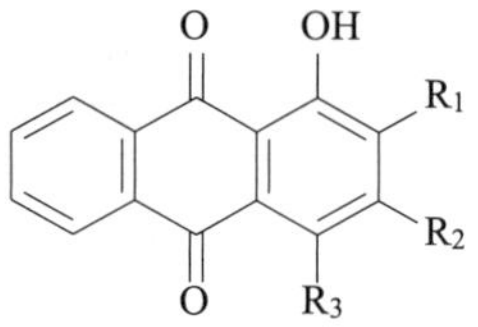

| | | | |
|---|---|---|---|
| 茜草素 | $R_1$=OH | $R_2$=H | $R_3$=H |
| 羟基茜草素 | $R_1$=OH | $R_2$=H | $R_3$=OH |
| 伪羟基茜草素 | $R_1$=OH | $R_2$=COOH | $R_3$=OH |

2. 蒽酚或蒽酮

蒽醌在酸性条件下被还原，可生成蒽酚及其互变异构体蒽酮。

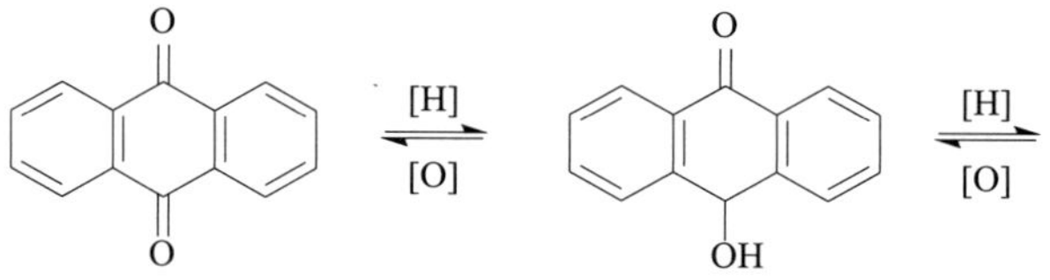

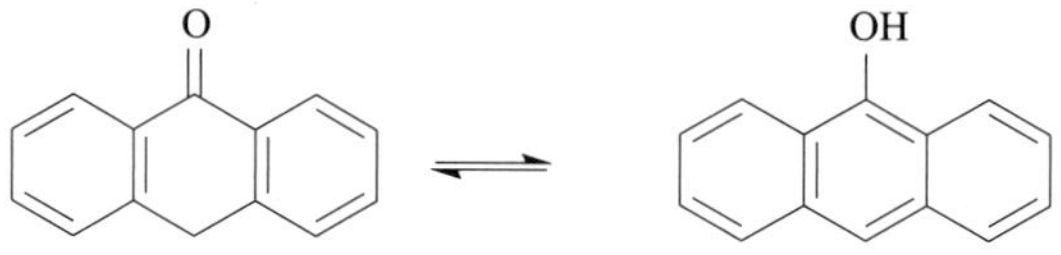

蒽酮　　蒽酚

蒽酚或蒽酮一般存在于新鲜植物中，该类成分可以慢慢被氧化成蒽醌。如新鲜大黄中含有的蒽酚类成分，对黏膜具有一定的刺激性，贮存两年以上就不会检出该类成分了。

蒽酚类化合物也以游离和结合成苷两种形式存在。中位上的羟基与糖结合形成的苷性质比较稳定，只有经过水解除去糖以后才易被氧化。

羟基蒽酚类化合物对霉菌有较强的杀灭作用，是治疗皮肤病有效的外用药，如柯桠素可治疗疥癣等，效果较好。

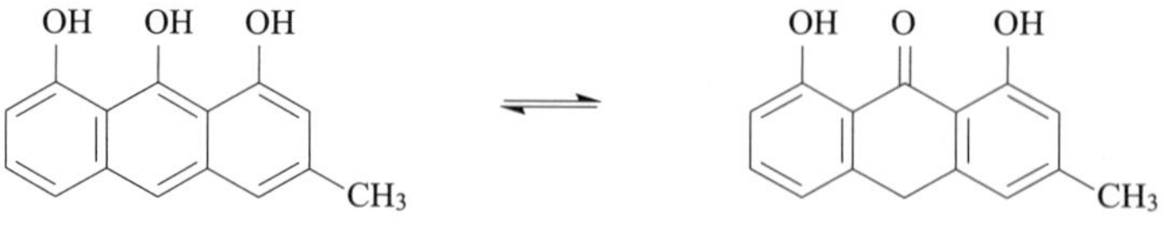

柯桠素

3. 二蒽酮

二蒽酮类化合物可以看成两分子蒽酮结合而成的化合物。如大黄及番泻叶中致泻的主要有效成分番泻苷 A、B、C、D 等皆为二蒽酮衍生物。

番泻苷 A 是黄色片状结晶，被酸水解后生成两分子葡萄糖和一分子番泻苷元 A。番泻苷元 A 是两分子大黄酸蒽酮的 10 与 10′ 位结合而成的二蒽酮类化合物，其 10 与 10′ 位为反式连接。番泻苷 B 是番泻苷 A 的异构体，水解后生成番泻苷元 B，其 10 与 10′ 位为顺式连接。番泻苷 C 是一分子大黄酸蒽酮与一分子芦荟大黄素蒽酮通过 10 与 10′ 位反式连接而形成的二蒽酮二葡萄糖苷。番泻苷 D 为番泻苷 C 的异构体，其苷元的 10 与 10′ 位为顺式连接。

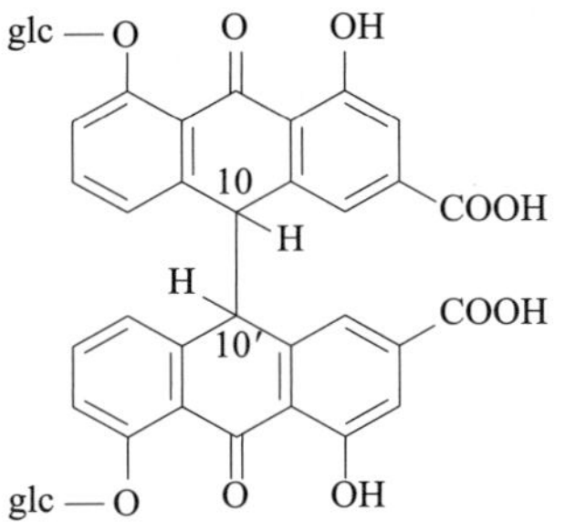

番泻苷A 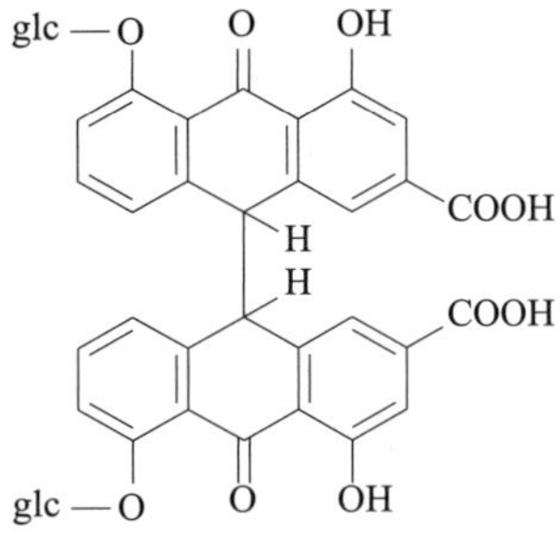　　番泻苷B

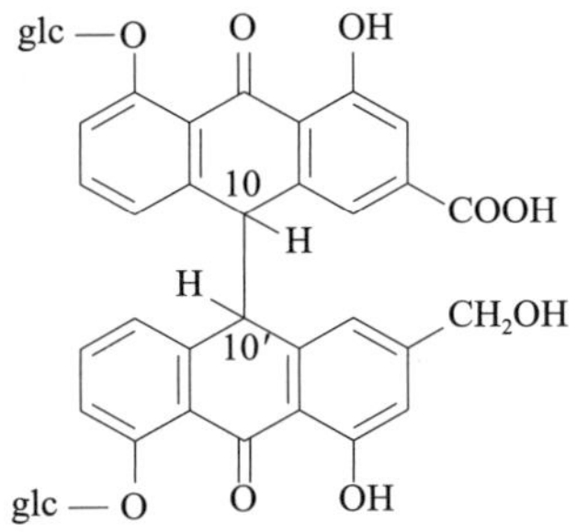

番泻苷C 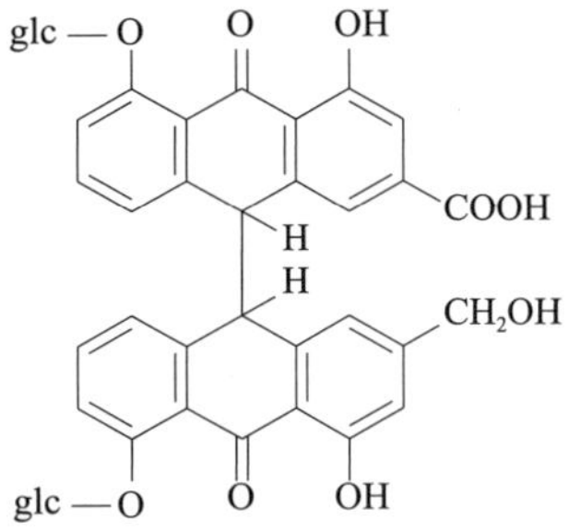　　番泻苷D

二蒽酮类化合物 10 与 10′ 位形成的键与通常的碳 – 碳键不同，易于断裂，生成稳定的蒽酮类化合物。如番泻苷 A 的致泻作用是通过其在肠内转变为大黄酸蒽酮而产生，过程如下：

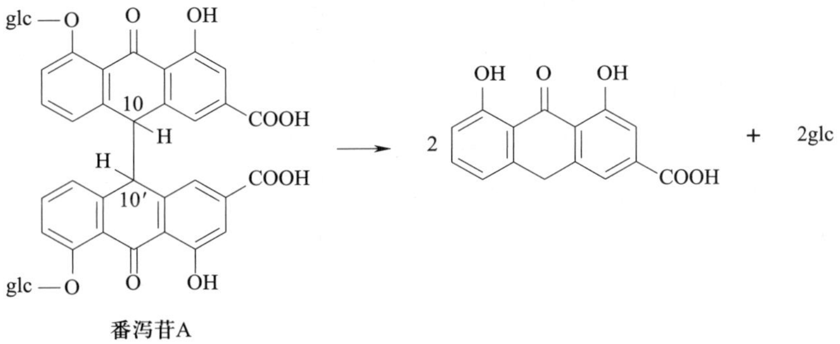

番泻苷A

二蒽酮类化合物除 10 与 10′ 位结合外，尚有其他结合形式。如金丝桃素为萘并二蒽酮衍生物，存在于金丝桃属某些植物中，具有抑制中枢神经及抗病毒的作用。

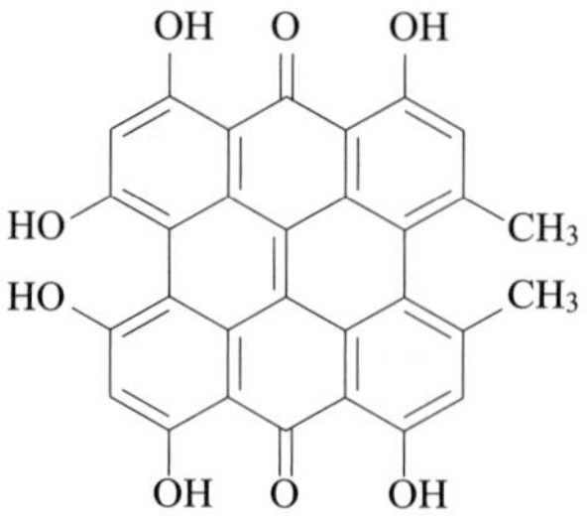

金丝桃素

蒽醌苷类化合物在植物体内除了以氧苷形式存在外，还存在碳苷类成分，即糖的端基碳与蒽环上的碳直接相连。例如芦荟致泻的主要有效成分芦荟苷。

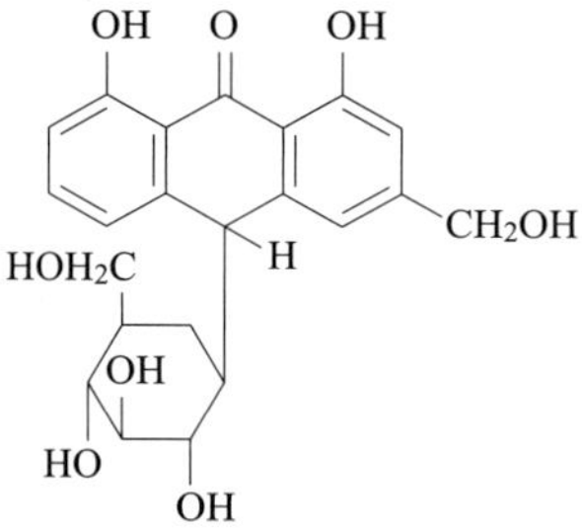

芦荟苷

**【思政案例】**

**被遗忘的维生素——维生素 $K_2$**

丹麦科学家亨里克·达姆自 1928 年起开展“小鸡胆固醇代谢”研究，发现用无胆固醇食物喂养小鸡，其皮肤、肌肉和其他器官出现出血现象，而在饮食中添加纯化的胆固醇不能逆转出血状况。他认为这可能是另一种未知的物质引起的，并证实了这种物质为脂溶性。1935 年，达姆把这种新的脂溶性物质命名为“维生素 K”（K 是丹麦语中 koagulation，即凝固一词的首字母）。

维生素 $K_2$ 是一种内源性的控制骨骼生长和衰老的微量脂溶性维生素，能够促进骨钙素的表达，进而将血液中的钙离子输送至骨骼，帮助骨钙沉积；还能够清除血管壁钙化硬斑、软化血管、预防动脉硬化及钙化，降低心血管疾病死亡率。

人体自身不能合成维生素 $K_2$，维生素 $K_2$ 缺乏及补充过量，均会诱发疾病。乳制品、鸡蛋和发酵食物中含有丰富的维生素 $K_2$，但是蔬菜水果中维生素 $K_2$ 的含量几乎为零，因此，膳食要合理搭配，做到不挑食。一个人对维生素 $K_2$ 的需求可以通过健康饮食和肠道菌群合成来满足，适当辅以维生素 $K_2$ 补充剂。

# 第二节　醌类化合物的理化性质

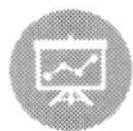

## 学习目标

1. 掌握蒽醌类化合物的理化性质。
2. 熟悉苯醌、萘醌、菲醌等的理化性质。

## 一、物理性质

1. 性状

醌类化合物母核上没有酚羟基取代时，基本为无色，随着酚羟基等助色团的引入而呈黄、橙、棕红色甚至紫红色等，取代的助色团越多，颜色就越深。游离的醌类化合物多为结晶性固体，在自然界中，苯醌和萘醌多以游离态存在，而蒽醌一般结合成苷，因极性较大难以得到结晶。

2. 升华性

游离的醌类化合物一般具有升华性。小分子的苯醌及萘醌还具有挥发性，能随水蒸气蒸馏，可据此进行分离和纯化。

3. 溶解性

游离醌类化合物的极性较小，一般易溶于苯、乙醚、三氯甲烷等有机溶剂，基本不溶于水。与糖结合成苷后极性显著增大，易溶于甲醇、乙醇中，在热水中也可溶解，但在冷水中溶解度大大降低，几乎不溶于苯、乙醚、三氯甲烷等极性较小的有机溶剂。

有些醌类化合物含有易被氧化的取代基，对光不稳定，对其进行操作时应在暗处进行，并须避光贮存。

## 二、化学性质

1. 酸性

醌类化合物多具有一定的酸性，可在碱性溶液中成盐溶解，加酸酸化后又可重新沉淀析出。

因分子中取代基的种类、数目及位置不同，醌类化合物酸性强弱表现出显著差异。一般来说，含有羧基的醌类化合物酸性最强。$\beta$- 羟基醌类化合物的酸性次之，因羰基的吸电子作用使 $\beta$- 羟基氧原子的电子云密度降低，质子更易解离。而 $\alpha$ 位上的羟基因与羰基形成分子内氢键，质子难以解离，表现出更弱的酸性。

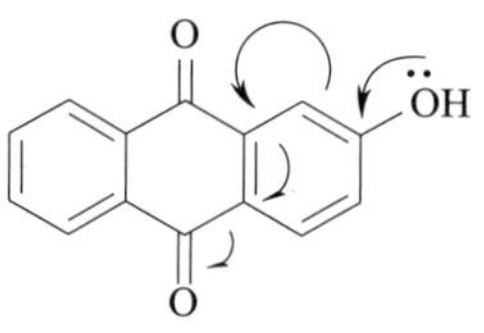

β-羟基蒽醌

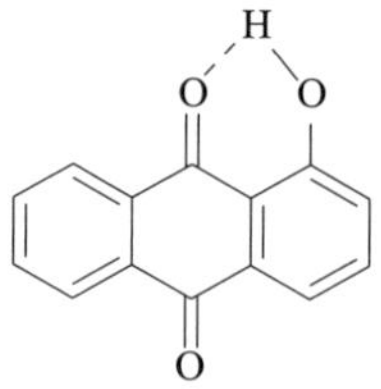

α-羟基蒽醌

以游离蒽醌类化合物为例，其酸性强弱顺序：含羧基＞含2个及以上β-羟基＞含1个β-羟基＞含2个及以上α-羟基＞含1个α-羟基。据此，可用pH梯度萃取法分离蒽醌类化合物。将总游离蒽醌溶于有机溶剂中，用碱性由弱到强的5%碳酸氢钠、5%碳酸钠、1%氢氧化钠、5%氢氧化钠溶液顺次萃取，即可按酸性由强到弱的顺序依次获得含羧基与2个及以上β-羟基、含1个β-羟基、含2个及以上α-羟基、含1个α-羟基的游离蒽醌。

2. 碱性

蒽醌类化合物由于碳基的存在，具有微弱的碱性，能溶于浓硫酸成鲜盐后再转成碳正离子，并伴有颜色的改变。

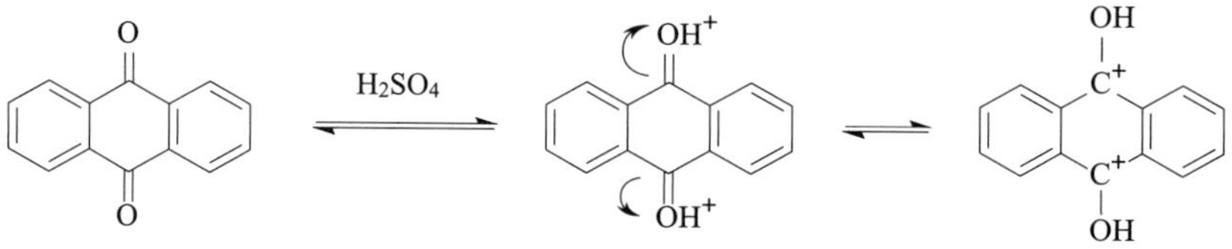

$H_2SO_4$

3. 显色反应

醌类化合物的显色反应主要取决于其氧化还原性质以及分子中酚羟基的性质。

（1）Feigl 反应。醌类化合物在碱性条件下经加热能迅速与醛类及邻二硝基苯反应，生成的化合物呈紫色。其反应原理如下：

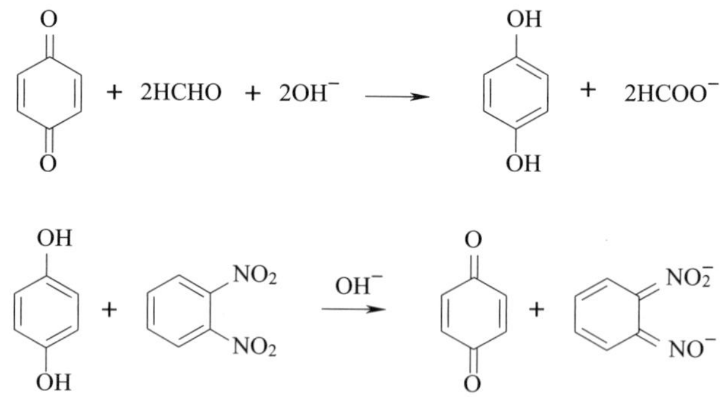

$$+ 2HCHO + 2OH^- \longrightarrow + 2HCOO^-$$

$$+ \xrightarrow{OH^-} +$$

紫色

实际上，醌类化合物在反应前后无变化，只是起到传递电子的媒介作用，其含量越高，反应速度也就越快。取醌类化合物的水或苯溶液1滴，加入25%碳酸钠水溶液、4%甲醛水溶液及5%邻二硝基苯的苯溶液各1滴，混合后水浴加热，在1～4 min内即可产生明显的紫色。

（2）无色亚甲蓝显色反应。无色亚甲蓝溶液可用于纸色谱和薄层色谱显色，是鉴别苯醌类及萘醌类化合物的专用显色剂。样品斑点在白色背景下呈蓝色，可借此与蒽醌类化合物相区别。

（3）碱性条件下的呈色反应。羟基醌类化合物在碱性溶液中颜色会加深，多呈橙、红、紫红色及蓝色，如羟基蒽醌类化合物遇碱可显红色至紫红色。此反应称为Bornträger反应，原理如下：

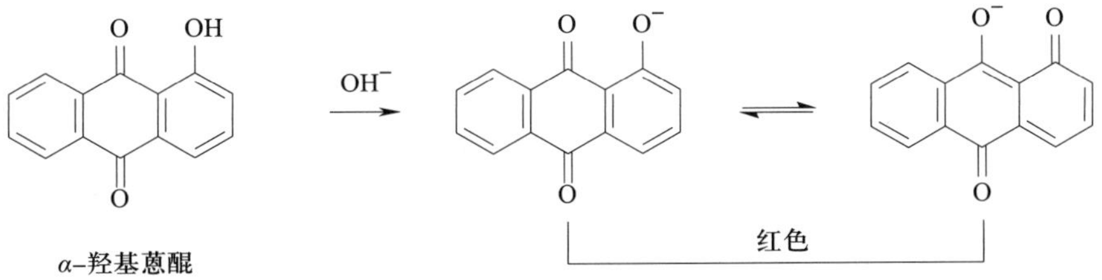

$\alpha$-羟基蒽醌　　$\xrightarrow{OH^-}$　　红色

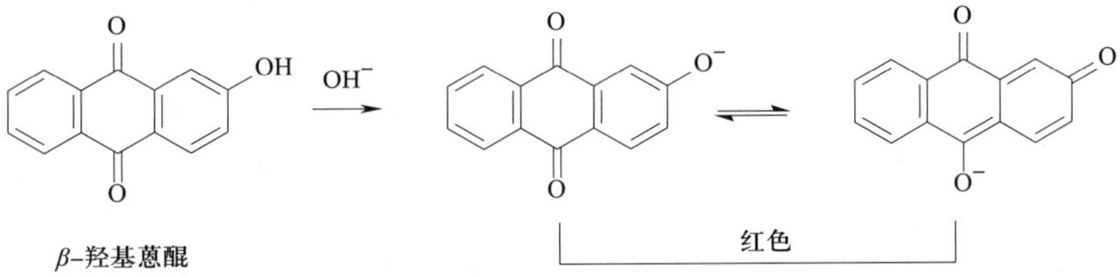

$\beta$-羟基蒽醌　　$\xrightarrow{OH^-}$　　红色

该反应与形成共轭体系的酚羟基和羰基有关。羟基蒽醌以及具有游离酚羟基的蒽醌苷均可呈色，但蒽酚、蒽酮、二蒽酮类化合物则需氧化形成羟基蒽醌类化合物后才能呈色。

用本反应检查中药中是否含有蒽醌类化合物时，可取中药粉末约0.1 g，加5 mL 10%硫酸，水浴加热2～10 min，冷却后加2 mL乙醚振摇，静置后分取乙醚层溶液，加入1 mL 5%氢氧化钠，振摇。如有羟基蒽醌存在，乙醚层应由黄色退为无色，而水层显红色。

（4）与活性次甲基试剂的反应（Kesting-Craven反应）。苯醌及萘醌类化合物醌环上有未被取代的位置时，可在碱性条件下与含有活性次甲基试剂（如乙酰乙酸酯、丙二酸酯、丙二腈等）的醇溶液反应，显蓝绿色或蓝紫色。以萘醌为例，反应时先生成产物（1），再进一步变为（2）而显色。

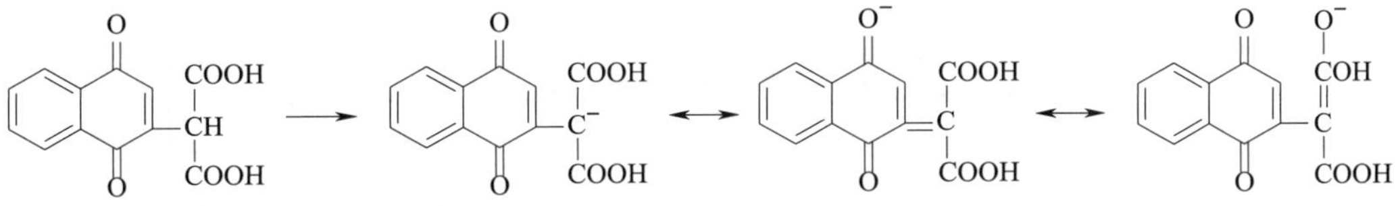

(1)　　(2)

萘醌的苯环上如有羟基取代，此反应会受到抑制。蒽醌类化合物因醌环两侧有苯环，不能发生该反应，故可加以区别。

（5）与金属离子的反应。具有$\alpha$-羟基或邻二酚羟基结构的蒽醌类化合物可与$Pb^{2+}$、$Mg^{2+}$等金属离子形成络合物。以醋酸镁为例，生成产物可能具有下列结构：

与 $Pb^{2+}$ 形成的络合物在一定 pH 下还能析出沉淀，故可借此精制蒽醌类化合物。

不同结构的蒽醌类化合物，与醋酸镁形成的络合物也具有不同的颜色，可用于鉴别。如果母核上有 1 个 $\alpha$- 羟基或 1 个 $\beta$- 羟基，或 2 个羟基不同环时，显橙黄色至橙色；如已有一个 $\alpha$- 羟基，并另有一个羟基在邻位时，显蓝色至蓝紫色，另一个羟基在间位时显橙红色至红色，在对位时则显紫红色至紫色。据此可帮助确定羟基的取代位置。将羟基蒽醌类化合物的醇溶液滴在滤纸上，干燥后喷以 0.5% 的醋酸镁甲醇溶液，于 90 ℃加热 5 min 即可显色。

（6）与对亚硝基二甲苯胺反应。羟基蒽酮类化合物易与 0.1% 对亚硝基二甲苯胺吡啶溶液反应形成有色化合物，可呈紫红、绿色、蓝色等。此反应可用于初步鉴定蒽酮类化合物，蒽醌类化合物无此反应。

## 第三节　醌类化合物的提取与分离方法

### 学习目标

1. 掌握蒽醌类化合物的提取分离方法。
2. 熟悉除蒽醌外其他醌类化合物的提取分离方法。

结构不同的醌类化合物，其物理和化学性质相差较大，游离醌和醌类苷在极性及溶解性方面也相差较大，故没有通用的提取分离方法，但以下规律可供参考。

## 一、提取方法

1. 有机溶剂提取法

游离醌类的极性较小，可用三氯甲烷、苯等有机溶剂进行提取；醌类苷极性较大，可用甲醇、乙醇和水提取。在实际工作中，常选用乙醇作为提取溶剂，把不同类型、不同存在状态、性质各异的醌类成分都提取出来，所得的总醌类化合物再进一步分离与纯化。

2. 碱提酸沉法

有些具有游离酚羟基或羧基的醌类化合物，能与碱成盐而溶于碱性溶液中，提取液加酸酸化后酚羟基重新游离而使醌类化合物沉淀析出。

3. 水蒸气蒸馏法

此法适用于分子量小的游离苯醌及萘醌类化合物的提取。

4. 其他方法

近年来超临界流体萃取法和超声波提取法在醌类化合物提取中也有应用，既提高了提取率，又避免醌类化合物的分解。

## 二、分离方法

1. 蒽醌苷与游离蒽醌的分离

蒽醌苷与游离蒽醌的极性差别较大，故在有机溶剂中的溶解度不同。将游离蒽醌及其苷的混合物用水分散，用三氯甲烷、乙醚或苯反复萃取，游离蒽醌可转溶至有机溶剂层，水溶液再用正丁醇萃取，则蒽醌苷可转溶至正丁醇中，水溶性杂质留在水层。上述方法得到的是总游离蒽醌和总蒽醌苷，要得到单体还需进一步分离。

但应当注意一般羟基蒽醌类化合物在植物体内多以与镁、钾、钠、钙结合成盐的形式存在，必须预先加酸酸化使之全部游离后再进行萃取。

2. 游离蒽醌的分离

（1）pH 梯度萃取法。分离游离蒽醌的常用方法是 pH 梯度萃取法。依据蒽醌羟基的有无以及 $\alpha$ 与 $\beta$ 位羟基的酸性差异，使用碱性不同的水溶液，从有机溶剂中提取游离蒽醌。其流程见图 5-1。

（2）色谱法。色谱方法是系统分离蒽醌类化合物的最有效手段，结构相近的蒽醌衍生物必须使用色谱方法才能得到彻底分离。而且也不可能一次就完全分离，往往需要反复多次色谱分离才能起到较好效果。

游离羟基蒽醌进行色谱分离时常用的吸附剂主要是硅胶，一般不用氧化铝，尤其不用碱性氧化铝，以避免与酸性的蒽醌发生化学吸附而难以洗脱。另外，游离羟基蒽醌含有酚羟基，故聚酰胺也有时作为色谱吸附剂使用。

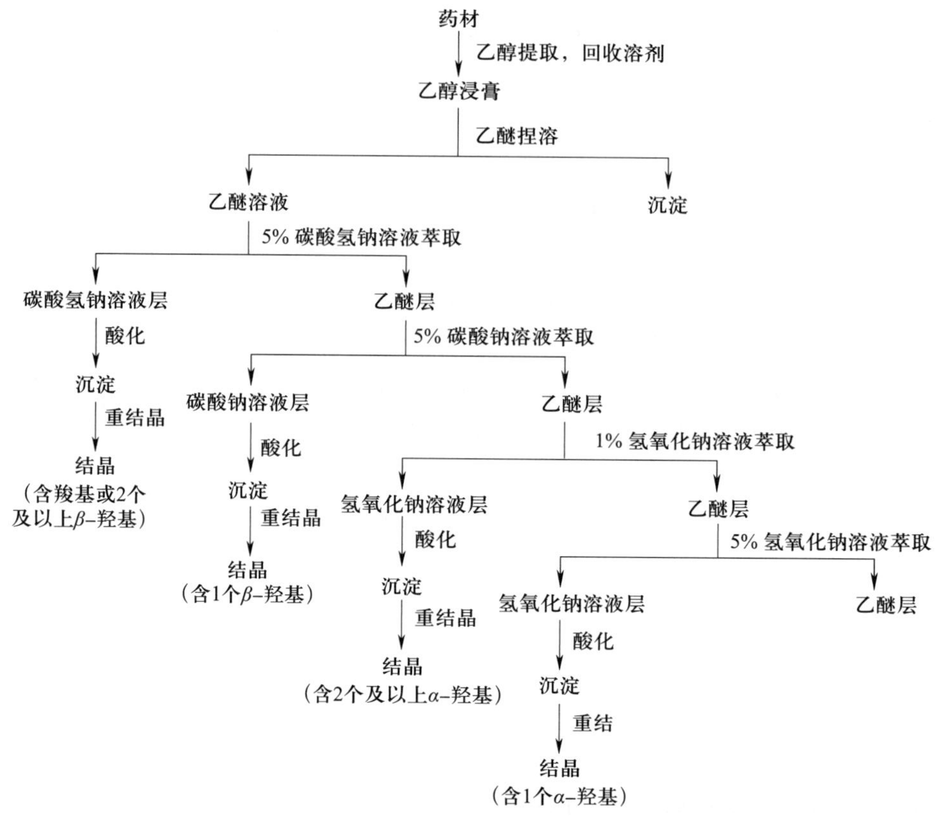


图 5－1　pH 梯度萃取法分离游离蒽醌的流程

3. 蒽醌苷的分离

蒽醌苷因其分子中含有糖，故极性较大，水溶性较强，分离和纯化都比较困难，一般用色谱法进行分离。但在此之前，往往先采用溶剂法或铅盐法处理粗提物，除去大部分杂质，制得较纯的总蒽醌苷。

（1）铅盐法。在除去游离蒽醌的水溶液中加入醋酸铅溶液，使之与蒽醌苷结合生成沉淀。滤过后沉淀用水洗净，再将沉淀悬浮于水中，通入硫化氢气体使沉淀分解，释放出蒽醌苷并溶于水中，滤去硫化铅沉淀，将滤液浓缩，即可进行色谱分离。

（2）溶剂法。用正丁醇等极性较大的溶剂，将蒽醌苷从水溶液中萃取出来，再用色谱法进一步分离。

（3）色谱法。硅胶柱色谱、反相硅胶柱色谱和葡聚糖凝胶柱色谱均可分离蒽醌苷，一般都能获得满意的分离效果。高效液相色谱和制备型中、低压液相色谱的应用，使蒽醌苷得到更有效分离。近年来高速逆流色谱、毛细管电泳法也已广泛地应用于蒽醌苷的分离。

**【知识链接】**

**羟丙基葡聚糖凝胶（Sephadex LH–20）柱色谱分离大黄中的蒽醌苷**

将大黄的 70% 甲醇提取液浓缩后加到羟丙基葡聚糖凝胶柱上，用 70% 甲醇洗脱，分段收集，可依次得到二蒽酮苷（番泻苷 B、A、D、C），蒽醌二葡萄糖苷（大黄酸、芦荟大黄素、大黄酚的二葡萄糖苷），蒽醌单糖苷（芦荟大黄素、大黄素、大黄素甲醚及大黄酚的葡萄糖苷）和游离蒽醌（大黄酸、大黄酚、大黄素甲醚、芦荟大黄素及大黄素）。被分离的化合物按照分子量由大到小的顺序流出色谱柱。

# 第四节　醌类化合物的检识方法

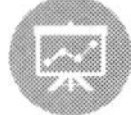

## 学习目标

1. 掌握醌类化合物的化学检识方法。
2. 熟悉醌类化合物的色谱检识方法。
3. 了解除蒽醌外其他醌类化合物的检识方法。

## 一、化学检识

醌类化合物的化学检识主要是利用醌类化合物分子结构中酚羟基、羰基的性质进行。如Feigl反应可检识醌式结构；无色亚甲蓝溶液可与苯醌、萘醌发生反应显蓝色，可与蒽醌进行区别；与活性次甲基试剂的反应可检识苯醌、萘醌的醌环上是否有未被取代的氢以及萘醌的苯环上是否有羟基取代；与金属离子的反应可检识具有 $\alpha$- 羟基或邻二酚羟基的蒽醌类化合物；与对亚硝基二甲苯胺的反应可检识蒽酮类化合物。醌类化合物化学检识方法见表5-1。

表5-1　醌类化合物化学检识方法

| 反应类型 | 鉴别对象 | 反应试剂 | 反应显色 | 反应用途 |
|---|---|---|---|---|
| Feigl反应 | 醌类化合物 | 甲醛、邻二硝基苯 | 紫色 | 与非醌类化合物区别 |
| 无色亚甲蓝显色反应 | 苯醌、萘醌 | 无色亚甲蓝溶液 | 蓝色 | 与蒽醌区别 |
| 碱性条件下的呈色反应（Bornträger反应） | 羟基醌类化合物 | 碱性溶液 | 橙、红、紫红、蓝色 | 羟基蒽醌类多呈红色至紫红色，可与其他醌类成分区别 |
| 与活性次甲基试剂反应（Kesting-Craven反应） | 醌环上有活泼氢的苯醌、萘醌 | 活性次甲基试剂的醇溶液 | 蓝绿色或蓝紫色 | 与蒽醌区别 |
| 与金属离子反应 | 具 $\alpha$- 羟基或邻二酚羟基的蒽醌 | 0.5%醋酸镁甲醇溶液 | 橙黄色至橙色、蓝色至蓝紫色、橙红色至红色或紫红色至紫色 | 初步判断羟基取代的位置 |
| 与对亚硝基二甲苯胺反应 | 蒽酮 | 0.1%对亚硝基二甲苯胺吡啶溶液 | 紫、绿、蓝、灰色 | 检识蒽酮类化合物 |

续表

| 反应类型 | 鉴别对象 | 反应试剂 | 反应显色 | 反应用途 |
| --- | --- | --- | --- | --- |
| 糠醛形成反应 | 醌类苷 | α- 萘酚乙醇溶液、浓硫酸 | 紫红色 | 检识醌类苷 |

## 二、色谱检识

醌类化合物及其苷常采用薄层色谱法或纸色谱法进行检识。

1. 薄层色谱法

薄层色谱法检识醌类化合物多用硅胶作吸附剂，也可用聚酰胺。展开剂多用混合溶剂。游离蒽醌用亲脂性有机溶剂系统展开，如苯 - 乙酸乙酯（75：25）、石油醚 - 乙酸乙酯（8：2）；蒽醌苷则采用极性较大的溶剂系统展开，如乙酸乙酯 - 甲醇 - 冰醋酸（100：17：13）。

2. 纸色谱法

纸色谱法的展开剂常用中性溶剂系统，如石油醚 - 丙酮 - 水（1：1：3，上层）、甲醇饱和的石油醚，也可以用酸性溶剂系统，如正丁醇 - 乙酸 - 水（4：1：5，上层）。

蒽醌及其苷在自然光下多呈现黄色，在紫外光下则显黄棕、红、橙色荧光，如果可见光和紫外光下无法定位，可用氨蒸气熏或者喷碱性溶液（10% 氢氧化钾甲醇溶液、3% 氢氧化钠溶液等），斑点多呈红色，亦可用 0.5% 醋酸镁甲醇溶液喷后 90 ℃加热 5 min，再观察斑点颜色。

# 第五节　含醌类化合物的中药提取分离实例

## 实例一　虎杖中游离蒽醌的提取分离

虎杖为蓼科植物虎杖的干燥根和根茎，具有利湿退黄、清热解毒、散瘀止痛、止咳化痰的功效，用于风湿痹痛、湿热黄疸、经闭、水火烫伤、跌打损伤、痈肿疮毒、肺热咳嗽等。

### 一、主要化学成分及活性

虎杖中蒽醌类化合物含量较高，包括大黄酚、大黄素及大黄素甲醚等游离蒽醌，以及大黄素 -8-*D*- 葡萄糖苷、大黄素甲醚 -8-*D*- 葡萄糖苷等。另外在虎杖中还含有非蒽醌类成分，主要是虎杖苷（又称白藜芦醇苷），虎杖苷易溶于甲醇、乙醇、丙酮、热水，可溶于乙酸乙酯、碳酸氢钠溶液和氢氧化钠溶液，稍溶于冷水，难溶于乙醚。

大黄酚为橙黄色结晶，熔点为 194～198 ℃，易溶于甲醇、乙醇，微溶于三氯甲烷，几乎不溶于水。具有抗菌止咳、抗衰老的作用。

大黄素为橙色结晶，熔点为256～257 ℃，溶于乙醇、氢氧化钠溶液、碳酸钠溶液、氨水中，微溶于乙醚、三氯甲烷、四氯化碳、苯，几乎不溶于水。具有抗炎、抗病毒、抗肿瘤等多种药理作用。

大黄素甲醚为金黄色结晶，熔点为203～207 ℃，溶于苯、三氯甲烷、吡啶、甲苯及氢氧化钠溶液，几乎不溶于水、碳酸钠溶液，微溶于乙酸乙酯、乙酸、甲醇、乙醚等。对金黄色葡萄球菌、大肠埃希菌、铜绿假单胞菌和痢疾杆菌等均有抑制作用。

| | | |
|---|---|---|
| 大黄酚 | $R_1$=$CH_3$ | $R_2$=H |
| 大黄素 | $R_1$=$CH_3$ | $R_2$=OH |
| 大黄素甲醚 | $R_1$=$CH_3$ | $R_2$=$OCH_3$ |

虎杖苷

## 二、提取分离流程

1. 工艺流程

虎杖中蒽醌类化合物的提取分离流程如图5-2所示。

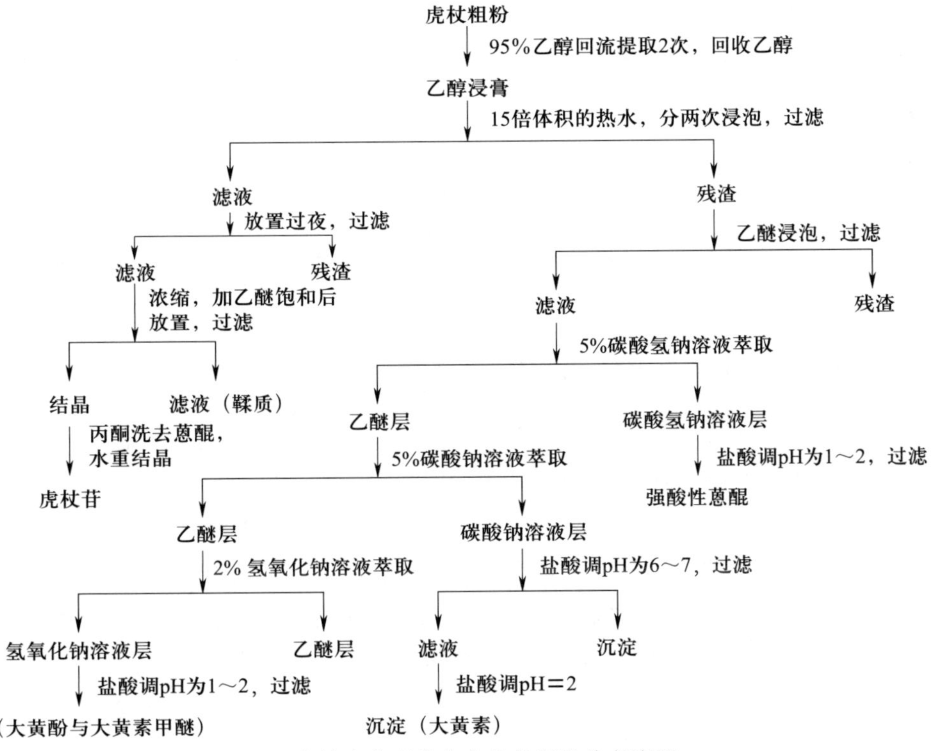

图5-2　虎杖中蒽醌类化合物的提取分离流程

2. 流程说明

虎杖中的各有效成分均能溶于乙醇，可用乙醇加热回流提取。乙醇提取液浓缩为浸膏，加水浸泡，并用乙醚溶解水不溶性沉淀，得到游离蒽醌类成分。利用其酸性强弱不同，用 pH 梯度萃取法将各成分分离，分别得到大黄酚、大黄素以及大黄素甲醚。

## 实例二　决明子中蒽醌类化学成分的提取分离

决明子为豆科植物钝叶决明或决明（小决明）的干燥成熟种子，具有清热明目、润肠通便的功效，用于目赤涩痛、羞明多泪、头痛眩晕、目暗不明、大便秘结。

### 一、主要化学成分及活性

决明子中主要含有蒽醌苷类化合物，其水解得到的苷元有大黄酚、大黄素甲醚、美决明子素、钝叶决明素、甲基钝叶决明素和橙黄决明素等。

美决明子素为橙黄色结晶，熔点为 242～243 ℃，可溶于甲醇、乙醇、二甲基亚砜等有机溶剂。具有消炎、抗菌等作用。

钝叶决明素又名决明素，熔点为 244.5～246.0 ℃，可溶于甲醇、乙醇、二甲基亚砜等有机溶剂。可用于治疗神经退行性疾病，起到预防焦虑和抑郁的作用。

甲基钝叶决明素熔点为 214～215 ℃，可溶于甲醇、乙醇、二甲基亚砜等有机溶剂。具有抗血小板聚集、抗炎等作用。

橙黄决明素为黄色针晶，熔点为 265～266 ℃，可溶于甲醇、乙醇、二甲基亚砜等有机溶剂，不溶于石油醚和丙酮。有降血糖、降血脂、抗血小板聚集等作用。

| | $R_1$ | $R_2$ | $R_3$ | $R_4$ | $R_5$ |
|---|---|---|---|---|---|
| 美决明子素 | $OCH_3$ | OH | H | H | H |
| 钝叶决明素 | $OCH_3$ | OH | $OCH_3$ | $OCH_3$ | H |
| 甲基钝叶决明素 | $OCH_3$ | OH | $OCH_3$ | $OCH_3$ | $CH_3$ |
| 橙黄决明素 | $OCH_3$ | OH | OH | $OCH_3$ | H |

### 二、决明子中蒽醌类化合物的提取分离流程

1. 工艺流程

决明子中蒽醌类化合物的提取分离流程如图 5－3 所示。

2. 流程说明

从决明子中提取分离游离蒽醌，先用硫酸将蒽醌苷水解，同时用乙醚回流提取，得总游离蒽醌。再根据游离蒽醌的极性不同，用柱色谱法分离，先后得到大黄素甲醚、大黄酚、美决明子素、钝叶决明素、甲基钝叶决明素、橙黄决明素。

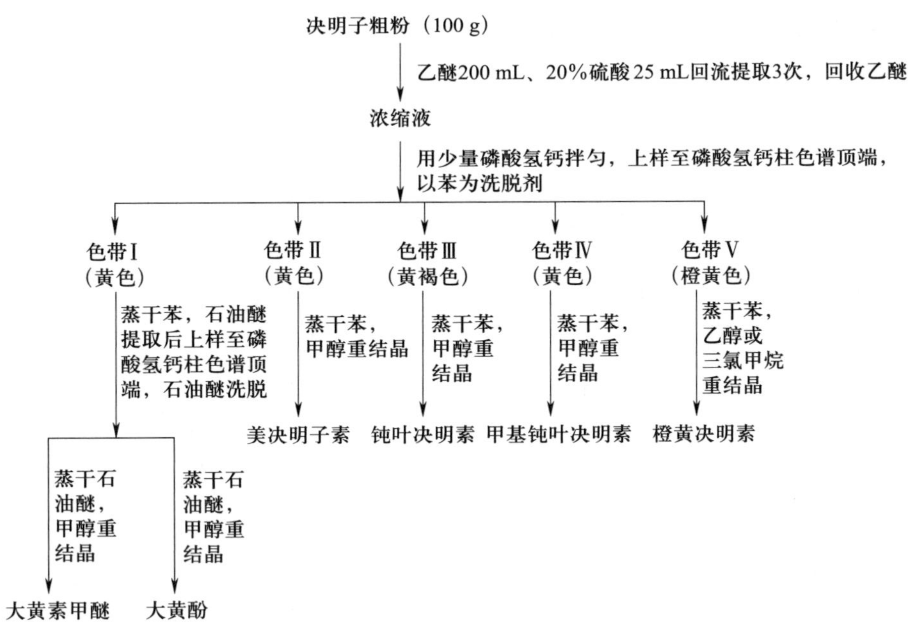


图 5-3　决明子中蒽醌类化合物的提取分离流程

# 思考与练习

## 一、选择题

1. 醌类化合物属于（　　）。

A. 不饱和酮类化合物　　B. 不饱和酸类化合物

C. 不饱和醛类化合物　　D. 多元醇类化合物

E. 多元酸类化合物

2. 如需同时提取游离蒽醌及蒽醌苷，可选用（　　）。

A. 石油醚　　B. 乙醇　　C. 三氯甲烷

D. 氢氧化钠溶液　　E. 盐酸

3. 酸性最强的蒽醌类化合物中含有的基团是（　　）。

A. 2 个 $\beta$- 羟基　　B. 3 个 $\alpha$- 羟基　　C. 2 个 $\beta$- 羟基，1 个 $\alpha$- 羟基

D. 1 个羧基　　E. 3 个 $\alpha$- 羟基

4. 下列反应中用于鉴别羟基蒽醌类化合物的是（　　）。

A. 无色亚甲蓝显色反应　　B. 碱性条件下的呈色反应

C. 与活性次甲基试剂的反应　　D. 糠醛形成反应

E. 与对亚硝基二甲苯胺反应

5．无色亚甲蓝显色反应可用于检识（　　）。

A．蒽醌　　B．香豆素　　C．黄酮

D．萘醌　　E．生物碱

6 下列游离蒽醌能够被 5% 碳酸氢钠溶液萃取出来的是（　　）。

A. 大黄素　　B. 大黄酚　　C. 芦荟大黄素

D. 大黄酸　　E. 大黄素甲醚

7. 采用柱色谱法分离蒽醌类化合物时，常不选用的吸附剂是（　　）。

A. 硅胶　　B. 氧化铝　　C. 聚酰胺

D. 磷酸氢钙　　E. 葡聚糖凝胶

8. 专用于鉴别苯醌和萘醌的反应是（　　）。

A. Feigl 反应　　B. 无色亚甲蓝显色反应

C. 与活性次甲基试剂的反应　　D. 与金属离子的反应

E. 与对亚硝基二甲苯胺反应

9. 能与碱性溶液发生反应并显红色的是（　　）化合物。

A. 羟基蒽酮类　　B. 蒽酮类　　C. 羟基蒽醌类

D. 二蒽酮类　　E. 羟基蒽酚类

## 二、简答题

1. 蒽醌类化合物有哪些显色反应？

2. 蒽醌类化合物的酸性大小与结构中哪些因素有关，其酸性大小有何规律？

3. 简述鉴别芦丁、大黄素与紫草素的方法。

## 三、实例分析题

中药大黄中主要含有大黄酸、大黄素、芦荟大黄素、大黄酚和大黄素甲醚等蒽醌类化合物，请完成下列问题：

1. 如何鉴定大黄中含有蒽醌类化合物？

2. 请设计从大黄中提取分离游离蒽醌的流程。

# 实训项目四　大黄中游离蒽醌的提取分离及检识

## 一、实训目的

1. 掌握利用回流提取法、pH 梯度萃取法、柱色谱法提取精制大黄中大黄酸、大黄素、芦荟大黄素、大黄酚和大黄素甲醚的操作。

2. 掌握利用显色反应、薄层色谱法检识大黄酸、大黄素和芦荟大黄素的操作。

## 二、实训原理

大黄中的羟基蒽醌苷经酸水解后得到总游离蒽醌，可溶于三氯甲烷而被提出。再利用各羟基蒽醌类化合物酸性不同，采用 pH 梯度萃取法分离而得各游离蒽醌。

## 三、实训材料

1. 仪器

电子天平、250 mL 圆底烧瓶、冷凝管、研钵、索氏提取器、水浴锅、分液漏斗、烧杯、硅胶羧甲基纤维素钠薄层板、色谱滤纸、纤维素粉等。

2. 试剂

大黄粗粉、20% 硫酸溶液、三氯甲烷、5% 碳酸氢钠溶液、5% 碳酸钠溶液、盐酸、冰醋酸、吡啶、0.5% 氢氧化钠溶液、乙酸乙酯、2% 氢氧化钠溶液、石油醚（沸程 60～90 ℃）、乙醇、10% 氢氧化钾溶液、甲苯、0.5% 醋酸镁甲醇溶液、1% 大黄酸标准品三氯甲烷溶液、1% 大黄素标准品三氯甲烷溶液、1% 芦荟大黄素标准品三氯甲烷溶液等。

## 四、实训步骤

1. 游离蒽醌的提取分离

（1）总游离蒽醌的提取。取大黄粗粉 50 g，置于 250 mL 圆底烧瓶中，加 20% 硫酸溶液 100 mL，水浴加热回流 4～6 h，稍放冷，过滤，药渣用水洗至近中性，于 70 ℃左右干燥。

取干燥后的药渣于研钵中研碎，装入滤纸筒，置于索氏提取器中，用约 200 mL 三氯甲烷连续回流提取 3～4 h，得三氯甲烷提取液（主要含游离蒽醌）。

（2）大黄酸的分离。将上述三氯甲烷提取液用 70 mL 5% 碳酸氢钠溶液萃取，碱液层用盐酸调 pH 为 3，析出沉淀，静置，过滤，沉淀用蒸馏水洗至中性，低温干燥，再用冰醋酸重结晶，得大黄酸。

（3）大黄素的分离。分离大黄酸后的三氯甲烷溶液，再用 100 mL 5% 碳酸钠溶液萃取，碱液层用盐酸调至 pH 为 3，析出沉淀，静置，过滤，沉淀用蒸馏水洗至中性，低温干燥，再用吡啶重结晶，得大黄素。

（4）芦荟大黄素的分离。分离大黄素后的三氯甲烷溶液，再用 200 mL 0.5% 氢氧化钠溶液萃取，碱液层用盐酸调至 pH 为 3，析出沉淀，静置，过滤，沉淀用蒸馏水洗至中性，低温干燥，再用乙酸乙酯重结晶，得芦荟大黄素。

（5）大黄酚和大黄素甲醚的分离。分离芦荟大黄素后的三氯甲烷溶液，用 2% 氢氧化钠溶液萃取 3～4 次，合并碱液层，用盐酸调至 pH 为 3，析出沉淀，静置，过滤，沉淀用蒸馏水洗至中性，低温干燥。干燥后的沉淀溶于适量石油醚中，作柱色谱样品溶液用。

取约 8 g 纤维素粉，湿法装柱后上样，以水饱和后的石油醚作洗脱剂，洗脱液以 10 mL 分段收集。洗脱液经纸色谱检查后，合并相同组分，分别得大黄酚和大黄素甲醚。

2. 游离蒽醌的化学检识

（1）分别取各游离蒽醌结晶少许于试管中，加 1 mL 乙醇溶解，加数滴 10% 氢氧化钾溶液，振摇。观察溶液是否呈红色。

（2）分别取各游离蒽醌结晶少许于试管中，加 1 mL 乙醇溶解，加数滴 0.5% 醋酸镁甲醇溶液，振摇。观察溶液是否呈橙、红、紫等颜色。

3. 游离蒽醌的薄层色谱检识

（1）吸附剂：硅胶羧甲基纤维素钠。

（2）样品：各游离蒽醌的 1% 三氯甲烷溶液。

（3）对照品：1% 大黄酸标准品三氯甲烷溶液，1% 大黄素标准品三氯甲烷溶液，1% 芦荟大黄素标准品三氯甲烷溶液。

（4）展开剂：甲苯。

（5）显色剂：0.5% 醋酸镁甲醇溶液。

## 五、实训注意

1. 用吡啶重结晶时应在通风橱内进行，并回收吡啶。

2. 薄层检识应在通风橱内进行，并回收展开剂。

3. 用各碱性溶液进行萃取时，应将碱性溶液一次性加入分液漏斗，如分次萃取，则分离效果不理想。萃取时，应注意不要剧烈振摇，以免发生乳化，以轻轻旋转萃取为宜。

## 六、实训思考

1. 蒽醌类化合物主要分几类？

2. 简述蒽醌类化合物的溶解性。

3. 简述如何通过化学检识区别大黄素与番泻苷 A。

## 七、实训测评

按表 5-2 进行实训测评，并做好记录。

**表 5-2　大黄中游离蒽醌的提取分离及检识实训测评**

| 项目 | 技能测试标准 | 分值 | 得分 | 备注 |
|---|---|---|---|---|
| 准备 | 正确选择实训所需材料 | 5 | | |
| 称重 | 正确使用电子天平 | 5 | | |
| 游离蒽醌的提取 | 正确搭建和拆卸回流提取装置 | 10 | | |
| | 正确进行加热、计时操作 | 5 | | |
| | 正确进行过滤操作 | 5 | | |
| | 正确进行提取物转移操作 | 5 | | |

续表

| 项目 | 技能测试标准 | | 分值 | 得分 | 备注 |
|---|---|---|---|---|---|
| 游离蒽醌的分离 | 正确进行萃取操作 | | 5 | | |
| | 萃取过程中能避免严重的乳化现象 | | 5 | | |
| | 正确进行干燥操作 | | 5 | | |
| | 正确进行重结晶操作 | | 10 | | |
| 游离蒽醌的检识 | 化学检识 | | 8 | | |
| | 薄层色谱检识 | 点样 | 5 | | |
| | | 展开 | 5 | | |
| | | 显色 | 5 | | |
| | | 观察 | 5 | | |
| 清场 | 拆卸、收纳仪器和试剂，清洁台面 | | 2 | | |
| 填写报告 | 正确、完整地填写实训报告 | | 10 | | |
| 总分 | | | | | |
| 结果总结 | | | | | |

# 第六章

# 苯丙素类化合物

**【学习导航】**

秦皮为木犀科植物苦枥白蜡树、白蜡树、尖叶白蜡树或宿柱白蜡树的干燥枝皮或干皮，始载于《神农本草经》，列为中品。其味苦、涩，性寒，归肝、胆、大肠经。具有清热燥湿、收涩止痢、止带、明目的功效。常用于湿热泻痢、赤白带下、目赤肿痛、目生翳膜等。

《本草图经》中对秦皮的描述有："取皮渍水便碧色，书纸看之青色，此为真也。"这是历史上最早的用荧光现象鉴别药材真伪的记载。秦皮中主要含有香豆素类化合物，具有显著的抗菌、抗炎、抗氧化等作用。

香豆素属于苯丙素类化合物，本章我们共同来学习苯丙素类化合物。

苯丙素类化合物是指基本母核具有一个或几个 C6－C3 单元的化合物，包括简单苯丙素、香豆素、木脂素和木质素等，是一类广泛存在于中药中的天然产物，其许多成分具有显著的生物活性。本章主要介绍香豆素类和木脂素类化合物。

## 第一节　香豆素类化合物

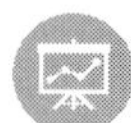

### 学习目标

1. 掌握香豆素类化合物的结构、分类、理化性质、提取分离和检识方法。
2. 了解香豆素类化合物的分布、生物活性及含有香豆素的常见中药。

### 一、结构与分类

香豆素类化合物是具有苯并 $\alpha$－ 吡喃酮母核的一类化合物的总称，因其最早由豆科植物香豆中得到，并具有芳香气味而得名。从结构上看，其母核是由顺式邻羟基桂皮酸经分子内脱水环合而成的具内酯结构的化合物。目前已经发现的香豆素类化合物有 1 500 多个。

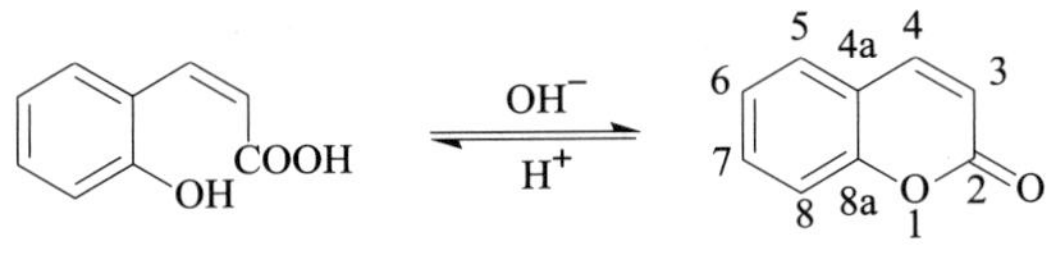

5 4a 4
6 3
OH⁻ / H⁺
7 2 O
8 8a O 1
COOH
OH

顺式邻羟基桂皮酸　　　　香豆素

香豆素类化合物广泛分布于高等植物中，常见于伞形科、豆科、芸香科、茄科、菊科、瑞香科、木犀科等；也有少量来自微生物，如黄曲霉。该类成分大多以游离或成苷的形式分布于植物的花、叶、茎和果实中，通常在幼嫩的叶芽中含量较高。含香豆素类化合物的中药有秦皮、白芷、独活、前胡、茵陈、补骨脂、千金子、蛇床子等。

**【知识链接】**

**香豆素类化合物的生物活性**

香豆素类化合物具有多方面的生物活性。如秦皮中的七叶苷和七叶内酯具有抗菌作用，是治疗细菌性痢疾的有效成分；茵陈中的滨蒿内酯可治疗急性肝炎；蛇床子中的蛇床子素可用于治疗脚癣、湿疹和阴道滴虫；补骨脂中的补骨脂素与异补骨脂素具有光敏作用，能减少紫外线引起的色素沉着，可作为治疗白斑病的药物；双香豆素能防止血栓的形成及发展，如华法林可用于治疗血栓栓塞性疾病，适用于需长期持续抗凝血的患者。

某些香豆素类化合物对人和动物有毒性，如粮食霉变后产生的代谢物黄曲霉毒素，可引起肝脏的损伤并导致癌变。此外，还有些香豆素类化合物对鱼类和昆虫有显著毒性而对人体无害，故可做捕鱼和杀虫药物使用。

香豆素类化合物的母核上常有羟基、甲氧基、异戊烯基和苯等取代基，根据母核上取代基和并合杂环的不同，可将香豆素分为以下五类。

1. 简单香豆素

简单香豆素是指仅在其母核的苯环上有取代，且 7– 羟基没有与邻位取代基成环的香豆素。目前发现的香豆素大多在 7 位连有羟基或其他含氧基团，其中伞形花内酯，即 7– 羟基香豆素，是最简单的香豆素结构，常被认为是香豆素的母体。秦皮中的七叶内酯（秦皮乙素）和七叶苷（秦皮甲素）、茵陈中的滨蒿内酯均属简单香豆素。

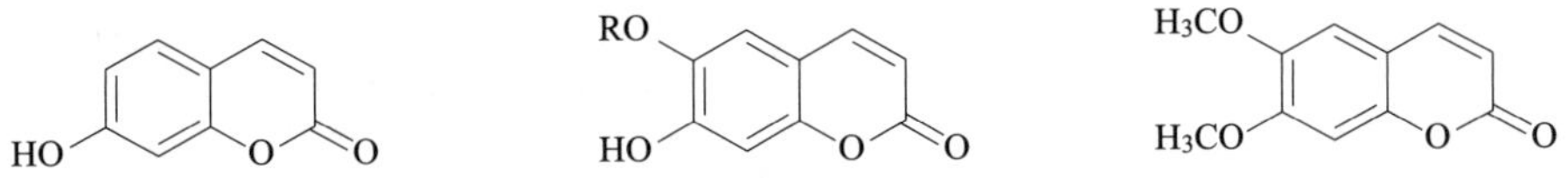

HO O O　　　RO HO O O　　　$H_3CO$ $H_3CO$ O O

伞形花内酯　　　七叶内酯　R=H　　　滨蒿内酯
　　　　　　　　七叶苷　R=glc

2. 呋喃香豆素

呋喃香豆素是香豆素苯环上 7– 羟基与邻位异戊烯基缩合后，因降解失去 3 个碳原子，最终形成一个呋喃环的一类化合物。根据呋喃环位置的不同可分为线型和角型两种。

（1）6,7– 呋喃香豆素（线型）。此类型香豆素以补骨脂素为代表，由 7– 羟基与 6– 异戊烯基缩合而成。补骨脂中的补骨脂素具有光敏作用，白芷中的欧前胡素具有抗菌、平喘及抗过敏等作用。

补骨脂素　　欧前胡素

（2）7,8－呋喃香豆素（角型）。此类型香豆素以异补骨脂素为代表，由7－羟基与8－异戊烯基缩合而成。异补骨脂素有镇静、解痉、抗早孕作用，临床口服结合紫外线照射可用于治疗白癜风、银屑病；紫花前胡中的茴芹内酯，具有抗菌、抗肿瘤等作用。

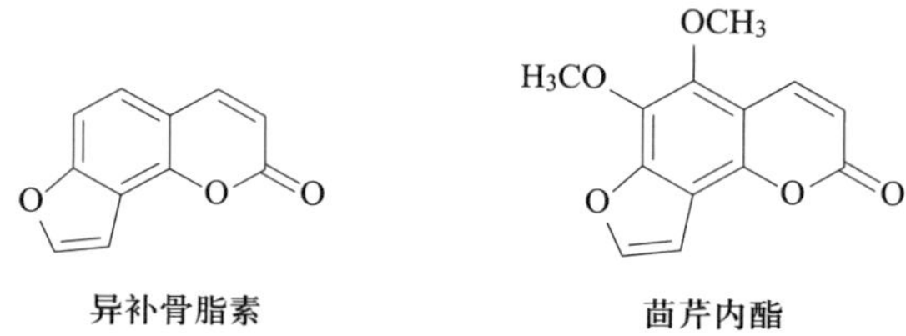


异补骨脂素　　茴芹内酯

**【思政案例】**

**藏在厨房里的一级致癌物——黄曲霉毒素**

黄曲霉毒素是黄曲霉或寄生曲霉的次级代谢产物，是一种毒性极强的霉菌毒素，世界卫生组织将其划定为Ⅰ类致癌物。黄曲霉容易在湿热的环境中存在，主要污染粮油及其制品，如花生、玉米、大豆、核桃、花生油等，如图6－1、图6－2所示。

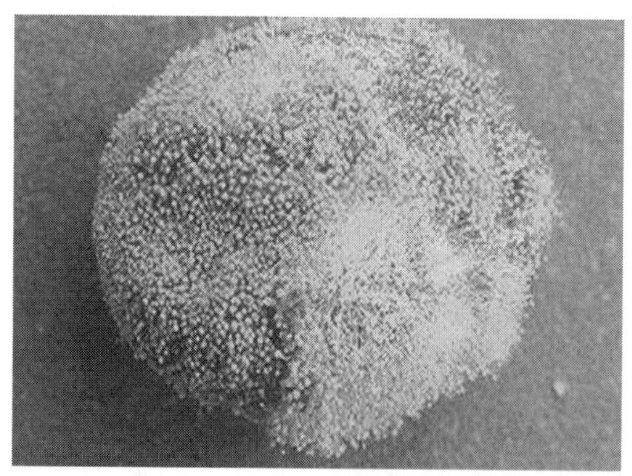

图6－1　黄曲霉

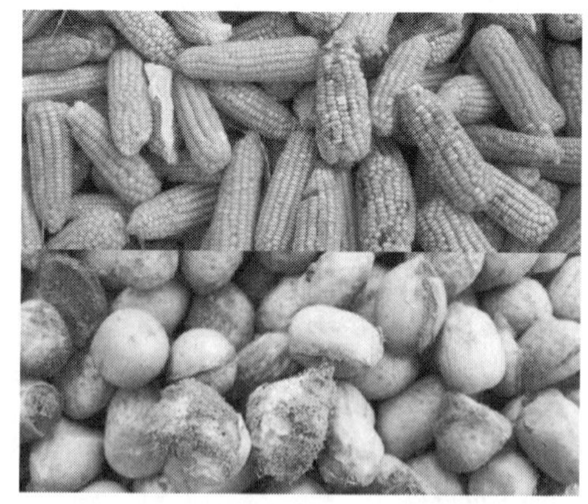

图6－2　被黄曲霉污染的粮食

黄曲霉毒素主要有$B_1$、$B_2$、$G_1$、$G_2$、$M_1$、$M_2$等类型，其危害主要表现为对人体和动物的肝脏组织具有破坏作用，严重时可导致肝癌甚至死亡。并且其耐热性强，加热至280 ℃以上才能被破坏，一般的烹饪方法不能将其去除。

黄曲霉毒素$B_1$

日常生活中为避免黄曲霉毒素的危害，需注意以下几点：

（1）粮食储藏环境要保持干燥、通风。

（2）注意厨房卫生，砧板、竹木筷子等要经常晾晒，定时更换。

（3）食用花生、核桃等食物时如果感觉到苦味，应立即吐出并漱口。

（4）如果发现食品发霉或者颜色异常，应及时丢弃。

3. 吡喃香豆素

吡喃香豆素是7－羟基与邻位异戊烯基形成吡喃环的香豆素类化合物，在自然界并不多见。根据吡喃环位置的不同亦可分为线型和角型两种。

（1）6,7－吡喃香豆素（线型）。由7－羟基与6－异戊烯基缩合而成。如美洲花椒中的花椒内酯和美花椒内酯，具有解痉、抑制癌细胞的作用。

花椒内酯　　美花椒内酯

（2）7,8－吡喃香豆素（角型）。由7－羟基与8－异戊烯基缩合而成。如来源于印度邪蒿的邪蒿内酯，具有显著的抗真菌作用；中药前胡中的白花前胡甲素、乙素，具有抗心律不齐的作用。

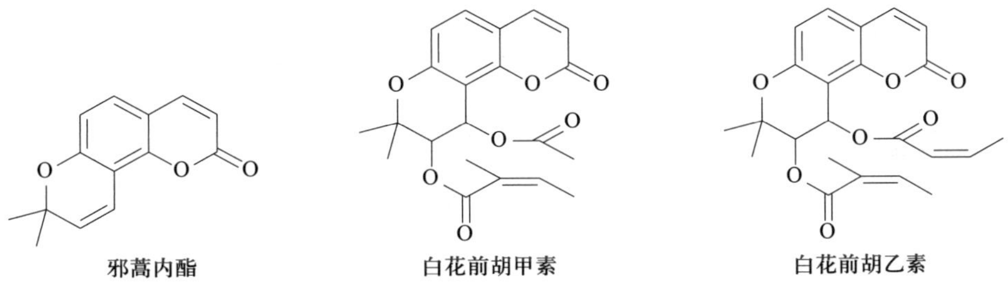

邪蒿内酯　　白花前胡甲素　　白花前胡乙素

4. 异香豆素

异香豆素是香豆素的异构体，可看作邻羧基苯乙烯的内酯。如茵陈中含有的茵陈素具有促进胆汁分泌和排泄的作用。二氢异香豆素在植物中分布较多。如矮地茶中分离得到的岩白莱素，对慢性支气管炎具有一定的疗效；仙鹤草中的仙鹤草内酯，具有解除平滑肌痉挛及抑制肠蠕动的作用。

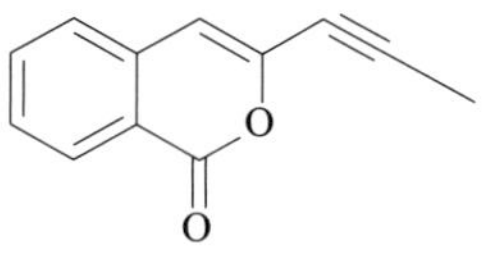

茵陈素 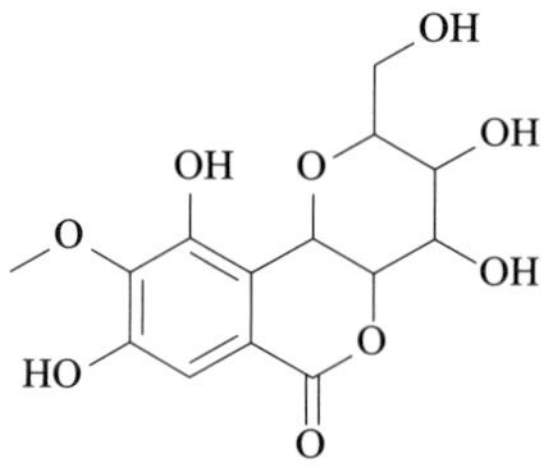　　岩白莱素 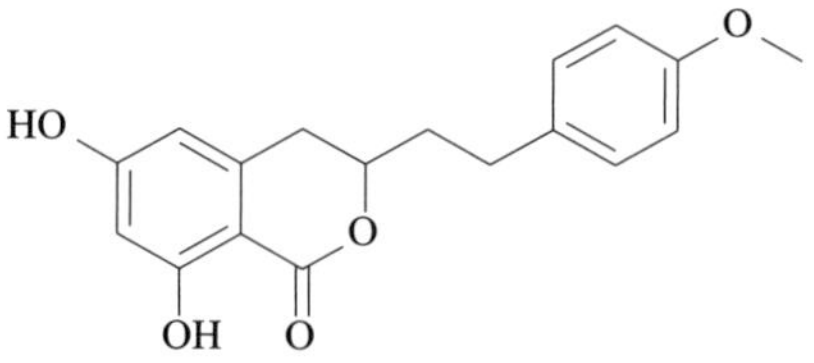　　仙鹤草内酯

5. 其他香豆素

其他香豆素主要有两类。一是在 $\alpha-$ 吡喃酮环上有取代基的香豆素，即在 3 或 4 位上连接苯基、羟基、异戊烯基等取代基。如印度黄檀中的黄檀素，具有显著的增加冠状动脉血流量的作用；从假密环菌中提取得到的亮菌甲素具有保肝利胆、消炎镇痛的功效，目前已开发成注射液。二是两分子香豆素聚合形成的双香豆素，如紫苜蓿中的紫苜蓿酚，具有抗凝血作用；千金子中分离得到的双七叶内酯，具有抗菌、镇静、镇痛的作用。

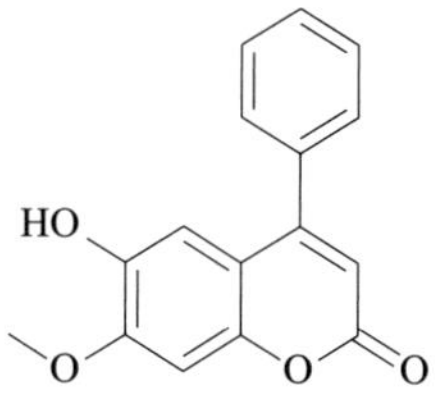

黄檀素 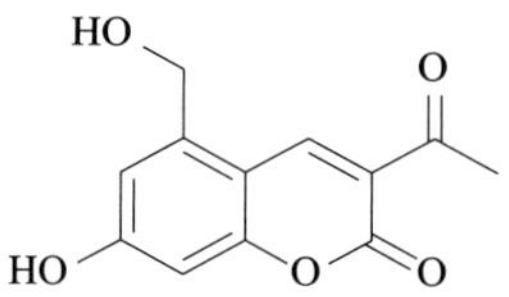　　亮菌甲素

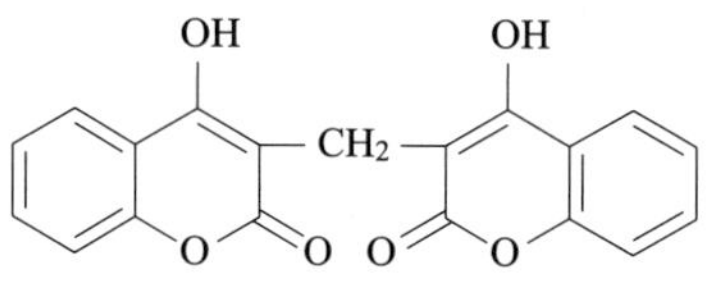

紫苜蓿酚 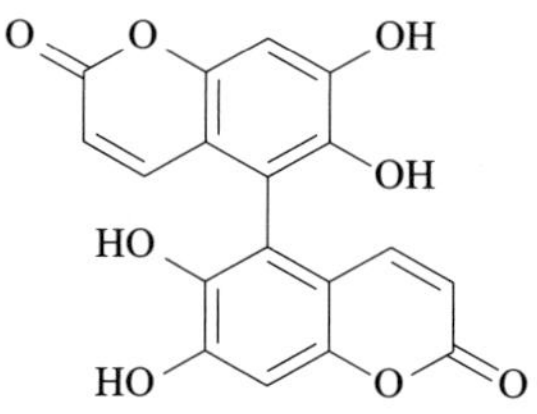　　双七叶内酯

## 二、理化性质

1. 性状

游离香豆素大多为结晶性固体，也有部分香豆素呈玻璃态或液态，有一定的熔点，呈无色至淡黄色。分子量较小的香豆素具有挥发性，能随水蒸气蒸出，并能升华。香豆素苷则多呈粉末状，无香味，无挥发性和升华性。

2. 溶解性

游离香豆素一般不溶或难溶于冷水，可溶于沸水；易溶于甲醇、乙醇、三氯甲烷、乙醚和苯等有机溶剂。香豆素苷能溶于水、甲醇、乙醇，难溶于乙醚、苯等亲脂性有机溶剂。

3. 内酯结构的水解性

香豆素类化合物具有内酯结构，在碱性溶液中加热易水解开环，颜色变黄，生成易溶于水的顺式邻羟基桂皮酸盐，加酸酸化至中性或酸性后又可重新环合恢复内酯结构，呈现亲脂性，使香豆素以沉淀形式析出。这一性质可用于香豆素的提取、分离和鉴别。但如果水解时长时间加热、碱性溶液的浓度过大或受紫外线照射，不稳定的顺式邻羟基桂皮酸盐会转变为稳定的反式邻羟基桂皮酸盐，酸化后不能再环合成原来的内酯结构。

$OH^-$ ⇌ $H^+$　　$OH^-$ 长时间加热　　$H^+$

$COO^-$　$O^-$　$COO^-$　$O^-$　COOH　OH

香豆素　　顺式邻羟基桂皮酸盐　　反式邻羟基桂皮酸盐　　反式邻羟基桂皮酸

4. 荧光性

香豆素类化合物在紫外光（365 nm）照射下多呈现蓝色或蓝绿色荧光，在碱性溶液中荧光更加显著。香豆素母核本身无荧光，但其分子中取代基的种类和位置对荧光的有无和强弱有一定的影响。如香豆素母核 7 位上引入羟基则呈现强烈蓝色荧光，甚至在日光下也能观察到。在 7 位的邻位引入羟基，则荧光会减弱甚至消失。若羟基被甲基化，则荧光减弱，颜色变紫，如 6,7－二甲氧基香豆素。呋喃香豆素荧光较弱，一般为蓝色或褐色。这一性质对提取和检识香豆素有一定意义。

## 三、提取与分离

香豆素类化合物的溶解性、挥发性及内酯结构的水解性常被用于提取分离。需注意的是，香豆素类化合物一般对酸、碱、热比较敏感，易产生次生产物，提取分离时应控制条件。

1. 提取方法

（1）溶剂提取法。根据所提取香豆素类化合物的溶解性，选择不同溶剂进行提取。如提取游离香豆素，可选用亲脂性强的有机溶剂，一般先用石油醚脱脂，再用乙醚、乙酸乙酯进行提取。香豆素苷极性较大，亲水性强，可用水或甲醇、乙醇加热提取。若中药中香豆素的种类较多，可先用甲醇或乙醇将香豆素及其苷一起提取出来，再用不同溶剂依次分离。溶剂提取法提取分离香豆素类化合物流程如图 6－3 所示。

（2）碱溶酸沉法。香豆素类化合物具有内酯环，能在碱性溶液中水解开环形成羧酸盐而溶于水，据此可先用碱性溶液短时间加热提取，提取液冷却后用乙醚等亲脂性有机溶剂除去脂溶性杂质，再加酸酸化使内酯环重新环合，即得游离香豆素。

但需要注意此法在操作过程中，碱的浓度不宜过高，加热时间不宜过长，加热温度不宜过高，以免顺式邻羟基桂皮酸异构化。此外，对酸、碱敏感的香豆素类化合物也不能使用此法。

（3）水蒸气蒸馏法。具有挥发性的小分子游离香豆素可用水蒸气蒸馏法进行提取，并与非挥发性成分分离，但是遇热不稳定的香豆素类化合物不宜使用此法。

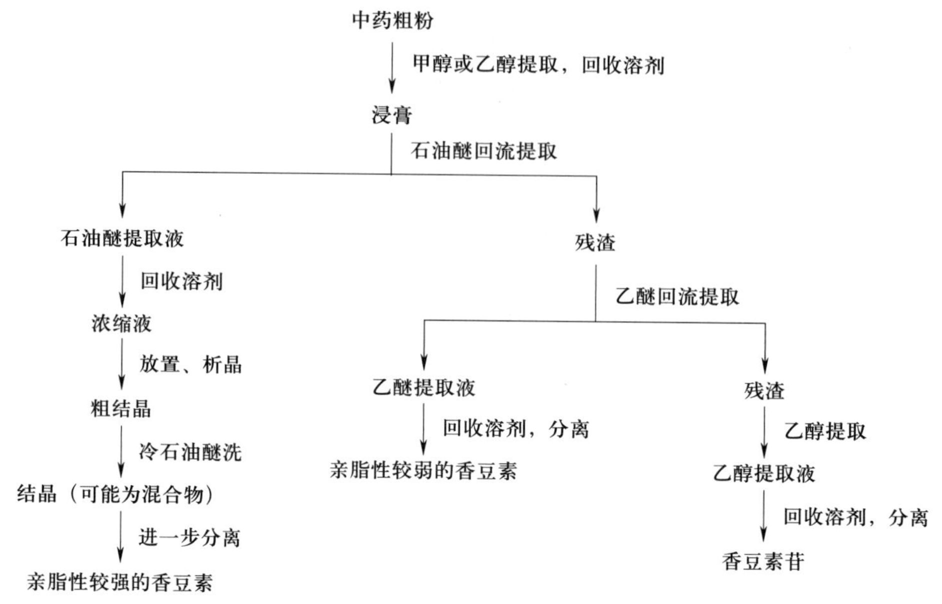

图 6－3　溶剂提取法提取分离香豆素类化合物流程

2. 分离方法

（1）溶剂萃取法。根据游离香豆素和香豆素苷极性不同的特性，先将提取物用水分散，以乙醚或三氯甲烷、乙酸乙酯萃取，可得到游离香豆素。也可用系统溶剂分离法进行分离，如将提取物依次用石油醚、乙醚、乙酸乙酯、正丁醇萃取，将极性不同的成分分离。

（2）色谱法。香豆素的混合物多数情况下用色谱方法才能有效分离。常用的色谱分离方法有柱色谱法、制备薄层色谱法、高效液相色谱法等。

硅胶柱色谱法是最常用的分离方法，可用于分离游离香豆素，洗脱剂可用环己烷－乙酸乙酯、石油醚－丙酮等混合溶剂。分离香豆素苷可使用反相柱色谱法，固定相可选用十八烷基键合硅胶、八烷基键合硅胶等，洗脱剂常用甲醇－水、乙腈－水等。氧化铝一般不用于香豆素的分离。其他色谱法如羟丙基葡聚糖凝胶柱色谱法也可用于香豆素的分离和纯化。由于香豆素结构的不稳定性，在整个提取分离过程中，应随时用薄层色谱法追踪检测，便于及时发现次生产物。

## 四、检识方法

1. 荧光检识

香豆素类化合物在紫外光（365 nm）照射下多呈现蓝色或蓝绿色荧光，此性质可用于初步检识。如《中国药典》（2025 年版）中，秦皮的鉴别项下即有“加热水浸泡，浸出液在日光下可见碧蓝色荧光”的方法，如图 6－4 所示。

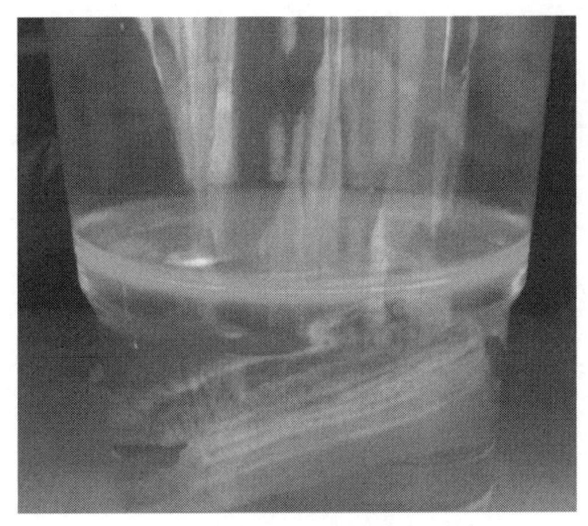

图 6–4　秦皮热水浸出液荧光

2. 化学检识

（1）内酯的显色反应。即异羟肟酸铁反应。香豆素的内酯环在碱性条件下可开环，与盐酸羟胺发生缩合反应生成异羟肟酸，再在酸性条件下与 $Fe^{3+}$ 络合生成异羟肟酸铁而显红色。

$OH^-$　$HONH_2{\cdot}HCl$　$Fe^{3+}$

异羟肟酸　　异羟肟酸铁（红色）

（2）酚羟基的显色反应。香豆素类化合物中的酚羟基可进行下列显色反应：

①三氯化铁反应：具有游离酚羟基的化学成分均可与三氯化铁试剂发生螯合反应，显蓝、棕、绿等颜色。

②重氮化试剂反应：苯环上酚羟基邻位或对位无取代基的香豆素可与重氮盐试剂发生缩合反应，生成偶氮化合物，一般显红色。

$OH^-$ / $H_2O$　$Na_2CO_3$

红色

③ Gibb's 反应和 Emerson 反应：苯环上酚羟基的对位未被取代，则该化合物可与 Gibb's 试剂［2,6– 二氯（溴）苯醌氯亚胺］缩合生成蓝色化合物。香豆素类化合物在碱性条件下（pH 9～10），内酯环水解生成酚羟基，如果其对位（即 6 位）未被取代，可发生 Gibb's 反应而显蓝色。Emerson 反应原理与 Gibb's 反应类似，6 位无取代基的香豆素类化合物在碱性条件下可与 Emerson 试剂（4– 氨基安替比林和铁氰化钾）缩合显红色。

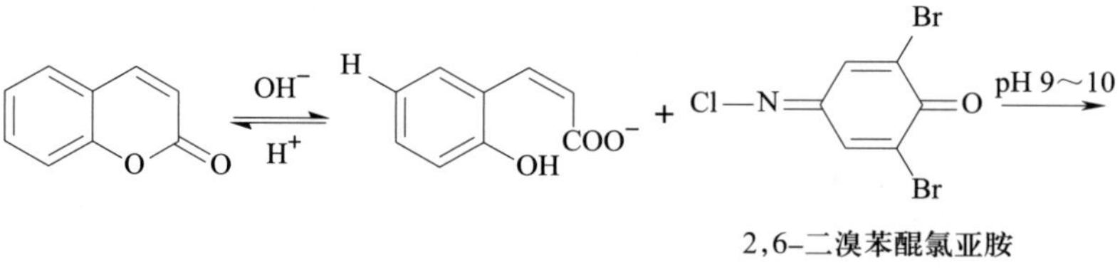
OH⁻
H⁺
pH 9～10
2,6-二溴苯醌氯亚胺

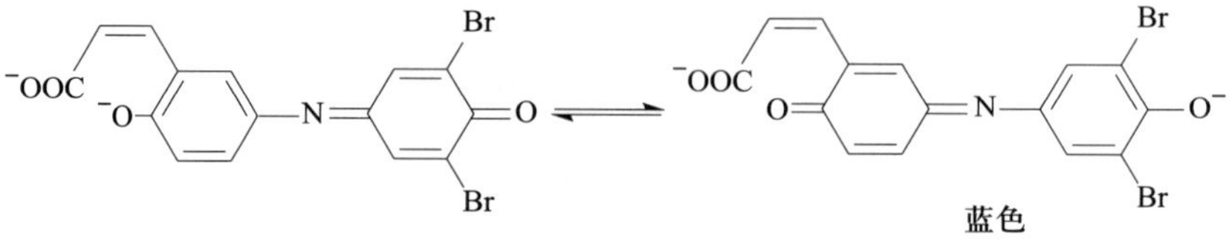
蓝色

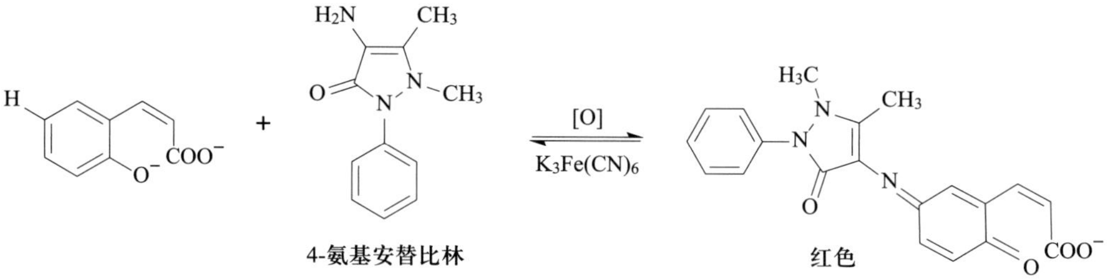
[O]
K₃Fe(CN)₆
4-氨基安替比林
红色

3. 色谱检识

香豆素类化合物一般用薄层色谱法检识，多选择硅胶作为吸附剂。展开剂的极性应与被分离成分的极性相适应，若被分离成分呈弱酸性，展开剂可采用偏酸性的混合溶剂。如游离香豆素可用不同比例的石油醚 - 乙酸乙酯、环己烷 - 乙酸乙酯、苯 - 丙酮等作为展开剂，香豆素苷可用三氯甲烷 - 甲醇、二氯甲烷 - 甲醇 - 水、正丁醇 - 乙酸 - 水（4∶1∶5，上层）等进行展开。被分离成分的 $R_f$ 与母核上羟基数目有关，羟基数目越多，极性越大，$R_f$ 越小；羟基被甲基化后，极性减小，则 $R_f$ 增大；香豆素苷比游离香豆素的 $R_f$ 小。

在紫外光（365 nm）下观察，香豆素类化合物斑点一般显蓝色、紫色等荧光，必要时可用氨气熏或喷 10% 氢氧化钾的醇溶液，使荧光增强。此外，可喷洒显色剂观察颜色变化，常用的显色剂有三氯化铁试剂、异羟肟酸铁试剂等。

# 第二节　木脂素类化合物

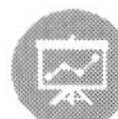

## 学习目标

1. 掌握木脂素类化合物的结构特点。
2. 熟悉木脂素类化合物的理化性质、提取分离和检识方法。
3. 了解木脂素类化合物的分布、生物活性及含有木脂素的常见中药。

## 一、结构与分类

木脂素类化合物是一类由 2 个 C6-C3 单元聚合而成的化合物，广泛分布于植物界，如伞形科、小檗科、菊科、木兰科、樟科等植物，多存在于植物的木质部和树脂中。常见的含木脂素的中药有五味子、细辛、厚朴、牛蒡子、连翘等。在植物体内，木脂素多数呈游离状态，少数与糖结合成苷。木脂素结构中常具有羟基、甲氧基、亚甲二氧基、内酯结构等，多数具有旋光性。

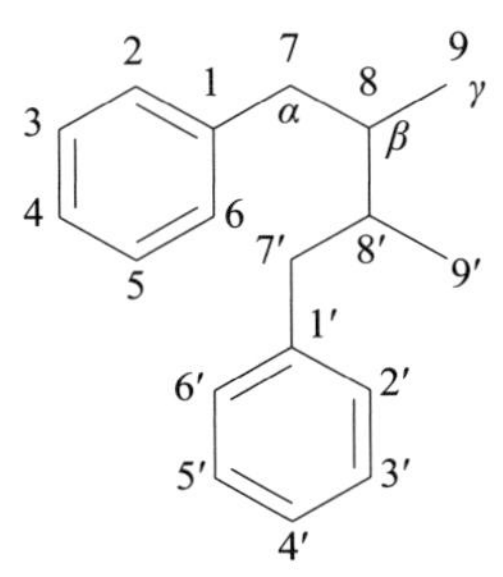


木脂素的母核结构

**【知识链接】**

**木脂素类化合物的生物活性**

木脂素类化合物已被发现有多种生物活性。如五味子中的五味子素有降低血清谷丙转氨酶的作用，能促进肝组织再生，可用于慢性肝炎的治疗；厚朴中的厚朴酚、和厚朴酚在动物实验中显示出特殊而持久的肌肉松弛作用；愈创木树脂中的二氢愈创木脂酸有抑制细菌的作用；牛蒡子中的牛蒡子苷元和细辛中的细辛脂素有抗肾病变的作用；小檗科鬼臼属植物中分离得到的鬼臼毒素可显著抑制癌细胞的增殖，在其结构基础上通过半合成得到的依托泊苷和替尼泊苷具有广谱抗癌活性，对小细胞肺癌、恶性淋巴瘤、白细胞癌和胶质母细胞瘤等具有一定的疗效。

依托泊苷　　替尼泊苷

组成木脂素的单体主要有 4 种：桂皮酸、桂皮醇、丙烯苯、烯丙苯。

COOH　　$CH_2OH$

桂皮酸　　桂皮醇　　丙烯苯　　烯丙苯

根据组成木脂素的 C6-C3 单元连接位置不同，以及其侧链上含氧基团相互缩合形成的结构不同，可将木脂素分为以下几类，具体见表 6－1。

**表 6－1　木脂素类化合物的类型**

| 结构类型 | 结构特点 | 代表性成分 | 生物活性 |
| --- | --- | --- | --- |
| 简单木脂素 | 两个 C6－C3 单元仅通过 β 碳原子连接 | 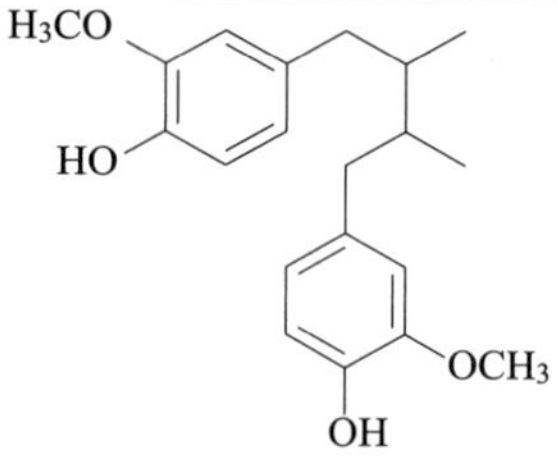 二氢愈创木脂酸 | 抑制癌细胞 |
| 木脂内酯 | 一个 C6－C3 单元的 9－羧基与另一个 C6－C3 单元的 9－羟基缩合形成内酯环 | 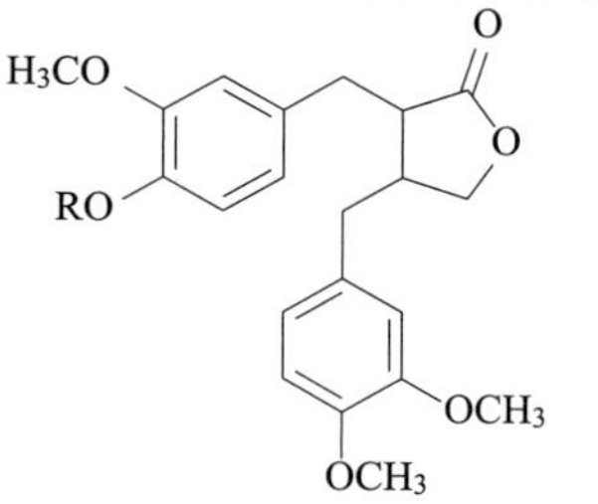 牛蒡子苷元　R=H<br>牛蒡子苷　R=glc | 抗肿瘤和神经保护 |
| 单环氧木脂素 | 侧链部分具有一个四氢呋喃环 | 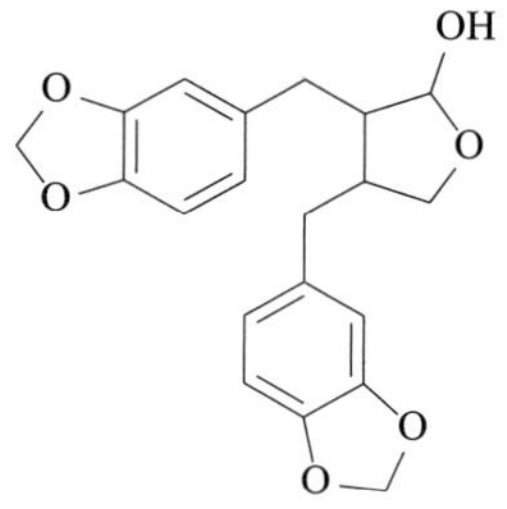 荜澄茄脂素 | 抗病毒 |
| 双环氧木脂素 | 侧链形成 2 个并合的四氢呋喃环 | 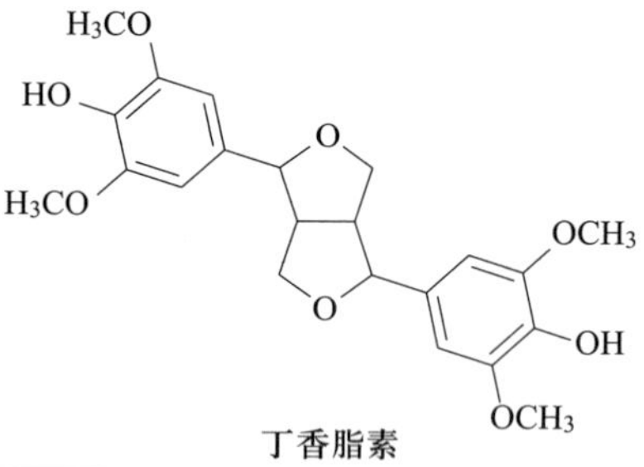 丁香脂素 | 抗炎和抗氧化 |
| 环木脂素 | 由一个 C6－C3 单元的 6 位与另一个 C6－C3 单元的 7 位环合而成 | 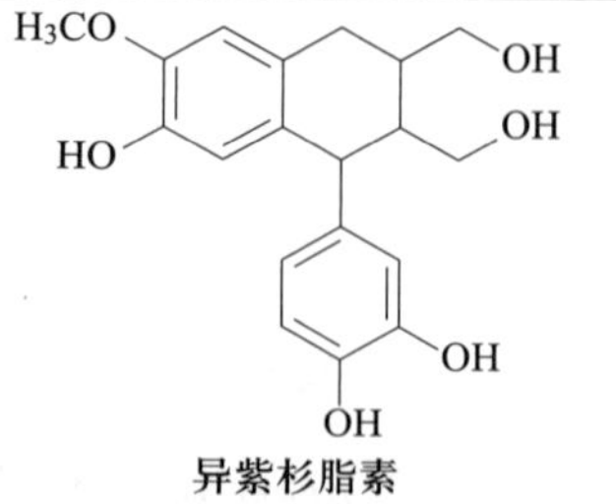 异紫杉脂素 | 抑制癌细胞和抗骨质疏松等 |

续表

| 结构类型 | 结构特点 | 代表性成分 | 生物活性 |
| --- | --- | --- | --- |
| 环木脂内酯 | 在环木脂素的基础上，9位与9′位碳缩合形成内酯环 | 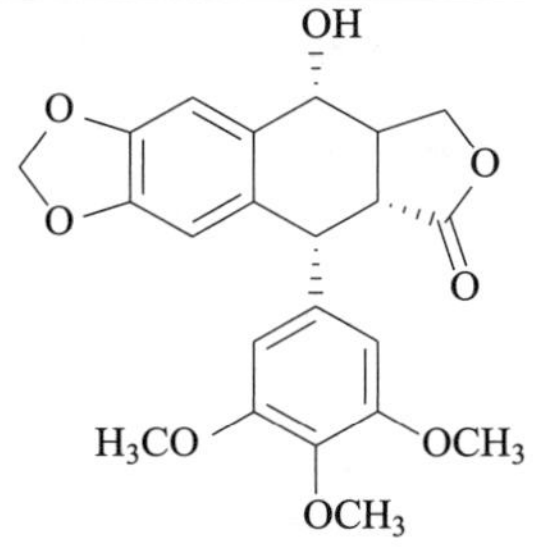 鬼臼毒素 | 抑制疱疹病毒、抑制细胞有丝分裂 |
| 联苯环辛烯型木脂素 | 两个C6-C3单元除$\beta$碳原子连接外，2位与2′位也连接，形成八元环状结构 | 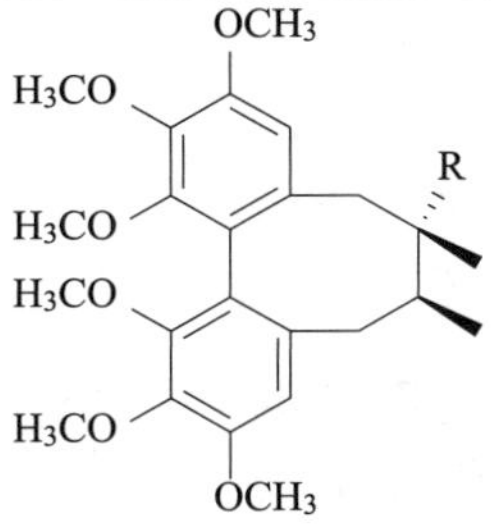 R=H　五味子甲素<br>R=OH　五味子醇甲 | 抑制癌细胞、抗炎和保肝等 |
| 新木脂素 | 两个C6-C3单元通过苯环连接，侧链未氧化 | 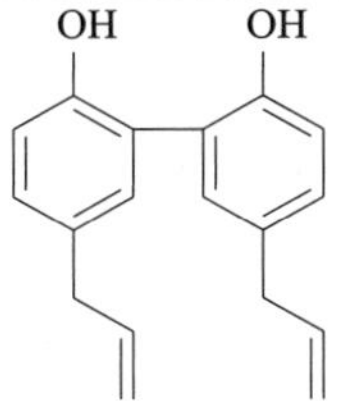 厚朴酚 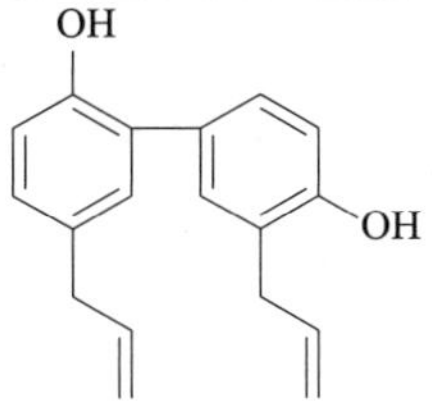　和厚朴酚 | 中枢神经抑制、抗病原微生物、抗氧化、抗肿瘤、降低胆固醇等 |
| 其他 | 不属于以上8种类型的木脂素，如聚木脂素 | 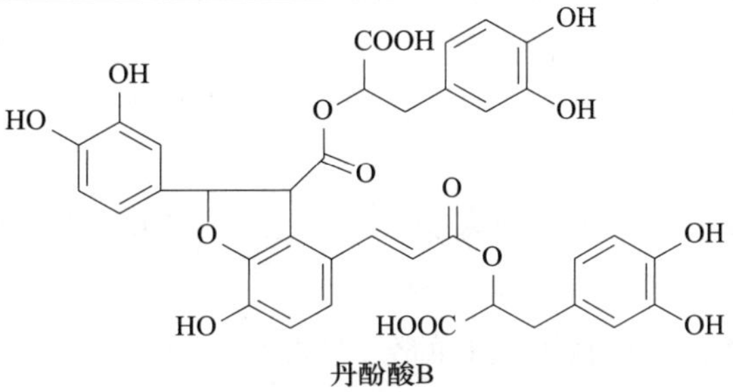 丹酚酸B | 抗氧化、抗肝纤维化、抗肿瘤、脑保护、心脏保护等 |

## 二、理化性质

1. 性状及溶解性

多数木脂素为无色结晶，无挥发性，少数具有升华性，如二氢愈创木脂酸。游离木脂素具有亲脂性，难溶于水，易溶于乙醇、乙醚、三氯甲烷和苯等有机溶剂。木脂素苷水溶性较大。具有酚羟基的木脂素可溶于碱性溶液中。

2. 光学活性与异构化作用

木脂素结构中常有多个手性碳原子或手性中心，故大部分具有光学活性，但遇酸或碱易发生异构化，使构型发生改变。木脂素的生理活性常与构型有关，当构型发生改变，生理活性也可能随之改变。因此在提取分离木脂素的过程中应注意操作条件，避免与酸、碱接触，防止活性丧失或减弱。如鬼臼毒素在碱性溶液中很容易转变为苦鬼臼毒素而失去活性。

NaAc / 乙醇

鬼臼毒素（有活性）　　苦鬼臼毒素（无活性）

另外，木脂素结构中常有酚羟基、甲氧基、亚甲二氧基、醇羟基、内酯环和羧基等取代基，可分别呈现这些取代基所特有的理化性质。

## 三、提取与分离

1. 提取方法

木脂素多为游离型，少数成苷，在植物体内常与大量树脂状物共存，本身在溶剂处理过程中也容易树脂化，这是提取分离木脂素的难点。一般先用乙醇或丙酮等溶剂提取，浓缩得到浸膏后再用三氯甲烷、乙醚等溶剂依次萃取，三氯甲烷、乙醚萃取液中即含游离木脂素粗品。

若想提取木脂素苷，可以参考苷类化合物的提取方法。具有内酯结构的木脂素，可以利用其溶于碱性溶液的性质，使其皂化成盐后与其他脂溶性成分分离。但需注意碱易使木脂素发生异构化，此法不宜用于提取有光学活性的木脂素。

2. 分离方法

分离木脂素的主要方法是吸附柱色谱法，常用吸附剂为硅胶和中性氧化铝，以石油醚 - 乙酸乙酯、石油醚 - 乙醚、苯 - 乙酸乙酯、三氯甲烷 - 甲醇等为洗脱剂，洗脱过程中逐步增加洗脱剂极性，可以获得较好的分离效果。也可采用大孔吸附树脂色谱法、高速逆流色谱法等进行分离。有文献报道，200 mg 五味子提取物通过大孔树脂纯化后，采用高速逆流色谱法分离，得到五味子甲素 48 mg，五味子乙素 18 mg，纯度分别在 98% 和 96% 以上。

## 四、检识方法

1. 化学检识

木脂素结构中常含有酚羟基、亚甲二氧基、内酯结构等，可利用其性质和反应进行木脂素的检识。

（1）酚羟基的检识。可用三氯化铁试剂、重氮化试剂等检识酚羟基。

（2）亚甲二氧基的检识。具有亚甲二氧基的木脂素加浓硫酸后，再加入没食子酸，可显蓝绿色，此反应称为 Labat 反应；Ecgrine 反应中，以变色酸代替没食子酸，并在 70～80 ℃下保持 20 min，可显蓝紫色。

（3）内酯结构的检识。可用异羟肟酸铁反应检识内酯结构。

2. 色谱检识

木脂素没有特征性的化学反应，因此常用色谱法检识。最常用的是硅胶薄层色谱法，展开剂可用石油醚 - 乙酸乙酯、二氯甲烷 - 甲醇、乙酸乙酯 - 甲醇等溶剂系统。木脂素在紫外光下多为暗斑。常用的显色剂有 5% 磷钼酸乙醇溶液（120 ℃加热至斑点明显）、三氯化锑试剂（100 ℃加热 10 min，紫外光下观察）或茴香醛 - 浓硫酸试剂（110 ℃加热 5 min）等。

## 第三节　含苯丙素类化合物的中药提取分离实例

### 实例一　蛇床子中香豆素类化合物的提取分离

蛇床子为伞形科植物蛇床的干燥成熟果实。其性温，味辛、苦，具有燥湿祛风、杀虫止痒、温肾壮阳的功效，用于阴痒带下、湿疹瘙痒、湿痹腰痛、肾虚阳痿、宫冷不孕。

#### 一、主要化学成分及活性

蛇床子中主要含挥发油和香豆素类化合物，包括蛇床子素、欧前胡素、佛手柑内酯、异茴芹内酯、花椒毒素等。

蛇床子素，又称为甲氧基欧芹酚，为棱柱状结晶（乙醚）或针状结晶（稀乙醇），熔点为 83～84 ℃。溶于碱性溶液、甲醇、乙醇、三氯甲烷、丙酮、乙酸乙酯和沸石油醚，不溶于水和冷石油醚。具有扩张血管、抗心律失常、中枢镇静、抗肿瘤等作用。

欧前胡素，又称为前胡内酯，为棱柱状结晶（乙醚）或长细针晶（热水），熔点为 102 ℃。易溶于沸水、三氯甲烷，溶于苯、乙醇、乙醚、石油醚和碱性溶液，不溶于水。具有抗菌、抗过敏、扩张血管、抑制肿瘤细胞增殖等多种作用。

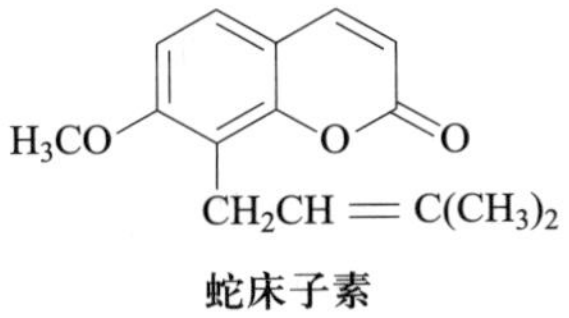

$H_3CO$　O　O　$CH_2CH=C(CH_3)_2$

蛇床子素

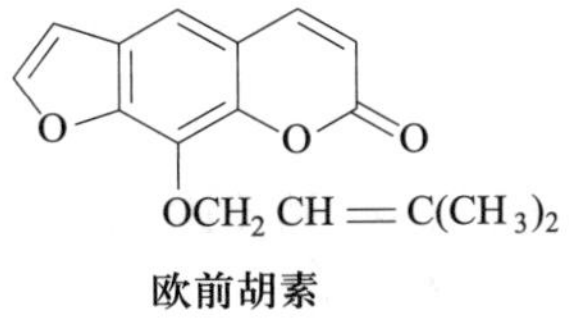

O　O　O　$OCH_2CH=C(CH_3)_2$

欧前胡素

## 二、提取分离流程

1. 工艺流程

蛇床子中香豆素类化合物的提取分离流程如图 6－5 所示。

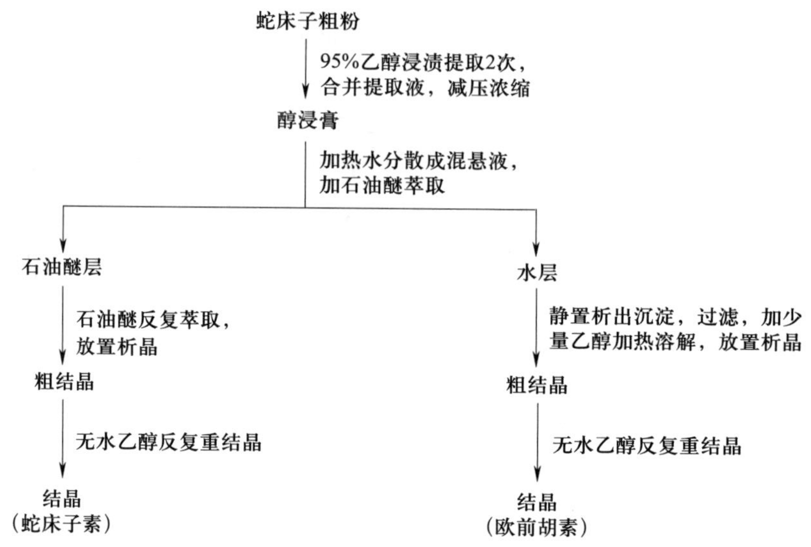


图 6－5　蛇床子中香豆素类化合物的提取分离流程

2. 流程说明

根据蛇床子素、欧前胡素易溶于乙醇的性质，用 95% 乙醇将二者提取出来，然后利用两种成分在热水中的溶解度不同，将二者分离。

# 实例二　牛蒡子中木脂素类化合物的提取分离

牛蒡子为菊科植物牛蒡的干燥成熟果实。其性寒，味辛、苦，具有疏散风热、宣肺透疹、解毒利咽的功效，用于风热感冒、咳嗽痰多、麻疹、风疹、咽喉肿痛、痄腮、丹毒、痈肿疮毒。

## 一、主要化学成分及活性

牛蒡子中主要含有牛蒡子苷，水解后可生成牛蒡子苷元及葡萄糖，此外还含有罗汉松脂酚、络石苷元、牛蒡酚以及脂肪酸等。

牛蒡子苷为白色粉末，熔点为 110～112 ℃。溶于甲醇、乙醇和沸水，不溶于三氯甲烷和乙醚。

牛蒡子苷元为白色结晶（丙酮），熔点为 90～92 ℃。易溶于沸水、三氯甲烷，溶于苯、乙醇和碱性溶液，不溶于水。

现代研究发现牛蒡子苷和苷元具有抗肿瘤和神经保护作用，此外牛蒡子苷元还具有较强的抗炎及免疫调节活性、抗病毒活性以及对热休克反应的抑制活性。

牛蒡子苷元　R=H

牛蒡子苷　R=glc

## 二、提取分离流程

1. 工艺流程

牛蒡子苷元的提取分离流程如图 6－6 所示。

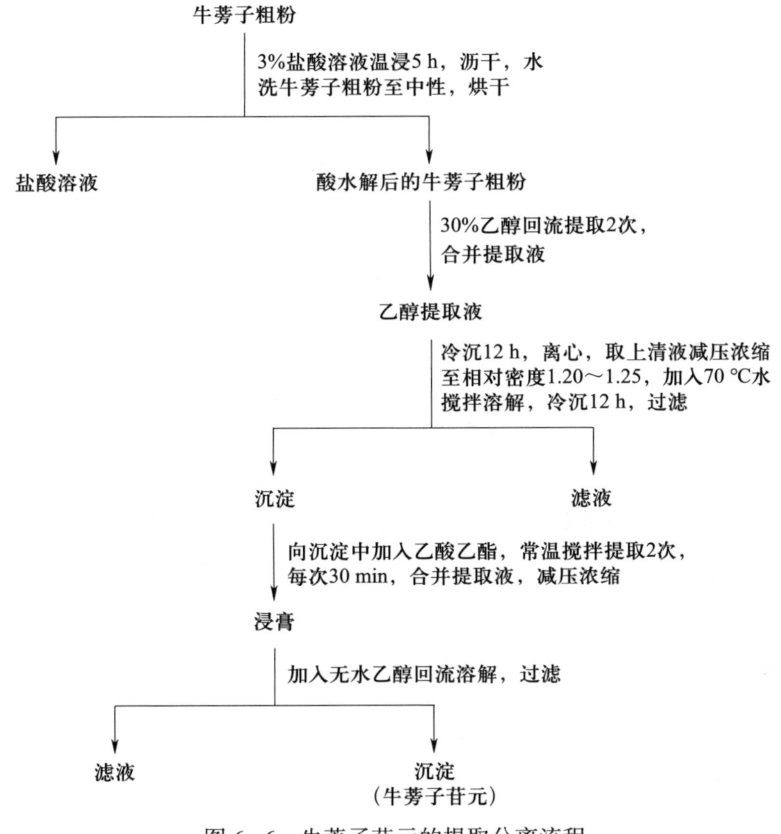


图 6－6　牛蒡子苷元的提取分离流程

2. 流程说明

根据牛蒡子苷在酸性条件下易水解为苷元和糖的性质，将牛蒡子粗粉用盐酸溶液温浸水解，再利用牛蒡子苷元可溶于低浓度乙醇的性质，将水解后的牛蒡子粗粉使用 30% 乙醇回流提取即得。

# 思考与练习

## 一、单选题

1. 香豆素类化合物的基本母核是（　　）。

A. 苯并 α– 吡喃酮　　B. 苯并 γ– 吡喃酮

C. 苯并 α– 呋喃酮　　D. 2– 苯基色原酮

2. 游离香豆素不能采用的提取方法是（　　）。

A. 升华法　　B. 酸溶碱沉法　　C. 碱溶酸沉法　　D. 乙醚提取法

3. 香豆素及其苷能溶于热氢氧化钠溶液，是由于其结构中存在（　　）。

A. 亚甲二氧基　　B. 羟基　　C. 内酯环　　D. 酮基

4. 异羟肟酸铁反应的现象是（　　）。

A. 呈红色　　B. 呈蓝色

C. 呈绿色　　D. 产生黑色沉淀

5. 香豆素及其苷发生异羟肟酸铁反应所需的条件是（　　）。

A. 酸性条件　　B. 碱性条件　　C. 中性条件　　D. 先碱性后酸性

6. 具有亚甲二氧基的木脂素可用（　　）检识。

A. 糠醛形成反应　　B. Emerson 反应

C. Gibb’s 反应　　D. Labat 反应

7. 下列中药中主要含有香豆素类化合物的是（　　）。

A. 牛蒡子　　B. 厚朴　　C. 槐米　　D. 秦皮

8. Gibb’s 试剂为（　　）。

A. 2,6– 二氯（溴）苯醌氯亚胺　　B. 没食子酸 – 硫酸

C. 4– 氨基安替比林与铁氰化钾　　D. 碘 – 碘化钾

## 二、简答题

1. 用适当的方法鉴别下列 2 组化合物。

（1）$H_3CO$–(7-甲氧基香豆素) 与 HO–(7-羟基香豆素)

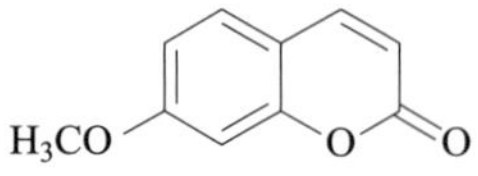

（2）HO–(7-羟基香豆素) 与 HO, HO–(6,7-二羟基香豆素)

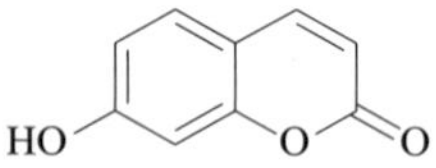

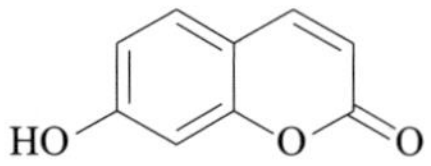

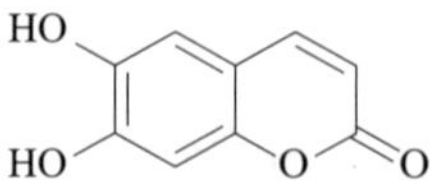

2. 香豆素类化合物的荧光性有哪些影响因素？

3. 采用碱溶酸沉法提取香豆素时，应注意哪些问题？

## 三、实例分析题

中药秦皮中主要含有七叶苷、七叶内酯等香豆素类化合物，请回答下列问题：

1. 如何确定秦皮中含有香豆素类化合物?
2. 请设计从秦皮中提取分离七叶苷与七叶内酯的流程。

# 实训项目五　秦皮中香豆素类化合物的提取分离及检识

## 一、实训目的

1. 掌握利用回流提取法、蒸馏法、重结晶法提取精制秦皮中七叶苷和七叶内酯的操作。
2. 掌握利用显色反应、薄层色谱法检识七叶苷和七叶内酯的操作。

## 二、实训原理

秦皮中的七叶苷和七叶内酯均能溶于热乙醇，可用乙醇加热回流提取二者，再利用七叶苷和七叶内酯在乙酸乙酯中溶解度的差异进行分离。

## 三、实训材料

1. 仪器

回流提取装置、旋转蒸发仪或减压蒸馏装置、蒸发皿、分液漏斗、圆底烧瓶、冷凝管、电子天平、水浴锅、硅胶 $GF_{254}$ 薄层板、紫外光灯、试管、毛细管等。

2. 试剂

95% 乙醇、三氯甲烷、乙酸乙酯、无水硫酸钠、盐酸、盐酸羟胺、甲醇、氢氧化钠、1% 三氯化铁溶液、甲酸、三氯化铁 – 铁氰化钾试液、2% 七叶苷对照品甲醇溶液，2% 七叶内酯对照品甲醇溶液等。

## 四、实训步骤

1. 七叶苷、七叶内酯的提取分离

（1）提取。称取秦皮粗粉 50 g 置于回流提取装置中，加 95% 乙醇回流提取 3 次，每次 1 h，合并提取液，减压浓缩至小体积，转移到蒸发皿中，水浴加热挥干溶剂，即得提取浸膏。

（2）分离。将上述提取浸膏加热水分散成混悬液，转移至分液漏斗中，加等体积三氯甲烷萃取 2 次。水层溶液挥去残留的三氯甲烷，待冷却后，加等体积乙酸乙酯萃取 2 次，合并萃取液。水层溶液置水浴锅上浓缩至适当体积后放置，待析出微黄色结晶，过滤，依次用甲醇、水重结晶，即得七叶苷样品。乙酸乙酯层溶液加无水硫酸钠脱水，减压蒸干，残留物加甲醇溶解，适当浓缩后放置过夜，待析出黄色结晶，过滤，用甲醇重结晶，即得七叶内酯样品。

2. 七叶苷、七叶内酯的化学检识

（1）荧光检识。取两种样品少量，分别加入约 0.5 mL 甲醇溶解，用毛细管吸取滴于滤纸上，在紫外光（365 nm）下观察，然后在斑点上滴加 0.1% 氢氧化钠溶液，观察荧光的变化。

（2）三氯化铁反应。取两支试管，分别加入两种样品少量，再加入约 0.5 mL 甲醇溶解，加入 1% 三氯化铁溶液 2～3 滴，观察现象。

（3）异羟肟酸铁反应。取两支试管，分别加入两种样品少量，再加入约 0.5 mL 甲醇溶解，加盐酸羟胺甲醇溶液数滴，1% 氢氧化钠甲醇溶液 5～6 滴，水浴加热 2 min，放冷后加 5% 盐酸数滴调节 pH 3～4，加 1% 三氯化铁溶液 2～3 滴，观察现象。

3. 七叶苷、七叶内酯的薄层色谱检识

（1）样品：两种样品的 2% 甲醇溶液。

（2）对照品：七叶苷和七叶内酯对照品的 2% 甲醇溶液。

（3）吸附剂：硅胶 $GF_{254}$。

（4）展开剂：三氯甲烷 – 甲醇 – 甲酸（6：1：0.5）。

（5）显色剂：三氯化铁 – 铁氰化钾试液。

## 五、实训注意

1. 提取秦皮中的七叶苷和七叶内酯时，减压回收乙醇不宜过干，转移至蒸发皿时应用相同溶剂少量多次洗涤并转移，以减少样品损失。

2. 萃取时应注意不要剧烈振摇，以免发生乳化，以轻轻旋转萃取为宜。

3. 加无水硫酸钠的目的是脱水，因此盛放乙酸乙酯的容器应预先干燥。

## 六、实训思考

1. 七叶苷和七叶内酯在结构和性质上有何异同？提取分离时利用了二者的什么特性？

2. 萃取分离七叶苷和七叶内酯的操作有哪些注意事项？

3. 如何利用薄层色谱法判断提取分离的结果？

## 七、实训测评

按表 6–2 进行实训测评，并做好记录。

**表 6–2　　秦皮中香豆素类化合物的提取分离及检识实训测评**

| 项目 | 技能测试标准 | 分值 | 得分 | 备注 |
|---|---|---|---|---|
| 准备 | 正确选择实训所需材料 | 5 | | |
| 称重 | 正确使用电子天平 | 5 | | |
| 提取 | 正确搭建和拆卸回流提取装置 | 10 | | |
| | 正确进行加热、计时操作 | 5 | | |
| | 正确进行减压浓缩操作 | 5 | | |
| | 正确进行提取物转移操作 | 5 | | |

续表

| 项目 | 技能测试标准 | | 分值 | 得分 | 备注 |
|---|---|---|---|---|---|
| 分离 | 正确进行萃取操作 | | 5 | | |
| | 萃取过程中能避免严重的乳化现象 | | 5 | | |
| | 正确进行干燥脱水操作 | | 5 | | |
| | 正确进行重结晶操作 | | 10 | | |
| 检识 | 荧光检识 | | 2 | | |
| | 三氯化铁反应 | | 2 | | |
| | 异羟肟酸铁反应 | | 4 | | |
| | 薄层色谱检识 | 点样 | 5 | | |
| | | 展开 | 5 | | |
| | | 显色 | 5 | | |
| | | 观察 | 5 | | |
| 清场 | 拆卸收纳仪器和试剂，清洁台面 | | 2 | | |
| 填写报告 | 正确、完整地填写实训报告 | | 10 | | |
| 总分 | | | | | |
| 结果总结 | | | | | |

# 第七章

# 萜类和挥发油

【学习导航】

黄花蒿是菊科蒿属植物，入药名为“青蒿”，始载于《神农本草经》。其味苦、辛，性寒，归肝、胆经，清透并具，以清为主，清中有透。青蒿中主要含有青蒿素，为具过氧结构的倍半萜内酯，也含有挥发油。青蒿具有清虚热、除骨蒸、解暑热、截疟、退黄的功效，用于温邪伤阴、夜热早凉、阴虚发热、骨蒸劳热、暑邪发热、疟疾寒热、湿热黄疸。

东晋葛洪编著的《肘后备急方》中记载青蒿可以治疗疟疾，“青蒿一握，以水二升渍，绞取汁，尽服之。”这也是我国科学家发现青蒿素，研制抗疟良药的灵感来源。

本章我们共同来学习萜类化合物和挥发油。

## 第一节　萜类化合物

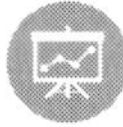

### 学习目标

1. 掌握萜类化合物的结构、分类。
2. 熟悉萜类化合物的理化性质和检识方法。
3. 了解萜类化合物的分布、生物活性及含有萜类化合物的常见中药。

萜类化合物是一类数量庞大、结构多样、生物活性广泛的重要的中药化学成分。从化学结构上看，它是异戊二烯的聚合体及其衍生物，其骨架一般以 5 个碳原子为基本单位，也有少数例外。

经同位素标记等越来越多的实验证明，甲戊二羟酸是萜类化合物生源途径中最关键的前体物。因此，一般认为，由甲戊二羟酸衍生，分子式符合（$C_5H_8$）$_n$ 通式的化合物即为萜类化合物。

萜类在自然界中分布广泛，种类繁多，挥发油、树脂、橡胶等的主要成分均为萜类化合物。常见的含有萜类化合物的中药有穿心莲、青蒿、龙胆、车前草、玄参、山茱萸、栀子、地黄、丹参等。

萜类化合物在植物中多以醇、醛、酮、羧酸、酯和苷等形式存在，少数以含氮、硫衍生物的形式存在。

## 一、结构与分类

萜类化合物一般按异戊二烯单元的数目进行分类，见表 7－1。

**表 7－1　　萜类化合物的分类**

| 名称 | 碳原子数 | 异戊二烯单元数 | 存在形式 |
|---|---|---|---|
| 半萜 | 5 | 1 | 挥发油 |
| 单萜 | 10 | 2 | 挥发油 |
| 倍半萜 | 15 | 3 | 挥发油、苦味素、树脂 |
| 二萜 | 20 | 4 | 树脂、苦味素、叶绿素 |
| 二倍半萜 | 25 | 5 | 海绵、植物病菌代谢物等 |
| 三萜 | 30 | 6 | 皂苷、树脂、角质等 |
| 四萜 | 40 | 8 | 胡萝卜素 |
| 多萜 | ＞40 | ＞8 | 橡胶、巴拉达树脂等 |

根据各萜类化合物分子结构中碳环的有无和数目的多少，可进一步分为链萜、单环萜、双环萜、三环萜、四环萜等等，如链状单萜、单环单萜、双环单萜、双环二萜、四环二萜。

1. 单萜

单萜是指 2 个异戊二烯单元组成的萜类化合物及其衍生物，分布于多种植物中，多为沸点较低（140～180 ℃）的挥发油。单萜的含氧衍生物多具有较强的生物活性和香气，沸点相对较高，是医药、化妆品和食品工业的重要原料。单萜以苷的形式存在时，不具有挥发性，不能随水蒸气蒸馏出来。

单萜可分为链状、单环、双环和草酚酮类，其中以单环和双环两种结构类型数量最多。构成的碳环大多为六元环，也有三元环、四元环、五元环和七元环等。

（1）链状单萜。代表性链状单萜有香叶醇、橙花醇、香茅醇、柠檬醛、香茅醛等。

香叶醇又称牻牛儿醇，是香叶油、玫瑰油、柠檬草油和香茅油等的主要成分，作为香料被广泛应用于化妆品、食品工业中，还具有抗菌、驱虫等作用。

橙花醇存在于橙花油、柠檬草油和其他多种植物的挥发油中，与香叶醇互为顺反异构体。

香茅醇是香叶醇或橙花醇氢化还原后的产物，以左旋体的经济价值较高，具有抑菌作用。

柠檬醛分为反式 $\alpha$－柠檬醛（香叶醛）与顺式 $\beta$－柠檬醛（橙花醛），通常是二者的混合物，以 $\alpha$－柠檬醛为主。柠檬醛在柠檬草油和香茅油中的含量较高，有柠檬香气，具有止腹痛和驱蚊作用。

香茅醛是香茅醇的氧化产物，大量存在于香茅油、桉叶油、柠檬草油中，具有柠檬香气，可用作食用香精，也可用于合成薄荷醇。

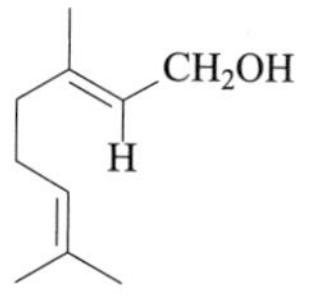

香叶醇 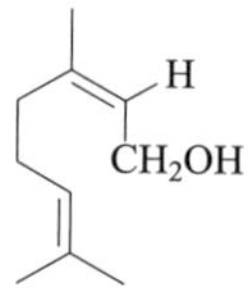　橙花醇 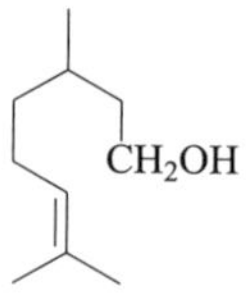　香茅醇

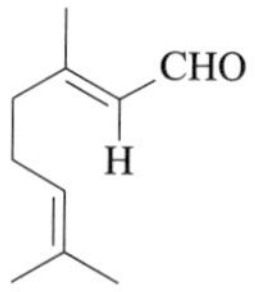

α-柠檬醛　β-柠檬醛 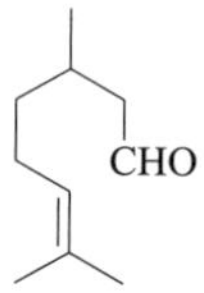　香茅醛

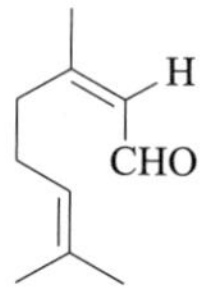

（2）单环单萜。代表性单环单萜有薄荷醇、紫罗兰酮、斑蝥素等。

薄荷醇是薄荷挥发油的主要成分。其左旋体习称薄荷脑。对皮肤和黏膜有清凉和弱麻醉作用，用于镇痛和止痒，亦有防腐和杀菌作用，可透皮吸收。

紫罗兰酮是柠檬醛与丙酮的缩合产物环合后得到的化合物，分为α- 紫罗兰酮和β- 紫罗兰酮。α- 紫罗兰酮具有馥郁的香气，可用于配制高级香料，β- 紫罗兰酮可作为合成维生素A 的原料。

斑蝥素，存在于芫青科昆虫的虫体中。用斑蝥素制备成的*N*- 羟基斑蝥胺试用于治疗肝癌，有一定疗效。

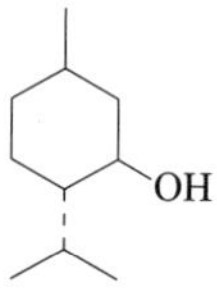

*L*-薄荷醇　α-紫罗兰酮　β-紫罗兰酮 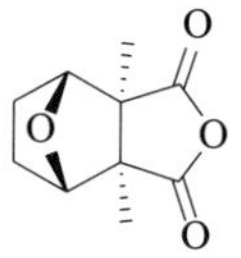　斑蝥素

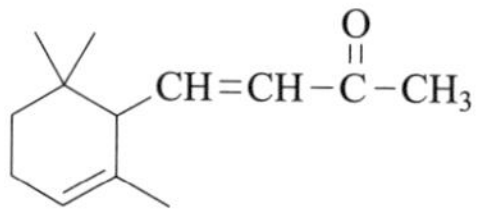

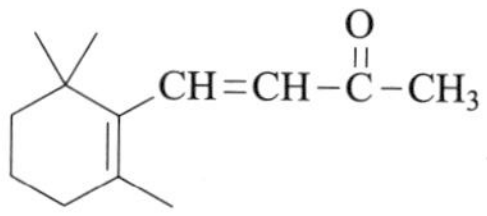

（3）草酚酮。草酚酮是一种变形的单萜，其碳骨架不符合异戊二烯规则，如崖柏素。草酚酮类化合物多具有抗菌活性，但同时多有毒性。

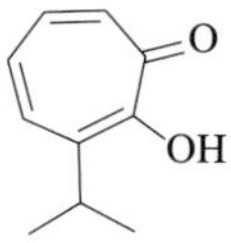

崖柏素

（4）双环单萜。代表性双环单萜有龙脑、樟脑、芍药苷等。

龙脑，入药称冰片，为白色片状结晶，具有似胡椒又似薄荷的香气，有挥发性。其右旋体主要来自樟科植物樟的新鲜枝、叶，左旋体存在于艾纳香全草和野菊花中，合成品为消旋体。有发汗、兴奋、止痉和防虫蛀、抗缺氧功能，它和苏合香配合制成的苏冰滴丸可用于治疗冠心病心绞痛。

樟脑为白色结晶性固体，易升华，具有特殊的芳香气味，有局部刺激作用和防腐作用。天然樟脑中右旋体与左旋体共存，合成品为消旋体。

芍药苷是从芍药根中得到的蒎烷型双环单萜，对小鼠显示出镇静、镇痛、抗炎等生物活性。

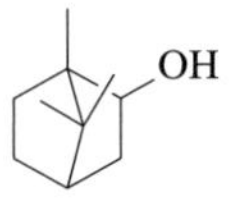

龙脑 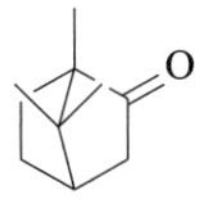　　樟脑 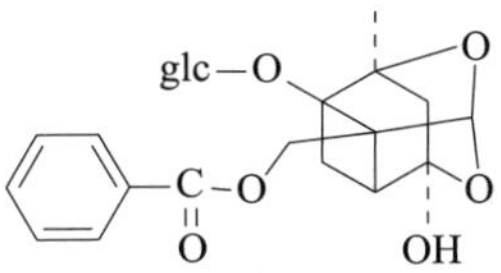　　芍药苷

（5）环烯醚萜。环烯醚萜是臭蚁二醛的缩醛衍生物，是一类特殊的单萜，主要分布于唇形科、茜草科、龙胆科等植物中。目前已从植物中分离并鉴定结构的环烯醚萜绝大多数为苷类，少数为非苷环烯醚萜，还有部分为裂环环烯醚萜。该类化合物含有取代环戊烷环烯醚萜和环戊烷开裂的裂环环烯醚萜两种基本碳架。

栀子苷存在于栀子中，与栀子清热泻火及治疗肾炎水肿的作用有一定的关系，可用作治疗心脑血管、肝胆等疾病及糖尿病的原料药物。

梓醇为中药地黄降血糖的有效成分，还具有抗癌、神经保护、抗炎、利尿及抗肝炎病毒等作用。我国含梓醇的植物资源相当丰富，为梓醇新药开发提供了资源保证。

龙胆苦苷在龙胆、当药及獐牙菜等植物中均有存在，是龙胆的主要有效成分和苦味成分，味极苦，将其稀释为 1 : 12 000 的水溶液，仍有显著苦味。龙胆苦苷在氨的作用下可转化成龙胆碱。

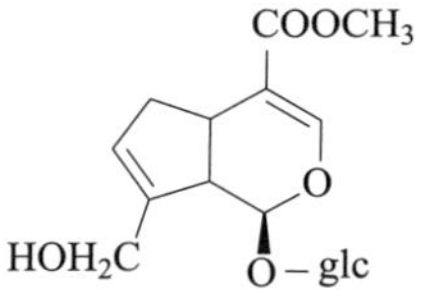

栀子苷 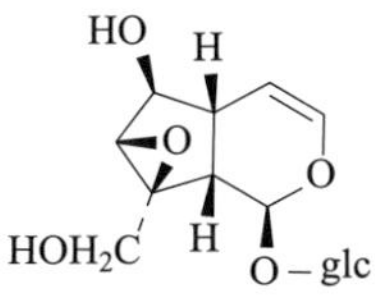　　梓醇 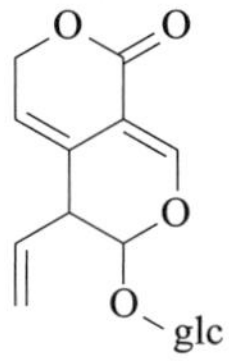　　龙胆苦苷

2. 倍半萜

倍半萜的基本碳骨架由 15 个碳原子，即 3 个异戊二烯单元构成，大多与单萜共存于植物挥发油内，是挥发油高沸程部分（250～280 ℃）的主要组分。倍半萜的含氧衍生物多有较强的香气和生物活性。倍半萜活性一般强于单萜，是医药、食品、化妆品工业的重要原料。

倍半萜类化合物多以醇、酮、内酯或苷的形式存在，是萜类化合物中种类最多的一类。按碳环数目分类，可分为无环（链状）、单环、双环、三环及四环等，其碳环可有五元、六元、七元环甚至十二元大环。

（1）无环倍半萜。代表性无环倍半萜有金合欢烯、金合欢醇、橙花叔醇等。

金合欢烯存在于枇杷叶、生姜、洋甘菊等的挥发油中，有 $\alpha$、$\beta$ 两种构型。

金合欢醇存在于金合欢花油、橙花油、香茅中，是高级香料的原料。

橙花叔醇又称苦橙油醇，具有苹果香，是橙花油的主要成分之一。

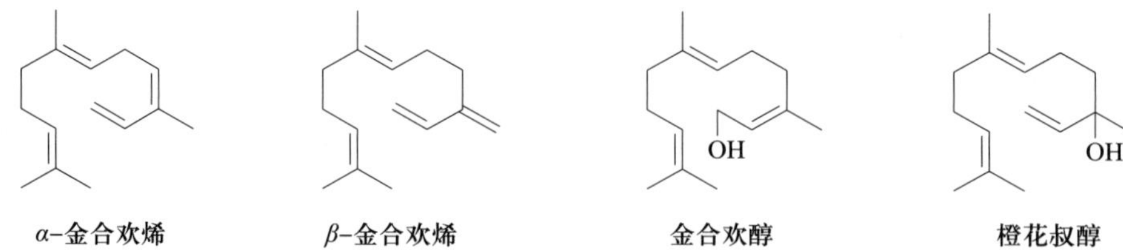


α-金合欢烯　β-金合欢烯　金合欢醇　橙花叔醇

（2）单环倍半萜。青蒿素是从菊科植物黄花蒿中分离得到的倍半萜过氧化物，具有显著的抗恶性疟疾的作用。青蒿素具有高效、速效等优点，缺点是半衰期短、水溶性小、临床复发率高，影响临床应用。对其结构进行修饰后获得一批新药，如将青蒿素还原成双氢青蒿素（内酯羰基还原成半缩醛羟基）；若与丁二酸（琥珀酸）生成水溶性的青蒿琥酯，可制成注射剂，疗效亦提高 9 倍；若甲基化制成蒿甲醚，抗疟活性提高 6～8 倍，临床复发率由 48% 降至 7%。

青蒿素　双氢青蒿素　青蒿琥酯　蒿甲醚

（3）双环倍半萜。棉酚存在于棉籽中，为有毒的黄色液体，具有抑制精子产生和活动的作用，尚有抗菌杀虫活性，但因副作用大，未用于临床。

棉酚

薁类化合物的结构特征是五元环和七元环并合，如圆叶泽兰苦内酯，具有抗肿瘤活性；莪术醇，临床用于治疗肿瘤。

薁　圆叶泽兰苦内酯　莪术醇

3. 二萜

二萜是由 4 个异戊二烯单元构成、含 20 个碳原子的萜类化合物，广泛分布于植物界，许多植物分泌的乳汁、树脂等以二萜类衍生物为主，尤以松科、柏科植物最为普遍。许多二萜的含氧衍生物具有多方面的生物活性，如紫杉醇、穿心莲内酯、雷公藤内酯、甜菊苷等。除植物外，细菌代谢产物中也发现二萜，海洋生物中也含有较多的二萜衍生物。

（1）无环二萜。无环二萜目前发现的种类很少，常见的有存在于植物中的植物醇，与叶绿素中的卟啉环结合成酯。曾作为合成维生素 E 和维生素 $K_1$ 的原料。

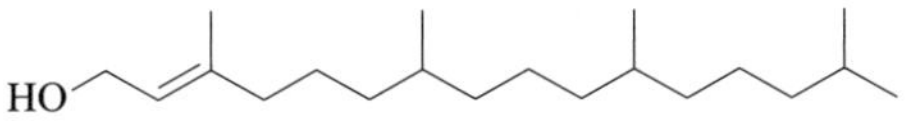

HO

植物醇

（2）单环二萜。维生素 A 是一种重要的脂溶性维生素，主要存在于动物肝脏中，特别是鱼肝中含量较丰富，是保持正常夜间视力的必需物质。

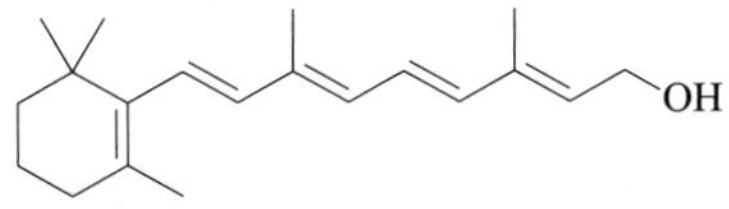

OH

维生素A

（3）双环二萜。穿心莲内酯存在于穿心莲中，具有祛热解毒、消炎止痛的功效，临床治疗急性菌痢、胃肠炎、咽喉炎等。与亚硫酸钠反应可制成穿心莲内酯磺酸钠，制备水溶性注射剂。

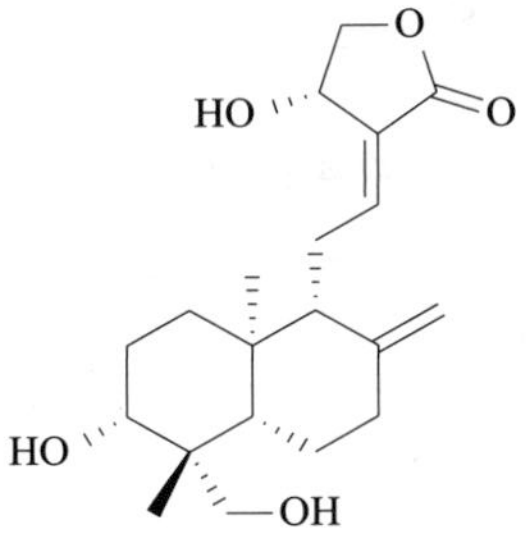

O HO O HO OH

穿心莲内酯

（4）多环二萜。包括三环二萜紫杉醇、雷公藤内酯及四环二萜甜菊苷等。

紫杉醇又称红豆杉醇，最早从短叶红豆杉的树皮中分离得到，具有聚合和稳定微管的作用，临床用于治疗卵巢癌、乳腺癌和肺癌。

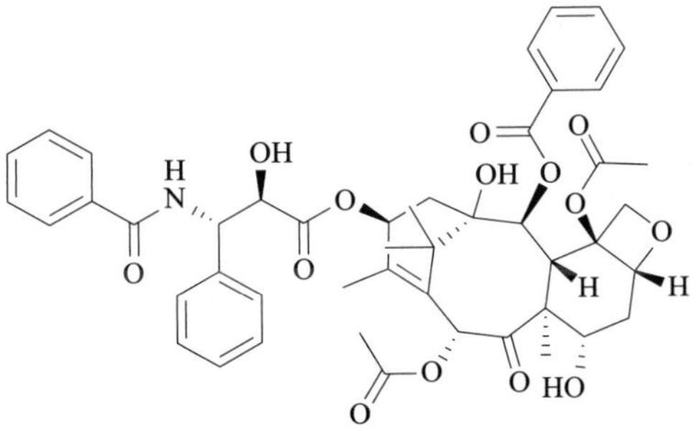

O O H N OH OH O O O O O H H O O O HO

紫杉醇

雷公藤内酯是从雷公藤根中分离出来的抗肿瘤活性物质，具有免疫抑制、抗炎、抗肿瘤等活性。

甜菊苷为甜叶菊中所含有的主要甜味成分，甜度约为蔗糖的 300 倍。

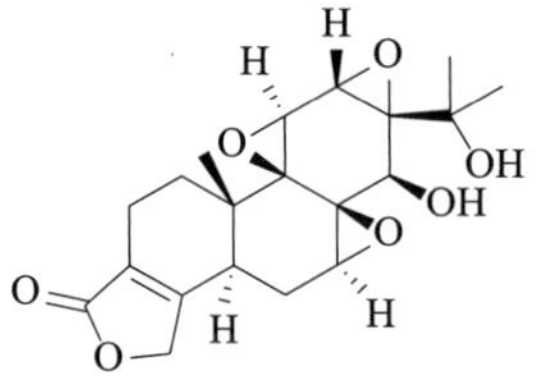

雷公藤内酯 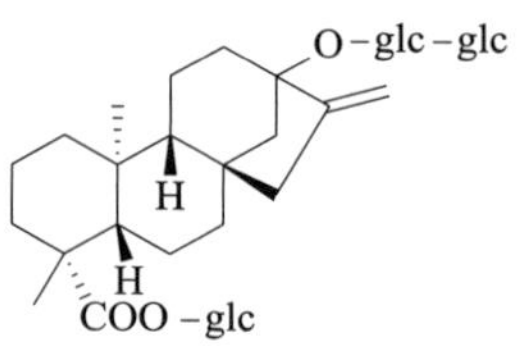　　甜菊苷

4. 二倍半萜

二倍半萜为 5 个异戊二烯单元构成的、含 25 个碳原子的化合物，多为结构复杂的多环化合物，数量较少。目前已发现天然的二倍半萜主要分布在蕨类植物、植物病原菌、海洋生物海绵、地衣及昆虫分泌物中。蛇孢假壳素 A 是从植物病原菌中分离出的二倍半萜，有阻止白藓菌、毛滴虫菌等生长发育的作用。

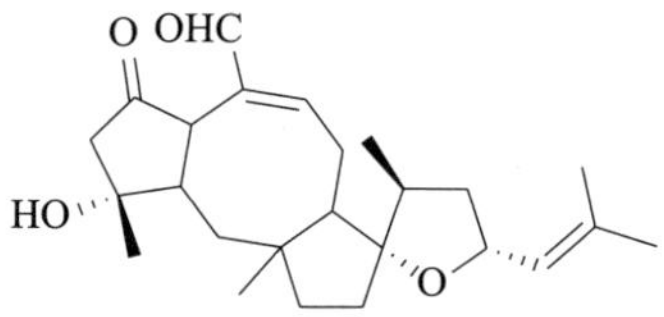

蛇孢假壳素A

5. 三萜、四萜及多萜

三萜类化合物的基本骨架由 30 个碳原子组成，以四环、五环型为多数。三萜类化合物在自然界分布很广，性质独特，将在本书第八章皂苷类化合物中详述。

四萜类由 8 个异戊二烯单元组成。结构上左右对称或近于对称，在植物体内通常是数种同类物质混合存在。异戊二烯单元数大于 8 的化合物称为多萜，如杜仲胶。四萜以胡萝卜素为典型代表，两端为 2 个异戊二烯单元组成的六元环，中间由 4 个异戊二烯单元组成的碳链连接。胡萝卜素广泛存在于胡萝卜、南瓜、柑橘及其他植物中，以 $\beta$- 胡萝卜素最多，其在人体内可转化为两分子维生素 A。

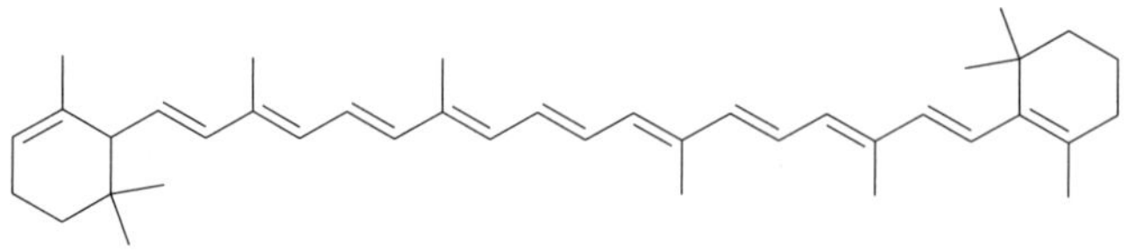

胡萝卜素

## 二、理化性质

1. 性状

单萜和倍半萜多为油状液体，其含氧衍生物常温下多为低熔点固体，具有挥发性，可随

水蒸气蒸馏。部分倍半萜及二萜、三萜等为固体，随分子量的增加及取代基的增多而熔点升高，不具挥发性，不随水蒸气蒸馏。

2. 气味

单萜和倍半萜多具有特殊香气。萜类化合物多具有苦味，有的味极苦，所以萜类化合物又称苦味素。但有的萜类化合物具有很强的甜味，如甜菊苷的甜味是蔗糖的300倍。

3. 旋光性

大多数萜类化合物结构中含有多个手性碳，具有光学活性，也因此有多种立体异构体。

4. 溶解性

萜类化合物亲脂性强，易溶于醇及亲脂性有机溶剂，难溶于水。随着含氧基团的增加以及与糖成苷，其水溶性增加。具内酯结构的萜类化合物能溶于碱性溶液，酸化后，又重新析出，此性质可用于具内酯结构的萜类化合物的分离与纯化。

薁类化合物溶于石油醚、乙醚、乙醇、甲醇等有机溶剂，不溶于水，溶于强酸，可用60%～65%硫酸或磷酸提取薁类化合物，提取液加水稀释后，薁类化合物即沉淀析出。

5. 化学反应

（1）加成反应。含有双键和羰基的萜类化合物，可发生加成反应，其产物往往具有结晶性。如含羰基的萜类化合物可与亚硫酸氢钠发生加成反应，生成结晶性产物，加成产物中加酸或加碱可使其分解，复原为原来的萜类化合物。

（2）氧化反应。不同氧化剂在不同的条件下，可以将萜类化合物中各种基团氧化，生成各种不同的氧化产物。常用的氧化剂有臭氧、三氧化铬等。

（3）脱氢反应。脱氢反应是研究萜类化合物结构的一类很有价值的反应，通常在惰性气体的保护下，用铂黑或钯做催化剂，将萜类化合物与硫或硒共热（200～300 ℃）而实现脱氢。

**【知识链接】**

**地黄和玄参炮制后变黑的原因**

环烯醚萜类化合物的1位多有羟基，且常与糖成苷，因多有极性基团而具亲水性，易溶于水、亲水性有机溶剂，难溶于亲脂性有机溶剂，成苷后亲水性更强。环烯醚萜苷对酸很敏感，其苷键极易被酸水解，生成的苷元为半缩醛结构，性质不稳定，易发生氧化聚合反应，同时使颜色变深，难以得到结构不变的结晶性苷元。地黄及玄参中均含有环烯醚萜类化合物，这是其在炮制后变成黑色的原因。

## 三、提取与分离

1. 提取方法

单萜和倍半萜多为挥发油的组成成分，其提取分离方法将在第二节挥发油中介绍。环烯醚萜多以苷的形式存在，亲水性较强，故多用甲醇或乙醇为溶剂进行提取，并注意避免接触酸，以防其发生水解。

游离的萜类化合物具有较强的亲脂性，溶于甲醇、乙醇中，易溶于三氯甲烷、乙酸乙酯、苯、乙醚等亲脂性溶剂中。这类化合物一般用乙醇或甲醇提取后，再用亲脂性有机溶剂萃取。其中倍半萜内酯类化合物容易发生结构重排，要尽可能避免使用酸、碱处理。二萜类化合物易聚合树脂化，所以宜选用新鲜或迅速晾干的中药为提取原料。

2. 分离方法

（1）结晶法。利用在不同溶剂中萜类化合物的溶解度不同进行分离。有些萜类化合物的提取液回收到小体积时，往往有结晶析出，滤得结晶，再以适量的溶媒重结晶，可得到纯的萜类化合物。

（2）柱色谱法。常用的吸附剂有硅胶、中性氧化铝等，其中应用最多的是硅胶。洗脱剂通常选用极性小的有机溶剂，如石油醚、环己烷、乙醚、苯、三氯甲烷等或不同比例的混合溶剂，如石油醚 - 乙酸乙酯、苯 - 三氯甲烷等，通过调节溶剂的比例适应不同极性的萜类化合物的分离。

（3）利用特殊基团分离。具有内酯结构的萜类化合物，可利用其在碱性溶液中加热开环、酸化又环合的性质，与不具有内酯结构的萜类化合物相分离。碱性萜类化合物可利用其在酸性溶液中成盐溶解，加碱又游离析出的性质与非碱性的萜类化合物分离。具有碳碳双键、羰基的萜类化合物，可与某些试剂加成，生成结晶性加成物，加成物在适当条件下，又能分解恢复原来的结构，从而实现分离。

## 四、检识方法

1. 取代基显色反应

萜类化合物碳骨架复杂多样，绝大多数缺乏专属性理化检识反应。目前对萜类化合物的检识主要通过酚羟基、羰基、内酯等的显色反应进行，如三氯化铁反应、异羟肟酸铁反应等。

2. 环烯醚萜的显色反应

环烯醚萜类化合物分子结构中具有半缩醛羟基，性质活泼，能与酸、碱、羰基化合物和氨基酸产生颜色反应，可用于定性检测。如京尼平与氨基酸在加热条件下反应所形成的蓝紫色沉淀，与皮肤接触也能使皮肤染成蓝紫色。

# 第二节　挥发油

## 学习目标

1. 掌握挥发油的组成、理化性质、提取分离和检识方法。
2. 熟悉薄荷、八角茴香、青蒿等代表性中药的主要化学成分和生物活性。
3. 了解挥发油的分布、生物活性及含有挥发油的常见中药。

## 一、概述

挥发油又称精油，是一类具有芳香气味油状液体的总称。在常温下能挥发，可随水蒸气蒸馏。

挥发油在植物界分布很广，在菊科、芸香科、伞形科、姜科和樟科等植物中分布最多。含有挥发油的中药很多，如菊科的苍术、泽兰、木香等，柏科的侧柏，伞形科的柴胡、当归、川芎、白芷、小茴香等，唇形科的薄荷、荆芥、紫苏、广藿香等，芸香科的花椒、香橼、吴茱萸等，木兰科的厚朴、八角茴香、辛夷等，樟科的樟木、肉桂等。同一植物不同部位所含挥发油的组成成分不同；同一植物相同部位，在不同时间采集挥发油，其组成成分也不同。挥发油大多数呈油滴状，也有与树脂、黏液质共存者，还有的以苷的形式存在。植物中挥发油的含量一般在 1% 以下，少数可达 10%，如丁香中丁香油含量为 14%～21%。

挥发油一般具有局部刺激作用，还有祛痰、止咳、平喘、健胃、解热、镇痛、抗菌、消炎等功效。同时，又是香料、食品、化妆品工业等重要的原料。

## 二、挥发油的组成

挥发油是一种混合物，组成比较复杂，一种挥发油中常含有数十种乃至数百种成分，如在保加利亚玫瑰油中已发现了 270 余种化合物。按化学结构分类，可将挥发油中所含的化学成分分为以下 4 类。

1. 萜类化合物

挥发油的组成成分中，萜类化合物占比最大，主要是单萜、倍半萜及其含氧衍生物，如柠檬烯、薄荷醇、樟脑等。

2. 芳香族化合物

挥发油中的芳香族化合物大多是苯丙素衍生物，如肉桂中的桂皮醛、丁香中的丁香酚等。

3. 脂肪族化合物

挥发油中的脂肪族化合物多为小分子化合物，一般少于 15 个碳，具有挥发性。如松节油中的正庚烷、鱼腥草中的甲基正壬酮和人参中的人参炔醇等。

4. 其他类化合物

少数挥发油中有含硫和含氮的化合物。芥子油中由芥子苷水解而得到的异硫氰酸烯丙酯含有氮和硫；大蒜挥发油中含有多种硫醚类化合物，如大蒜辣素、反式大蒜烯、二硫杂环戊烯等。挥发油的组成见表 7－2。

**表 7－2　挥发油的组成**

| 组成成分 | 特点 | 代表性成分 |
|---|---|---|
| 萜类化合物 | 以单萜、倍半萜为主 | 柠檬烯　薄荷醇（OH）　樟脑（O） |

续表

| 组成成分 | 特点 | 代表性成分 |
| --- | --- | --- |
| 芳香族化合物 | 多具有C6－C3基本骨架 | 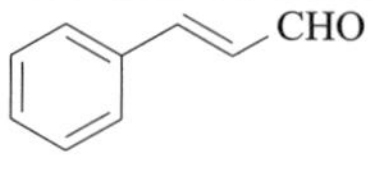 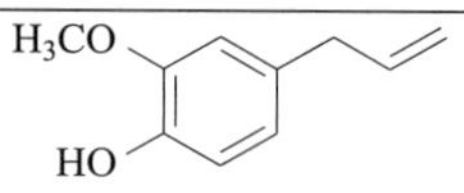 桂皮醛　丁香酚 |
| 脂肪族化合物 | 多为小分子化合物 | 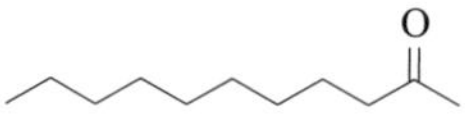 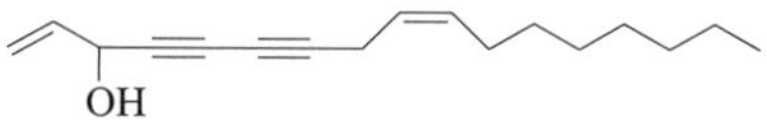 甲基正壬酮　人参炔醇 |
| 其他类化合物 | 含硫或含氮 | 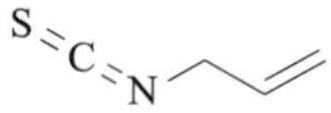 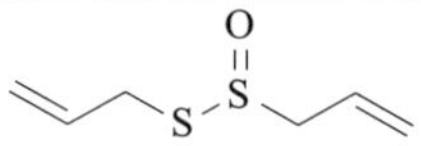 异硫氰酸烯丙酯　大蒜辣素 |

## 三、理化性质

1. 性状

挥发油大多为无色或淡黄色的油状液体，少数具有颜色，如麝香草油显红色，桂皮油显红棕色，洋甘菊油显蓝色等。大多数挥发油具有强烈的香气和辛辣味，少数有其他特殊的气味，如鱼腥草油有腥气，土荆芥油有臭气。挥发油在常温下为透明液体，低温时有些挥发油中主要成分可析出结晶，这种析出物习称为“脑”，如薄荷脑、樟脑等。滤除脑的挥发油称为“脱脑油”。

2. 挥发性

挥发油可挥发，常温下滴在纸上能自行挥发而不留任何油迹，可借此与脂肪油相区别。

3. 物理常数

折光率、旋光度、相对密度等物理常数是检识挥发油的重要依据。挥发油由多种成分组成，无确定的沸点和凝固点，可随水蒸气蒸馏；多数比水轻，也有的比水重（如丁香油、桂皮油），相对密度为0.840～1.070；挥发油几乎均有光学活性，旋光度一般为－97°～+117°，折光率为1.43～1.62，折光率是挥发油质量鉴定的重要依据之一。常见挥发油的物理常数见表7－3。

**表7－3　常见挥发油的物理常数**

| 名称 | 折光率（20 ℃） | 旋光度（20 ℃） | 相对密度（20 ℃） |
| --- | --- | --- | --- |
| 薄荷素油 | 1.456～1.466 | －17°～－24° | 0.888～0.908 |
| 桉油 | 1.458～1.468 | －5°～+5° | 0.895～0.920 |
| 橙皮油 | 1.472～1.474 | +90°～+99° | 0.842～0.846 |
| 枸橼油 | 1.474～1.476 | +57°～+66° | 0.849～0.855 |
| 茴香油 | 1.528～1.538 | +12°～+24° | 0.951～0.975 |
| 丁香油 | 1.528～1.537 | －2°～0° | 1.038～1.060 |
| 八角茴香油 | 1.553～1.560 | －2°～+1° | 0.975～0.988（25 ℃） |
| 肉桂油 | 1.602～1.614 | －10°～+10° | 1.055～1.070 |

4. 溶解性

挥发油易溶于有机溶剂，如石油醚、乙醚、三氯甲烷、苯和二硫化碳等；在乙醇中的溶解度随乙醇浓度的增高而增大，在高浓度乙醇中可全溶。挥发油难溶于水，在水中只能溶解极少量，溶解的部分主要是含氧化合物，如薄荷醇在水中的溶解度为0.05%。挥发油的饱和水溶液称为芳香水剂，如薄荷水，在药物制剂中作为矫味剂。

5. 稳定性

挥发油对光、空气和热均比较敏感，长期接触会逐渐氧化变质使其相对密度增加，颜色变深，失去原有的香气，并逐渐聚合成树脂样物质，故挥发油宜贮存在棕色瓶中，密闭低温保存。

6. 化学常数

（1）酸值。酸值代表挥发油中游离羧酸和酚类成分的含量。以中和1 g挥发油中含有的游离羧酸和酚类成分所需要的氢氧化钾毫克数来表示。

（2）酯值。酯值代表挥发油中酯类成分的含量。以水解1 g挥发油中酯类成分所需要的氢氧化钾毫克数表示。

（3）皂化值。以中和并皂化1 g挥发油所需的氢氧化钾毫克数来表示。事实上，皂化值等于酸值和酯值之和。

## 四、提取与分离

1. 提取方法

（1）蒸馏法。根据操作方式的不同，可将蒸馏法分为共水蒸馏和水蒸气蒸馏两种。

共水蒸馏是将已粉碎的药材放入蒸馏器中，加水浸泡，直火煮沸，使挥发油与水蒸气一起蒸出。此法操作简单，但因受热温度过高，有可能使挥发油中的某些成分分解，同时高温还可能使药材焦化，所得挥发油的芳香气味发生改变，影响挥发油的质量。

水蒸气蒸馏法是从药材中提取挥发油最常用的方法，可将药材粗粉加水浸泡后，通入水蒸气，则挥发油受热随水蒸气同时蒸馏出来。此方法具有产率较高、产量大、适合大多数挥发油的提取等优点，但耗时、耗能，某些在加热条件下不稳定的挥发油不能采用此方法提取。

蒸馏法得到的馏出液，大多因挥发油难溶于水而油水分层，如果挥发油在水中溶解度稍大，不易分层，可采用盐析法，使挥发油自水中析出，再用低沸点有机溶剂萃取，低温蒸去萃取溶剂即得挥发油。

（2）溶剂提取法。此法适用于对热不稳定的挥发油的提取，用低沸点的有机溶剂如乙醚、石油醚等回流提取（30～60 ℃）或冷浸，提取液低温蒸去溶剂即得浸膏。此法所得浸膏含杂质较多，原料中其他脂溶性成分如树脂、油脂、蜡等也同时被提出。可利用乙醇对脂溶性杂质的溶解度随温度下降而降低的特性除去杂质，一般用热乙醇溶解浸膏，放置冷却，滤除杂质，减压蒸去乙醇可得较纯的挥发油。

（3）冷压法。挥发油含量较高的原料，如柑橘、柠檬果皮等，可经撕裂、捣碎冷压后静置分层，或用离心机分出油分，即得挥发油粗品。此法在常温下进行，可保持挥发油的新鲜香味，但所得挥发油含有水分、黏液质及细胞组织等杂质，需进一步处理。同时此法也很难将挥发油全部压榨出来，需再将压榨后的原料进行水蒸气蒸馏，才能使挥发油提取完全。

（4）超临界流体萃取法。该法是一种新的提取技术，具有低温、提取率高、无溶剂残留等特点，所得的挥发油气味芳香纯正，收得率高。大蒜、生姜、八角茴香、丁香、紫苏、桂花、玫瑰、柠檬等的挥发油提取均已采用此法，虽然该法设备投资较大，但在制药、食品工业有良好的应用前景。

2. 分离方法

从植物中提取出来的挥发油往往为混合物，可根据需求作进一步分离与纯化，以获得单体成分，常用方法如下：

（1）冷冻法。将挥发油置于 0～20 ℃环境下，使含量高的成分析出结晶（脑），即可与挥发油中的其他成分分离，析出的结晶再经重结晶可得纯品。该法优点是操作简单，但有时分离不完全。如薄荷油冷至 −10 ℃，12 h 后析出第一批粗脑，继续在 −20 ℃冷冻 24 h 后可析出第二批粗脑，粗脑加热熔融，在 0 ℃冷冻即可得较纯的薄荷脑。

（2）分馏法。挥发油中的成分大多对热不稳定，分馏时宜减压进行，按温度的不同一般可将馏分分为 3 段：低沸程馏分（35～70 ℃ /1.333 kPa）为单萜烯类化合物；中沸程馏分（70～100 ℃ /1.333 kPa）为单萜含氧化合物，包括醛、酮、醇、酚和酯等；高沸程馏分（100～140 ℃ /1.333 kPa）为倍半萜及其含氧衍生物。

（3）化学法。用酸（碱）溶碱（酸）沉法或利用取代基的特性制备成相应的衍生物等进行分离。

分离挥发油中的碱性成分，可将挥发油溶于乙醚中，用 1%～2% 的盐酸或硫酸萃取，分取水层，碱化后用乙醚萃取，蒸去乙醚即得碱性成分。

分离挥发油中的酸性成分，可将挥发油溶于乙醚中，先以 5% 碳酸氢钠溶液进行萃取，分出水层，酸化后用乙醚萃取，蒸去乙醚即得酸性成分。乙醚层继续用 2% 氢氧化钠溶液萃取，分出水层，酸化后用乙醚萃取，蒸去乙醚即得弱酸性成分。

分离挥发油中的醇类成分，可使其与邻苯二甲酸酐反应生成酸性酯，再将生成物溶于碳酸钠溶液，用乙醚萃取未反应的挥发油。碳酸钠溶液经皂化反应可得到原有的醇类成分，再用乙醚萃取即得。

$$\underset{\text{醇}}{R{-}OH} + \underset{\text{邻苯二甲酸酐}}{C_6H_4(CO)_2O} \xrightarrow{\text{吡啶}} \underset{\text{酸性酯}}{C_6H_4(COOH)(COOR)} \xrightarrow[\text{皂化}]{NaOH} C_6H_4(COONa)_2 + \underset{\text{醇}}{R{-}OH}$$

对于含羰基化合物的挥发油，常用亚硫酸氢钠或吉拉德（Girard）试剂，使挥发油中的羰基化合物（醛、酮成分）转变为亲水性的加成物而分离，亚硫酸氢钠只能与醛类和部分酮类化合物形成加成物，而吉拉德试剂则与所有含羰基的化合物反应。

①亚硫酸氢钠法：向含有羰基化合物的中性挥发油乙醚溶液中加入 30%～40% 亚硫酸氢钠水溶液，低温短时间振摇萃取，分取加成物（一般为结晶），加酸或加碱使加成物分解，生成原来的羰基化合物。

$SO_3^-Na^+$　CHO　$SO_3^-Na^+$　$\xleftarrow{\text{过量}NaHSO_3}$　CHO　$\underset{NaOH}{\overset{NaHSO_3}{\rightleftharpoons}}$　OH　$SO_3^-Na^+$

②吉拉德试剂法：向中性挥发油的乙醚溶液中加入吉拉德试剂乙醇溶液，并加入 10% 乙酸以促反应的进行，加热回流，待反应完成后加水稀释，用乙醚萃取，分取水层，酸化，再用乙醚萃取，蒸去乙醚可得原羰基化合物。

R R C=O　+　$H_2NHN$ O $N^+$　⇌　R R C=NHN O $N^+$

羰基化合物　　吉拉德试剂 P　　吉拉德腙

化学法分离挥发油的流程如图 7-1 所示。

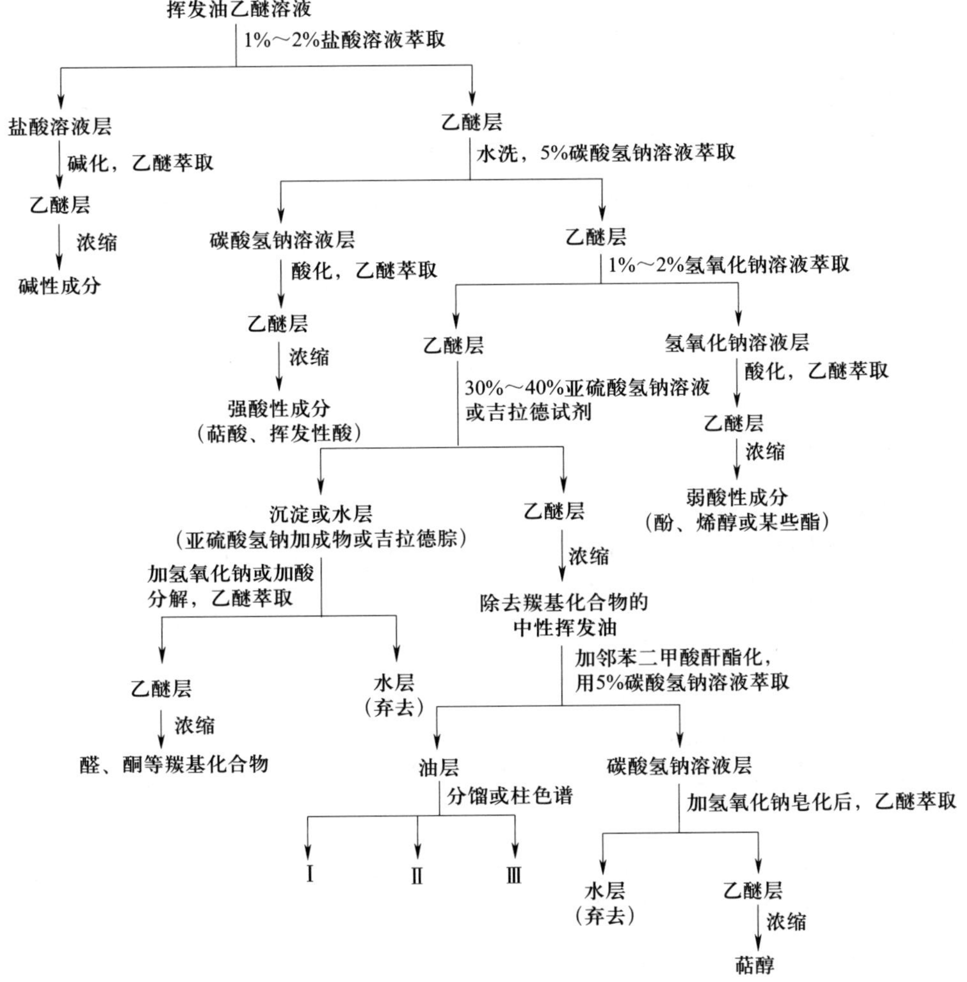


图 7-1　化学法分离挥发油的流程

（4）色谱分离法。由于挥发油组成成分复杂，一般先用蒸馏法、化学法初步分离后，再用色谱法分离，以吸附柱色谱应用最多。

色谱法常以硅胶、氧化铝为吸附剂，或采用硝酸银络合色谱法分离双键异构体。洗脱时可先用石油醚洗脱，再用不同比例的石油醚－乙酸乙酯进行梯度洗脱。

硝酸银络合色谱的分离机制为：硝酸银可以与双键形成 π 络合物，而双键数目与位置不同的化合物形成络合物的难易程度不同，形成的络合物稳定性也有差别，可利用此差异进行分离。一般硝酸银的加入量为 2.0%～2.5%。如 α－细辛醚、β－细辛醚和欧细辛醚的混合物，通过用 2% 硝酸银处理的硅胶柱后，可按 α－细辛醚（反式双键）、β－细辛醚（顺式双键）、欧细辛醚（末端双键）的顺序先后洗脱。

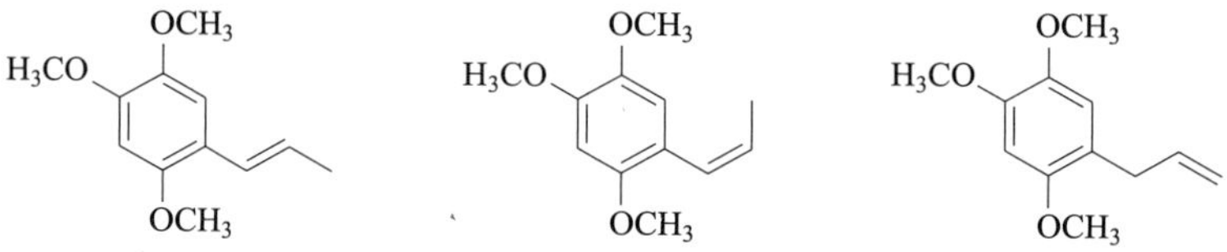

$OCH_3$ $H_3CO$ $OCH_3$ α-细辛醚　　$OCH_3$ $H_3CO$ $OCH_3$ β-细辛醚　　$OCH_3$ $H_3CO$ $OCH_3$ 欧细辛醚

【知识链接】

**分子蒸馏（Molecular Distillation）技术**

分子蒸馏技术分离挥发油具有操作温度低（比常规真空蒸馏温度低 50～100 ℃）、受热时间短（仅为几秒或几十秒）、分离程度及产品收率高等优点。如应用分子蒸馏技术分离精制桉叶油，可使其桉叶醇含量由 45.0% 提高到 90.0%～95.0%。在医药工业有良好的发展前景。

## 五、检识方法

1. 挥发性试验

将样品溶液滴在滤纸上，室温放置，若能挥发而不留痕迹，表明样品为挥发油，若油斑不消失，则为脂肪油。

2. 理化常数测定

相对密度、旋光度、凝固点、折光率是鉴定挥发油常用的物理常数。进行物理常数测定时，一般先测折光率，如果折光率不合格，则其他常数不必再测定。酸值、酯值、皂化值、pH 是挥发油重要的化学常数，也是表示其质量的重要指标。

3. 取代基的鉴定

（1）酚羟基。向挥发油的乙醇溶液中加入三氯化铁的乙醇溶液，如出现蓝色、蓝紫色或绿色，表示挥发油中有酚类化合物存在。

（2）羰基。向挥发油的乙醇溶液中加入 2,4－二硝基苯肼或氨基脲、羟胺，如产生结晶性沉淀，则表明存在醛或酮类化合物。

（3）不饱和化合物和薁类化合物。向挥发油的三氯甲烷溶液中滴加 5% 溴的三氯甲烷溶液，若溴的红棕色退去，表明含有不饱和化合物。继续滴加溴的三氯甲烷溶液，如呈蓝色、紫色或绿色，表示有薁类化合物存在。

4. 色谱检识

（1）薄层色谱法。吸附剂常用硅胶 G 或Ⅱ～Ⅲ级中性氧化铝。挥发油的组成较复杂，若各组分极性相差较小，选用一种合适的展开剂展开即可。若各组分极性差别较大，用极性小的展开剂（如石油醚、己烷、苯）可将单萜烃、倍半萜烃分离，但极性较大的含氧衍生物会留在原点，如图 7－2 所示。用极性较大的展开剂（如石油醚 － 乙酸乙酯），含氧衍生物可以得到分离，极性小的萜烃类则被推至溶剂前沿，如图 7－3 所示。故在实际工作中可采用单向二次色谱法。

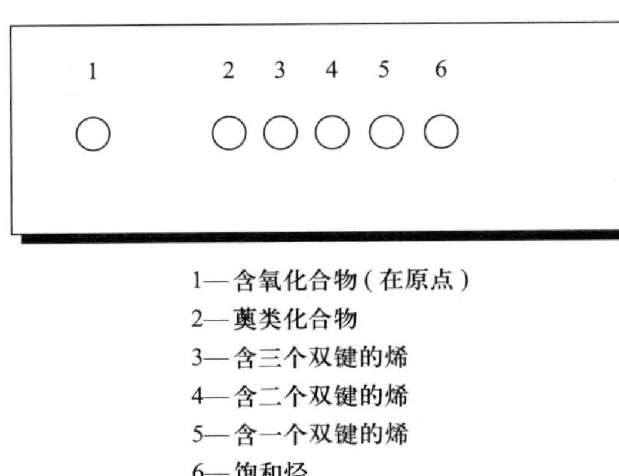


图 7－2　小极性展开剂展开

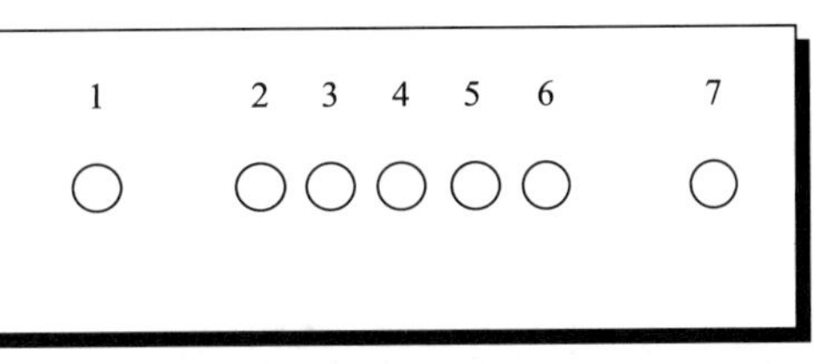


1— 原点（应不残留有任何物质）
2— 酸
3— 醇、酚
4— 醛、酮
5— 酯
6— 醚
7— 烃（集中在展开剂前沿成一点）

图 7－3　大极性展开剂展开

点样后，先用极性较大的展开剂展开，当展开剂前沿达到薄层板的中线时，取出薄层板，挥去展开剂，再用极性较小的展开剂展开。经过两次展开后，挥发油中极性较大的含氧衍生物和极性小的萜烃都能得到分离。也可采用双向二次色谱法。

挥发油常用的显色剂有两大类。一类是通用显色剂，如香草醛 － 浓硫酸或茴香醛 － 浓硫酸等，喷后于 105 ℃加热，挥发油中各种成分显不同颜色；另一类是挥发油中各类取代基的显色剂，常见的有以下几种：

①溴酚蓝试剂：为 pH 指示剂，若显黄色斑点，表明有酸性成分存在。

②2% 高锰酸钾水溶液：若在粉红色背景上产生黄色斑点，表明含有不饱和化合物。

③三氯化铁试剂：若斑点显绿色或蓝色，表明含有酚类化合物。

④2,4－ 二硝基苯肼试剂：若斑点显黄色，表明含有醛或酮类化合物。

⑤异羟肟酸铁试剂（盐酸羟胺 － 三氯化铁）：若斑点显淡红色，可能含有酯或内酯。

（2）气相色谱 － 质谱（GC－MS）联用法。对于挥发油中未知成分的检识，常选用气相色谱 － 质谱联用法。该法已成为对化学组成复杂的挥发油进行定性分析的有力手段，大大提高了挥发油分析鉴定的速度和研究水平。现多采用气相色谱－质谱－数据系统（GC－MS－DS）联用法，分析时，首先将样品注入气相色谱仪内，各组分经分离后依次进入分离器，浓缩后又依次进入质谱仪，质谱仪对每一组分进行检测和结构分析，并与数据库进行比对，对质谱碎片加以解析。

# 第三节　含萜类和挥发油的中药提取分离实例

## 实例一　青蒿中青蒿素的提取分离

青蒿为菊科植物黄花蒿的干燥地上部分，具有清虚热、除骨蒸、解暑热、截疟、退黄等功效，用于治疗温邪伤阴、夜热早凉、阴虚发热、骨蒸劳热、暑邪发热、疟疾寒热、湿热黄疸。

### 一、主要化学成分及活性

青蒿中主要含有挥发油、香豆素、黄酮等成分。其抗疟的有效成分青蒿素为倍半萜类化合物，治疗疟疾具有速效、低毒的优点。

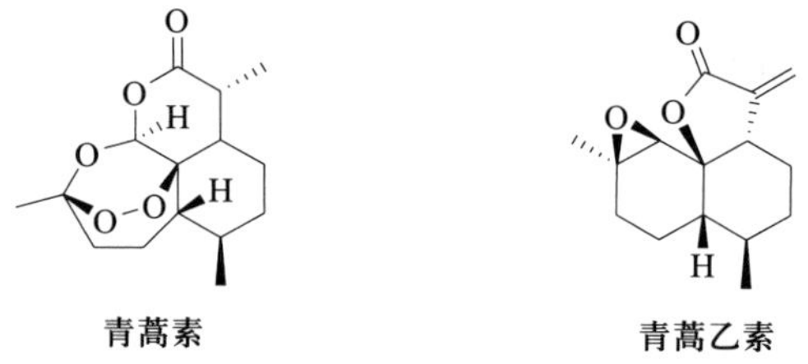


青蒿素为无色或白色针状结晶，味苦，熔点为 150～153 ℃。在丙酮、乙酸乙酯、三氯甲烷、苯及冰醋酸中易溶，在乙醇和甲醇、乙醚及石油醚中可溶解，在水中几乎不溶。

青蒿乙素，又称青蒿素 B，为白色粉末，易溶于氯仿、二氯甲烷、乙酸乙酯等溶液，在水中几乎不溶。

### 二、提取分离流程

1. 工艺流程

黄花蒿中青蒿素的提取分离流程如图 7－4 所示。

2. 流程说明

青蒿素在热水中易分解，因此将黄花蒿粗粉用乙醚低温冷浸提取，再利用柱色谱分离吸附性不同的化合物。

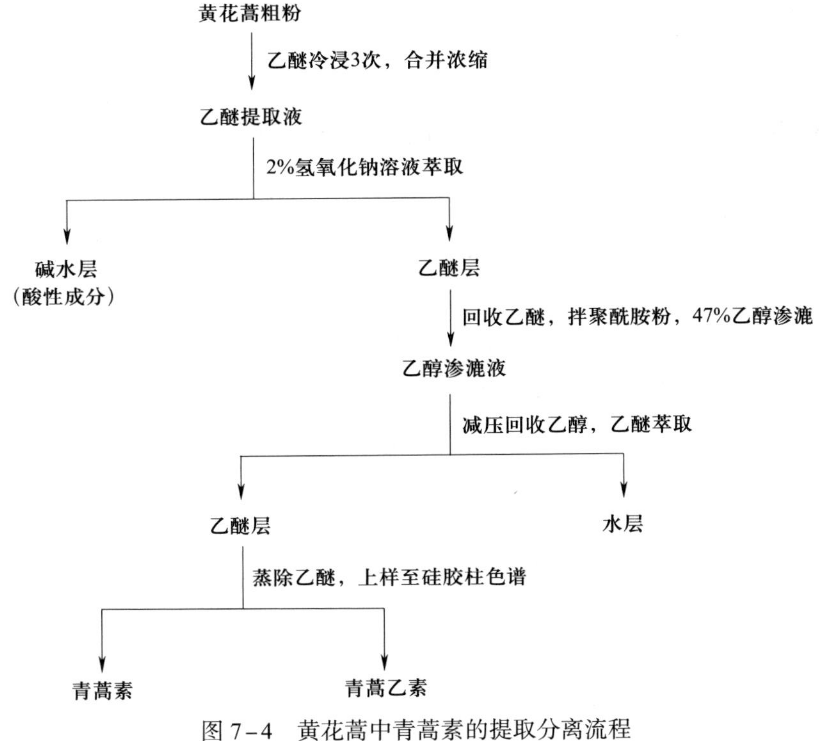


图 7-4　黄花蒿中青蒿素的提取分离流程

## 实例二　薄荷中薄荷脑的提取分离

薄荷为唇形科植物薄荷的干燥地上部分，具有疏散风热、清利头目、利咽、透疹、疏肝行气等功效，主要用于风热感冒、风温初起、头痛、目赤、喉痹、口疮、风疹、麻疹、胸胁胀闷。

### 一、主要化学成分及活性

薄荷油为无色或淡黄色透明油状液体，有特异清凉香气，味初辛、后凉。存放日久，色渐变深。薄荷油中主要含薄荷醇（约 60%），此外还有薄荷酮、异薄荷酮、莰烯、蒎烯、月桂烯、柠檬烯等成分。

OH　　O

薄荷醇　　薄荷酮

薄荷油可溶于乙醇、三氯甲烷、乙醚等有机溶剂，低温放置可析出“薄荷脑”，即薄荷醇结晶。

## 二、提取分离流程

1. 工艺流程

薄荷中薄荷脑的提取分离可通过分馏或结晶来实现，如图 7－5、图 7－6 所示。

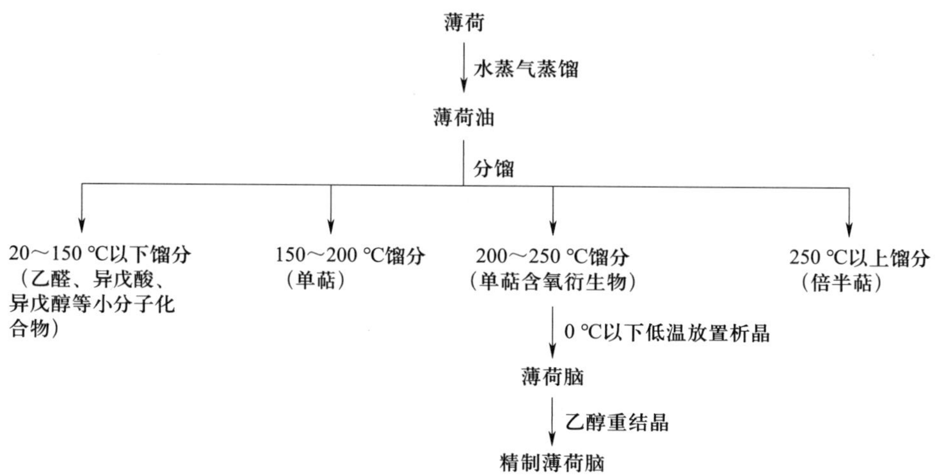


图 7－5　薄荷中薄荷脑的提取分离流程（1）

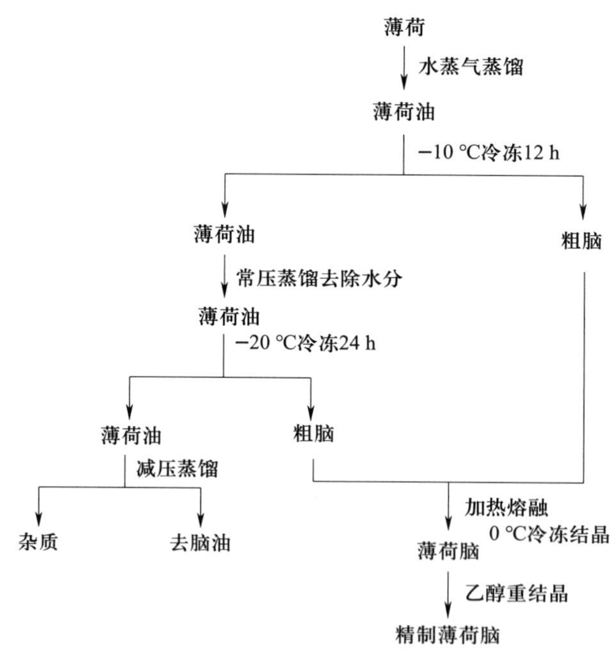


图 7－6　薄荷中薄荷脑的提取分离流程（2）

2. 流程说明

利用挥发油的挥发性，用水蒸气蒸馏法从薄荷中提取出薄荷油，再用分馏法或结晶法进一步分离纯化薄荷脑。

# 实例三　丁香中丁香酚的提取分离

丁香为桃金娘科植物丁香的干燥花蕾，具有温中降逆、补肾助阳等功效，主要用于脾胃虚寒、呃逆呕吐、食少吐泻、心腹冷痛、肾虚阳痿等。

## 一、主要化学成分及活性

丁香中挥发油含量高达14%～21%，其中丁香酚占挥发油的80%以上，此外还含有乙酸丁香酚酯、丁香烯等。

丁香油为微黄色至黄色油状液体，相对密度为1.038～1.060。易溶于乙醇、三氯甲烷、乙醚等有机溶剂，几乎不溶于水。

丁香酚　　乙酸丁香酚酯　　丁香烯

## 二、提取分离流程

1. 工艺流程

丁香中丁香酚的提取分离流程如图7－7所示。

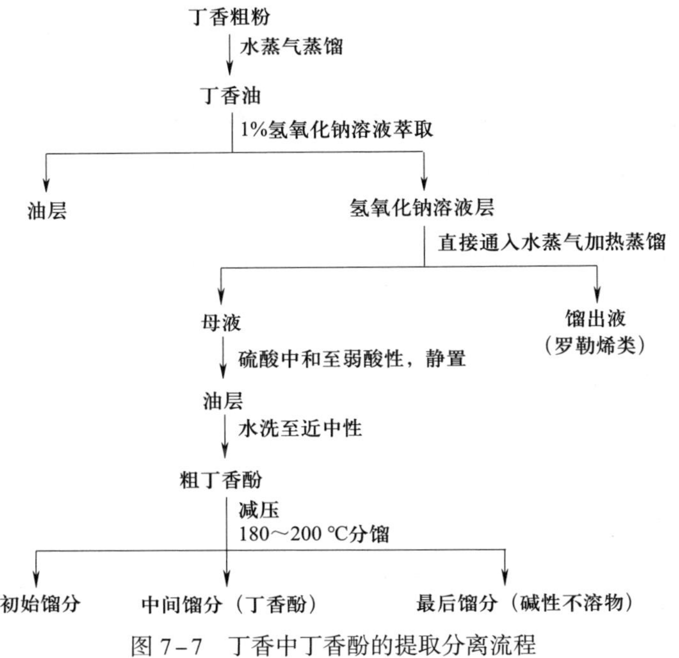


图7－7　丁香中丁香酚的提取分离流程

2. 流程说明

采用水蒸气蒸馏法提取丁香中的挥发油，根据丁香酚具有酸性且可溶于碱性溶液的性质，对丁香酚加以分离纯化。

# 思考与练习

## 一、单选题

1. 单萜类化合物分子中的碳原子数为（　　）。

A. 10　　B. 15　　C. 5　　D. 20

E. 25

2. 挥发油中的萜类化合物主要是（　　）。

A. 二萜　　B. 二倍半萜　　C. 单萜和倍半萜

D. 小分子脂肪族化合物　　E. 挥发性生物碱

3. 难溶于水，易溶于乙醇和亲脂性有机溶剂的是（　　）。

A. 游离的萜类化合物　　B. 与糖结合成苷的萜类化合物

C. 环烯醚萜苷类化合物　　D. 皂苷类化合物

E. 单糖类化合物

4. 可溶或易溶于水及乙醇，难溶或不溶于亲脂性有机溶剂的是（　　）。

A. 游离的单萜类化合物　　B. 游离的倍半萜类化合物

C. 环烯醚萜苷类化合物　　D. 游离的二萜类化合物

E. 大分子脂肪族化合物

5. 通常以树脂、苦味素、叶绿素等形式存在的萜类化合物为（　　）。

A. 单萜　　B. 二萜　　C. 倍半萜

D. 二倍半萜　　E. 三萜

6. 既能溶解游离萜类化合物，又能溶解萜苷类化合物的溶剂是（　　）。

A. 乙醇　　B. 水　　C. 三氯甲烷

D. 苯　　E. 石油醚

7. 下列化合物属于倍半萜的是（　　）。

A. 龙脑　　B. 植物醇　　C. 薄荷醇　　D. 青蒿素

E. 芍药苷

8. 薄荷中的主要萜类成分是（　　）。

A. 樟脑　　B. 醋酸薄荷酯　　C. 龙脑　　D. 薄荷醇

E. 梓醇

9. 属于挥发油特殊提取方法的是（　　）。

A. 酸提碱沉法
B. 碱提酸沉法
C. 水蒸气蒸馏法
D. 煎煮法
E. 渗漉法

10. 分馏法分离挥发油的主要依据是（　　）。

A. 相对密度的差异
B. 酸碱性的差异
C. 沸点的差异
D. 溶解性的差异
E. 折光率的差异

## 二、多选题

1. 青蒿素的结构中含有（　　）。

A. 羧基
B. 羟基
C. 过氧基团
D. 内酯
E. 羟甲基

2. 挥发油的组成成分有（　　）。

A. 单萜的含氧衍生物
B. 倍半萜的含氧衍生物
C. 小分子的苯丙素衍生物
D. 三萜的含氧衍生物
E. 二萜的含氧衍生物

3. 组成挥发油的成分主要有（　　）。

A. 单萜
B. 三萜
C. 倍半萜
D. 含氧倍半萜
E. 二倍半萜

4. 可用于衡量挥发油质量的重要化学常数有（　　）。

A. 酸值
B. 酯值
C. 相对密度
D. 折光率
E. 皂化值

5. 从中药中提取挥发油的方法有（　　）。

A. 水蒸气蒸馏法
B. 冷压法
C. 水提醇沉法
D. 溶剂提取法
E. 冷冻法

## 三、简答题

1. 环烯醚萜苷是否属于挥发油，为什么？
2. 应如何正确贮存挥发油，为什么？
3. 如何鉴别挥发油和脂肪油？

# 实训项目六　八角茴香中挥发油的提取分离及检识

## 一、实训目的

1. 掌握挥发油的水蒸气蒸馏提取法。
2. 掌握挥发油的一般检识方法。
3. 掌握挥发油的薄层色谱板点滴反应。
4. 了解挥发油的单向二次薄层色谱检识。

## 二、实训原理

八角茴香为木兰科植物八角茴香的干燥成熟果实，分布于福建、广东、广西、贵州、云南等省区。《中国药典》（2025 年版）规定，本品含挥发油不得少于 4.0%（mL/g）。八角茴香油相对密度为 0.975～0.988，折光率为 1.553～1.560，旋光度为 −2°～+10°。八角茴香油中含反式茴香脑应不少于 80%。此外，尚含莽草酸及少量甲基胡椒酚、茴香醛、茴香酸等。

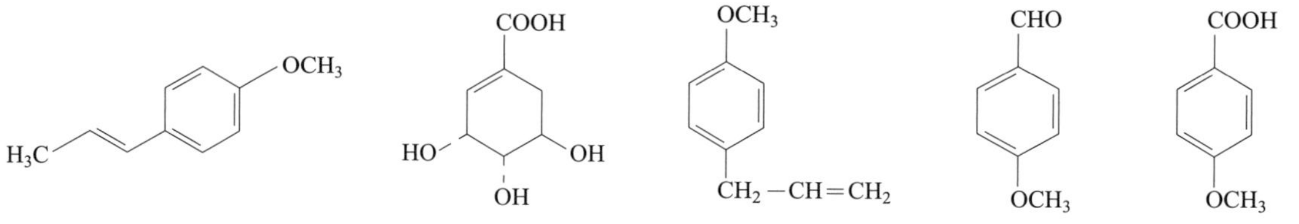

反式茴香脑　莽草酸　甲基胡椒酚　茴香醛　茴香酸

反式茴香脑为白色结晶，与乙醚、三氯甲烷混溶，也可溶于其他亲脂性有机溶剂，几乎不溶于水。

本次实训采用水蒸气蒸馏法提取挥发油。挥发油的组成成分较复杂，常含有羟基、羰基、羧基等取代基，因此可以用相应的显色剂在薄层板上进行点滴反应，以了解组成挥发油的成分类型。挥发油中各类成分的极性互不相同，一般不含氧的烃类和萜类化合物极性较小，在薄层色谱板上可被石油醚较好地展开；而含氧的烃类和萜类化合物极性较大，不易被纯石油醚展开，但可被石油醚与乙酸乙酯的混合溶液展开。为了使挥发油中各成分能在一块薄层色谱板上得到分离，常采用单向二次色谱法展开。

**【知识链接】**

**八角茴香及其伪品**

八角茴香又名大茴香、大料、五香八角，其味辛，性温，具有温阳散寒、理气止痛的功效。八角茴香为聚合果，多由 8 个蓇葖果组成，放射排列于中轴上。外表红棕色，顶端呈鸟喙状。

红毒茴又名红茴香、山大茴、野茴香，为木兰科八角属植物红毒茴的果实。其味辛性温，有毒，具有散瘀止痛、祛风除湿的功效。红毒茴形如八角茴香，但蓇葖果细瘦，顶端有长而弯曲的尖头。红毒茴中主要含有莽草毒素、莽草酸及挥发油，挥发油中的主要成分为黄樟醚、丁香酚等。两者主要区别为：八角茴香只有8个蓇葖果，而红毒茴由10～14个蓇葖果组成。

红毒茴有毒，不可做八角茴香用。中毒者一般出现眩晕、恶心、呕吐、出汗等症状，严重者可发绀、呼吸困难、角弓反张、甚至惊厥而致死。症状较轻者可采用催吐、洗胃等措施；中毒症状严重时，应及时就医治疗。

---

## 三、实训材料

1. 仪器

电炉、水蒸气蒸馏装置（或挥发油测定器）、硅胶G－羧甲基纤维素钠板、滤纸、毛细管、电子天平等。

2. 试剂

蒸馏水、乙醇、丙酮、乙酸乙酯、石油醚、1%香草醛－浓硫酸试剂、2,4－二硝基苯肼试剂、荧光素－溴试剂、0.05%溴甲酚绿乙醇试剂等。

## 四、实训步骤

1. 八角茴香油的提取分离

取八角茴香50 g，捣碎，置于水蒸气蒸馏装置的烧瓶中，加蒸馏水300 mL与数粒沸石，连接回流冷凝管。缓缓加热至沸腾，接收瓶中液体量不再增加时，停止加热，放冷，分取油层。将所得的八角茴香油置冰箱中冷却1 h，即有白色结晶析出，趁冷滤过，用滤纸压干即得茴香脑，滤液为析出茴香脑后的八角茴香油。

2. 检识

（1）油斑试验。取八角茴香油适量，滴于滤纸上，常温下（或加热烘烤）观察油斑是否消失。

（2）薄层色谱板点滴反应。取硅胶G薄层色谱板一块，用铅笔画线分为不同的小方格。将八角茴香油样品用乙醇稀释5～10倍后，用毛细管分别滴至每个小方格中，再将各种显色剂用滴管分别滴于各样品斑点上，观察颜色变化，初步推测八角茴香油中所含化学成分的类型。

可选用的显色剂：三氯化铁试剂，2,4－二硝基苯肼试剂，碱性高锰酸钾试剂，1%香草醛－浓硫酸试剂，0.05%溴酚蓝试剂，硝酸铈铵试剂。

（3）单向二次薄层色谱检识。取硅胶G－羧甲基纤维素钠薄层板一块，在距底边1.5 cm及8 cm处分别用铅笔画起始线和中线。将八角茴香油溶于丙酮，用毛细管点于起始线上，先以石油醚－乙酸乙酯（85∶15）为展开剂展开至薄层板中线处，取出薄层板，挥去展开剂，再放入石油醚中展开至接近薄层板顶端时取出，挥去展开剂后，分别用下列几种显色剂喷雾显色：

① 1% 香草醛－浓硫酸试剂：如产生紫色、红色等斑点，表明含有羧酸类化合物。

② 2,4－二硝基苯肼试剂：如产生黄色斑点，表明含有醛或酮类化合物。

③荧光素－溴试剂：如产生黄色斑点，表明含有不饱和化合物。

④ 0.05% 溴甲酚绿乙醇试剂：如产生黄色斑点，表明含有酸性化合物。

观察斑点的数量、位置及颜色，推测八角茴香油中可能含有的化学成分。

## 五、实训注意

1. 观察馏出液的混浊程度可判断挥发油是否提取完全。最初的馏出液中因含挥发油量较多，明显混浊，随着馏出液中挥发油量的减少，混浊程度也随之降低，至馏出液变为澄清甚至无挥发油气味时，停止蒸馏。

2. 提取完毕后，须先放冷，待油水完全分层后，再将油层分出，尽量不带出水分。

3. 进行单向二次展开时，应将第一次展开的展开剂完全挥干，再进行第二次展开，否则将影响第二次展开时展开剂的极性，从而影响分离效果。

4. 挥发油易挥发逸失，因此进行薄层色谱检识时，操作应迅速及时，样品不宜久放。

5. 喷洒 1% 香草醛－浓硫酸显色时，应于通风橱内进行；用 0.05% 溴甲酚绿乙醇试剂显色时，应避免在酸性条件下进行。

## 六、实训思考

1. 从八角茴香油中提取分离茴香脑的原理是什么？

2. 利用点滴反应检识挥发油组分的优点是什么？

## 七、实训测评

按表 7－4 进行实训测评，并做好记录。

**表 7－4　　八角茴香中挥发油的提取分离及检识实训测评**

| 项目 | 技能测试标准 | 分值 | 得分 | 备注 |
|---|---|---|---|---|
| 准备 | 正确选择实训所需材料 | 5 | | |
| 称重 | 正确使用电子天平 | 5 | | |
| 提取 | 正确搭建和拆卸水蒸气蒸馏装置 | 10 | | |
| | 正确进行加热、计时操作 | 5 | | |
| | 正确进行油层分取操作 | 10 | | |
| 分离 | 正确进行析晶操作 | 10 | | |
| | 正确进行过滤操作 | 10 | | |
| | 正确进行结晶干燥操作 | 5 | | |

续表

<table>
<tr><th>项目</th><th colspan="2">技能测试标准</th><th>分值</th><th>得分</th><th>备注</th></tr>
<tr><td rowspan="6">检识</td><td colspan="2">油斑试验</td><td>4</td><td></td><td></td></tr>
<tr><td colspan="2">薄层色谱板点滴反应</td><td>4</td><td></td><td></td></tr>
<tr><td rowspan="4">单向二次薄层色谱检识</td><td>点样</td><td>5</td><td></td><td></td></tr>
<tr><td>展开</td><td>5</td><td></td><td></td></tr>
<tr><td>显色</td><td>5</td><td></td><td></td></tr>
<tr><td>观察</td><td>5</td><td></td><td></td></tr>
<tr><td>清场</td><td colspan="2">拆卸收纳仪器和试剂，清洁台面</td><td>2</td><td></td><td></td></tr>
<tr><td>填写报告</td><td colspan="2">正确、完整地填写实训报告</td><td>10</td><td></td><td></td></tr>
<tr><td>总分</td><td colspan="5"></td></tr>
<tr><td>结果总结</td><td colspan="5"></td></tr>
</table>

# 第八章

# 皂苷类化合物

【学习导航】

人参为五加科植物人参的干燥根和根茎。多于秋季采挖，洗净后晒干或烘干。栽培品俗称“园参”，播种在山林野生状态下自然生长的称“林下山参”，习称“籽海”。人参始载于《神农本草经》，列为上品。其味甘、微苦，性微温，归脾、肺、心、肾经，具有大补元气、复脉固脱、补脾益肺、生津养血、安神益智的功效。常用于体虚欲脱、肢冷脉微、脾虚食少、肺虚喘咳、津伤口渴、内热消渴、气血亏虚、久病虚羸、惊悸失眠、阳痿宫冷等。人参中主要含有皂苷类化合物，具有抗氧化、抗肿瘤、抗心肌缺血、抗衰老、改善记忆力等药理作用。

本章我们共同来学习皂苷类化合物。

皂苷类化合物是指存在于自然界中的一类结构比较复杂的苷类化合物，多可溶于水，水溶液经振摇后能产生大量持久性肥皂样泡沫，故名皂苷。

皂苷广泛存在于自然界中，常见于五加科、豆科、薯蓣科、百合科、葫芦科、远志科、玄参科、伞形科等植物。皂苷是很多中药的有效成分，如人参、竹节参、三七、甘草、黄芪、知母、瓜蒌、远志、玄参、柴胡等。

## 第一节　皂苷类化合物的结构与分类

### 学习目标

1. 掌握皂苷类化合物的结构和分类。
2. 了解皂苷类化合物的分布、生物活性及含有皂苷的常见中药。

皂苷由皂苷元与糖或糖醛酸通过苷键连接组成。常见的苷元为四环三萜、五环三萜和螺甾烷。常见的糖有葡萄糖、半乳糖、木糖、阿拉伯糖、鼠李糖、葡萄糖醛酸和半乳糖醛酸等，多数糖为吡喃型糖，也有呋喃型糖，多以低聚糖的形式与苷元成苷。根据皂苷元化学结构的不同，可将皂苷分为两大类：甾体皂苷和三萜皂苷。

## 一、甾体皂苷

甾体皂苷主要分布在单子叶植物中，在多种海洋生物和动物体内亦有发现。

1. 结构特征

甾体皂苷元由 27 个碳原子组成，基本骨架为螺甾烷和异螺甾烷。甾体皂苷元的结构特征如下：

（1）基本骨架。甾体皂苷元由 A、B、C、D、E 和 F 6 个环构成，其中 A、B、C、D 环组成甾体基本母核（环戊烷并多氢菲），E 环为呋喃环，F 环为吡喃环，两环通过 22 位（22 位为螺原子）以螺缩酮的形式连接。

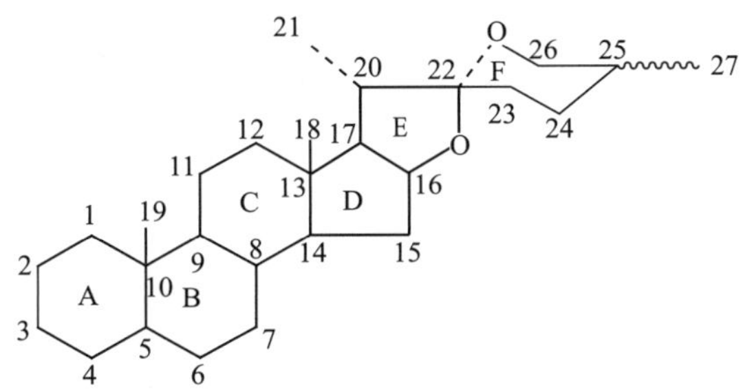


甾体皂苷元基本骨架

（2）稠合方式。A/B 环有顺式和反式两种稠合方式，B/C 环和 C/D 环均为反式稠合。

（3）取代基。甾体皂苷元结构中常含多个羟基，3 位多连 $\beta$ 羟基，并与糖成苷。也常含有羰基和双键，羰基大多在 12 位，双键多在 5、6 位和 9、11 位之间，少数在 25、27 位之间。

（4）25 位甲基构型。25 位甲基有两种差向异构体，当其为垂直于 F 环平面上的直立键时，为 $\beta$ 取向，其绝对构型为 *S* 型，即为螺甾烷；当其为 F 环平面上的平伏键时，为 $\alpha$ 取向，其绝对构型为 *R* 型，即为异螺甾烷。螺甾烷和异螺甾烷互为异构体，其衍生物螺甾烷醇和异螺甾烷醇也互为异构体，常共存于植物体中，一般 25*R* 型化合物较稳定，因此 25*S* 型化合物极易转化成 25*R* 型化合物。

（5）组成甾体皂苷的糖。组成甾体皂苷的糖以 *D*– 葡萄糖、*D*– 半乳糖、*D*– 木糖、*L*– 鼠李糖和 *L*– 阿拉伯糖为主，也有夫糖、芹糖、加拿大麻糖等。糖基多与苷元的 3– 羟基成苷，也可在其他位置如 1、26 位上成苷。当糖基在 3 个以上时，糖链多以分支形式存在。

2. 结构类型

依照甾体皂苷结构中 25 位甲基的构型和 F 环的环合状态，可将其分为 4 种类型：螺甾烷醇型（25*S* 构型）、异螺甾烷醇型（25*R* 构型）、呋甾烷醇型（F 环开链）、变形螺甾烷醇型（F 环为五元四氢呋喃环）。甾体皂苷的结构类型见表 8–1。

表 8-1　　甾体皂苷的结构类型

| 结构类型 | 结构特点 | 代表性成分 | 活性 |
| --- | --- | --- | --- |
| 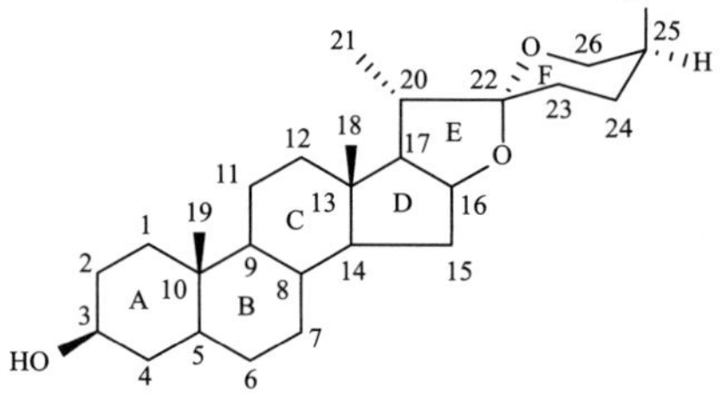 螺甾烷醇类 | *S* 构型 | 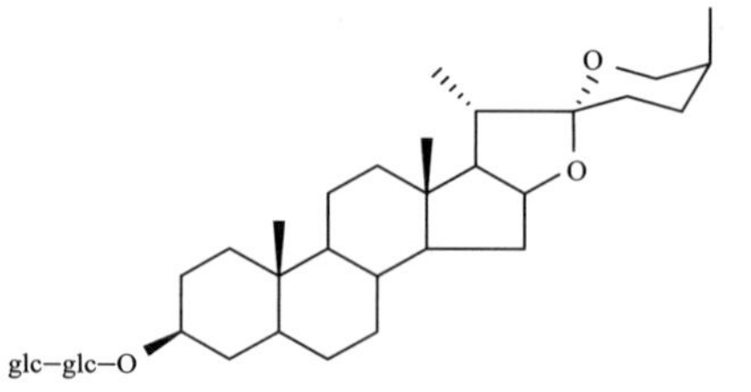 知母皂苷A-Ⅲ | 抗血小板凝聚、抗肿瘤 |
| 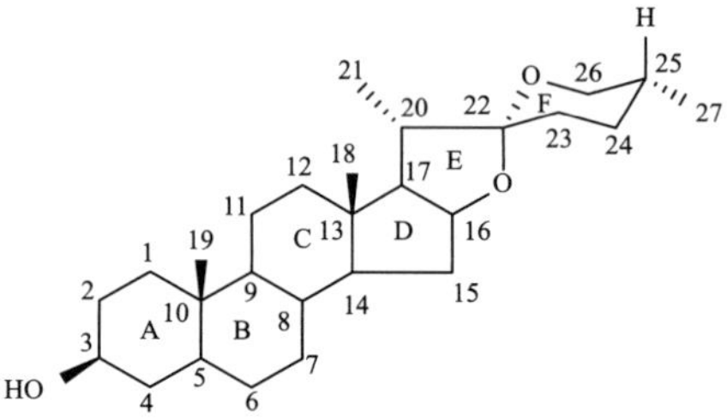 异螺甾烷醇类 | *R* 构型 | 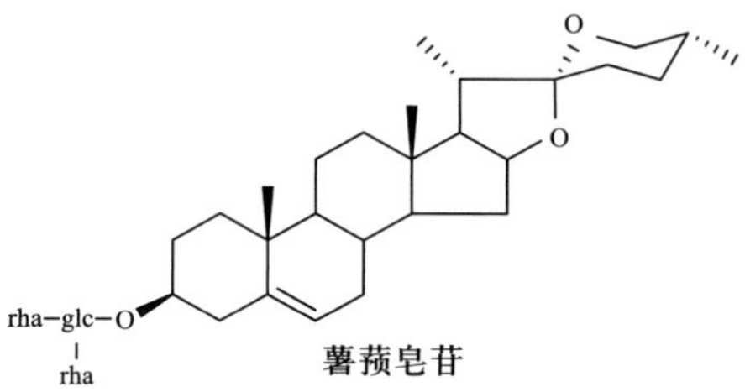 薯蓣皂苷 | 祛痰、脱敏、抗炎、抗肿瘤 |
| 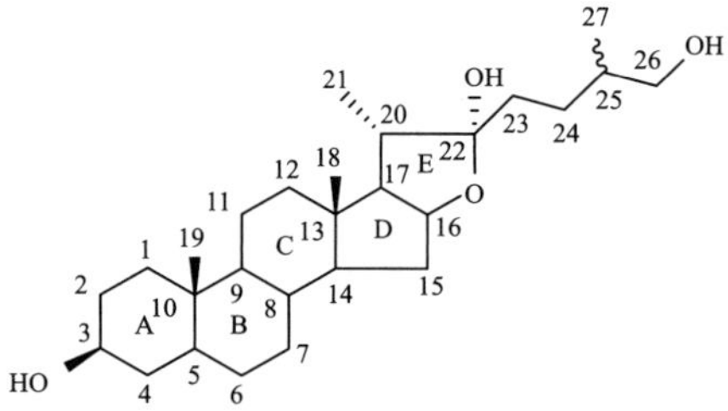 呋甾烷醇类 | F 环开链 | 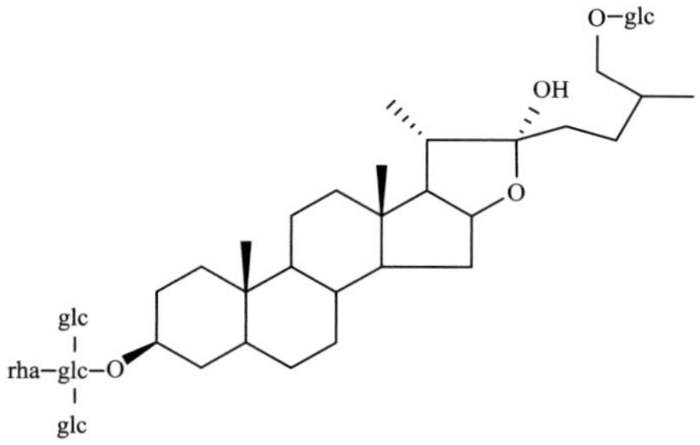 原菝葜皂苷 | — |
| 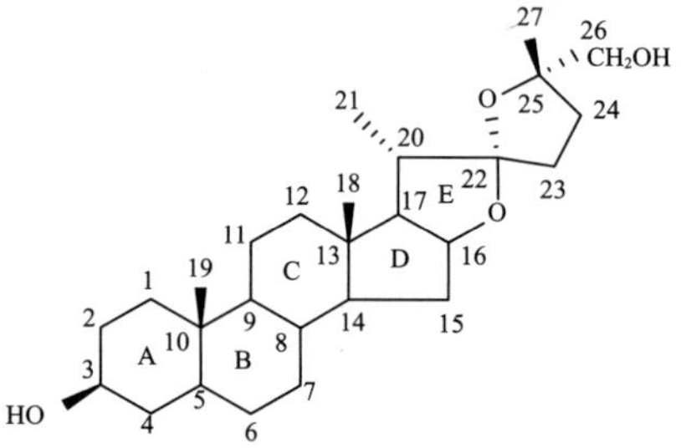 变形螺甾烷醇类 | F 环为五元四氢呋喃环 | 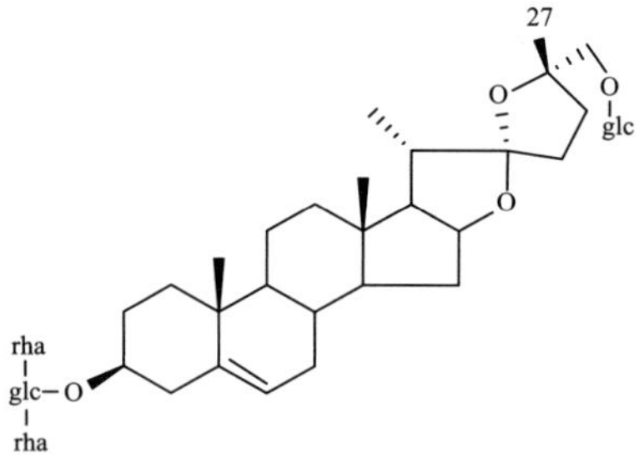 aculeatiside A | 抗肿瘤 |

## 二、三萜皂苷

三萜皂苷是三萜与糖结合而成的苷类化合物。三萜类化合物以四环三萜和五环三萜较为多见。

1. 四环三萜

四环三萜的基本骨架为环戊烷并多氢菲，17 位上有由 8 个碳原子组成的侧链。母核上一般有 5 个甲基，4 位上连接偕二甲基（即 28、29 位碳原子），10 位和 14 位分别连接 19 位和 30 位甲基，另一个甲基（18 位）常连接在 8 位或 13 位。自然界中存在较多的四环三萜有达玛烷型、羊毛脂烷型、葫芦烷型、环阿屯烷型等。四环三萜的结构类型见表 8－2。

**表 8－2　　四环三萜的结构类型**

| 结构类型 | 结构特点 | 代表性成分 | 活性 |
| --- | --- | --- | --- |
| 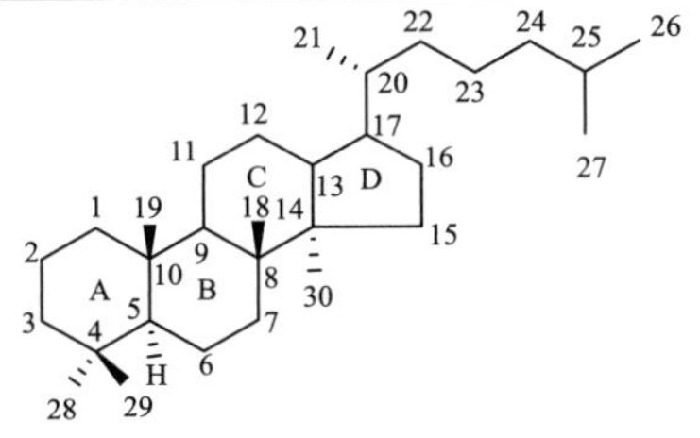 达玛烷型 | 18 位 $\beta$ 甲基连接在 8 位上，位于 C 环内 | 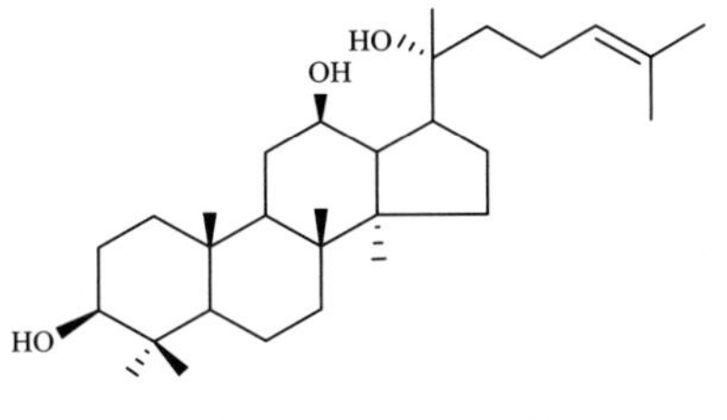 20(*S*)-原人参二醇 | 抗抑郁、抗癫痫、抗肿瘤 |
| 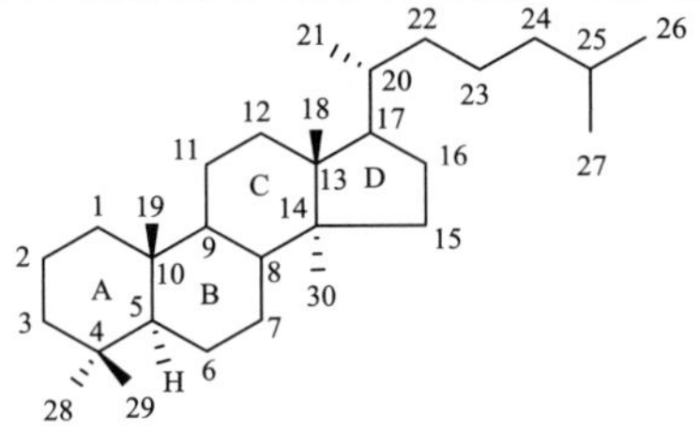 羊毛脂烷型 | 18 位 $\beta$ 甲基连接在 13 位上 | 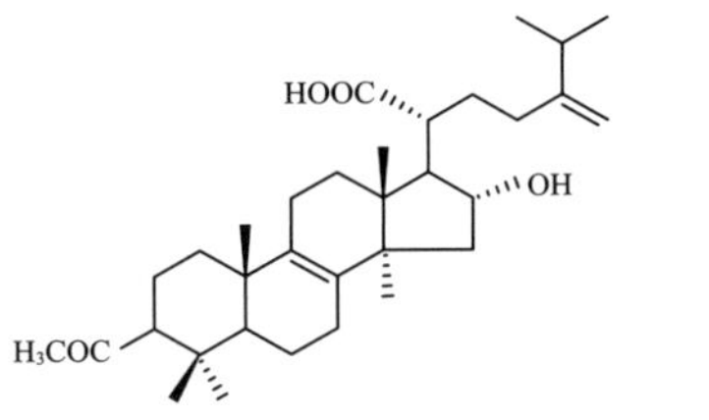 茯苓酸 | 抗炎、抗氧化、镇静 |
| 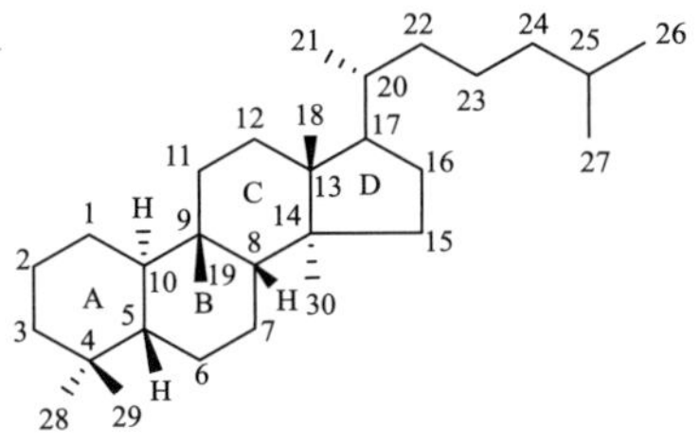 葫芦烷型 | 基本骨架同羊毛脂烷型，9 位有甲基取代，5 位与 8 位为 $\beta$ 氢，10 位为 $\alpha$ 氢 | 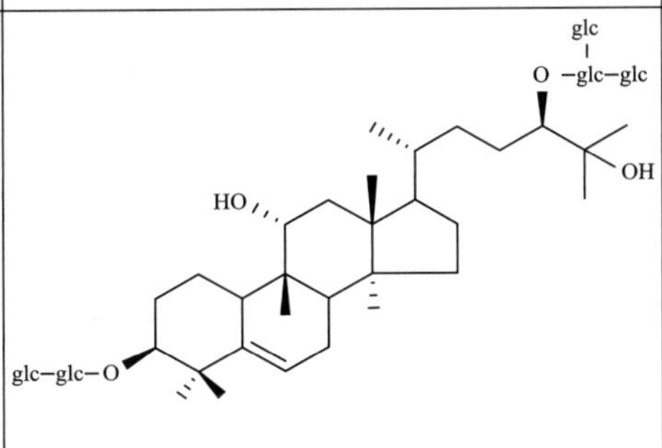 罗汉果甜苷V | 止咳祛痰、抗癌、抗氧化、调节血糖 |
| 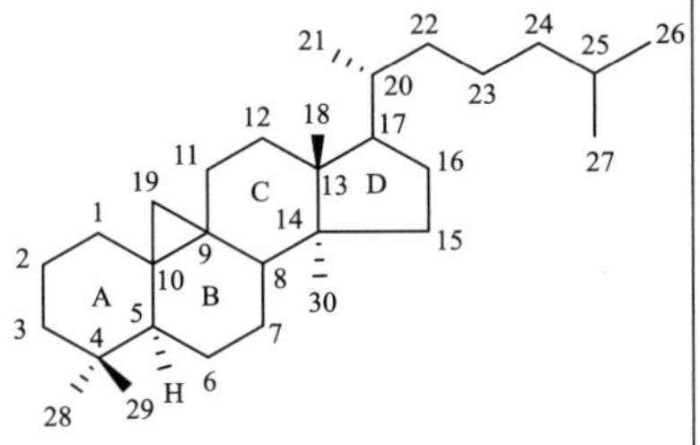 环阿屯烷型 | 基本骨架同羊毛脂烷型，19 位甲基与 9 位脱氢形成三元环 | 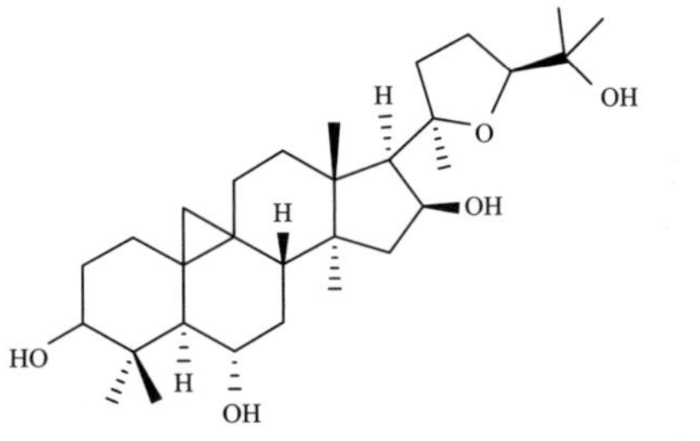 环黄芪醇 | 抗炎、抗氧化应激、抗衰老、肝脏保护 |

## 【思政案例】

### 百草之王——人参

人参始载于《神农本草经》，因其功效全面，素有“百草之王”的美称。随着研究的不断深入，人参的药效物质基础逐步明确，药理活性更加清晰，作用机制不断阐明。人参的主要有效成分是皂苷类化合物，这些成分具有抗氧化、抗肿瘤、抗心肌缺血、抗衰老、改善记忆力等多种药理活性。基于人参药理活性的研究为人参皂苷创新药物的开发提供了新的思路。如以人参果总皂苷为主要成分的振源胶囊已经应用于临床多年，具有治疗冠心病及糖尿病的双重功能；以人参皂苷 $Rg_3$ 为主要成分的参一胶囊，具有培元固本、补益气血的功效，可配合化疗用药，提高机体免疫功能，改善肿瘤患者因气虚出现的症状等。

2. 五环三萜

五环三萜是 17 位侧链环合的三萜类化合物，可分为齐墩果烷型、乌苏烷型、羽扇豆烷型等。五环三萜的结构类型见表 8-3。

表 8-3　五环三萜的结构类型

| 结构类型 | 结构特点 | 代表性成分 | 活性 |
| --- | --- | --- | --- |
| 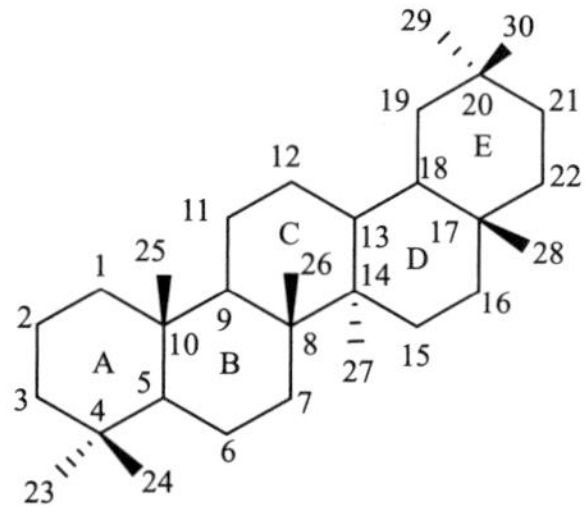 齐墩果烷型 | 基本骨架是 5 个六元环组成的多氢蒎，其中 A/B、B/C、C/D 环均为反式稠合，D/E 环多为顺式稠合。骨架上有 8 个甲基，其中 4 位和 20 位上连接偕二甲基 | 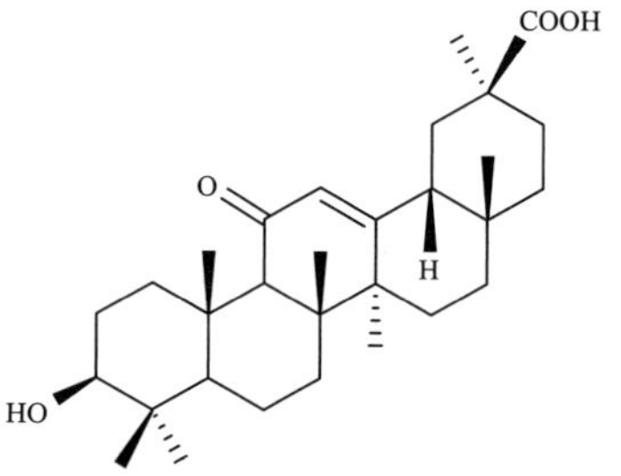 甘草次酸 | 抗菌、抗氧化、抗癌、抗病毒、保肝 |
| 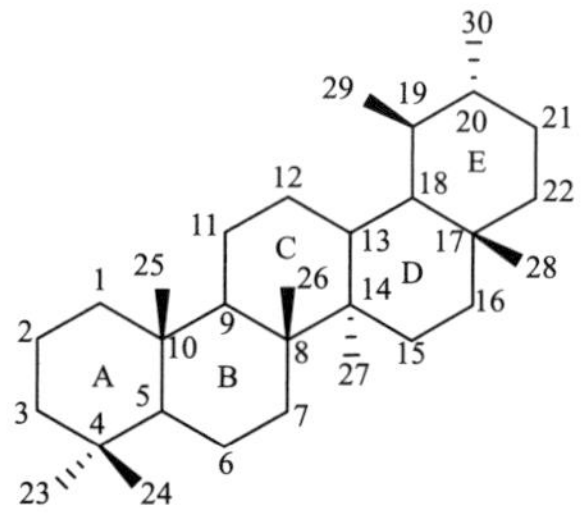 乌苏烷型 | 与齐墩果烷型不同之处是 19 位和 20 位分别有 1 个甲基取代，结构中只有 1 个偕二甲基 | 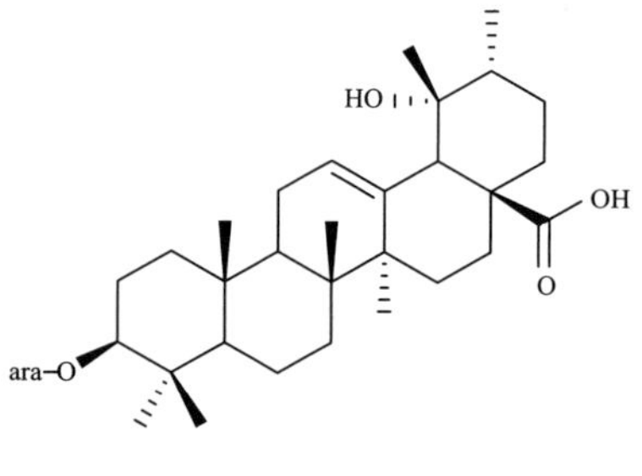 地榆皂苷 Ⅰ | 止血、抗菌 |
| 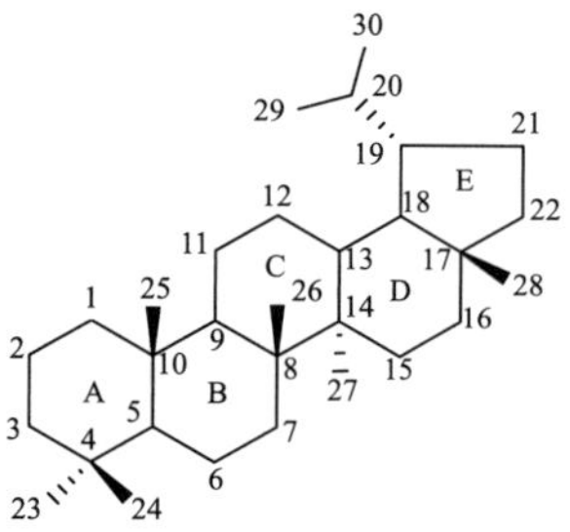 羽扇豆烷型 | 与齐墩果烷型不同之处是 E 环为五元环，19 位上有异丙基或异丙烯基取代，D/E 环多反式稠合 | 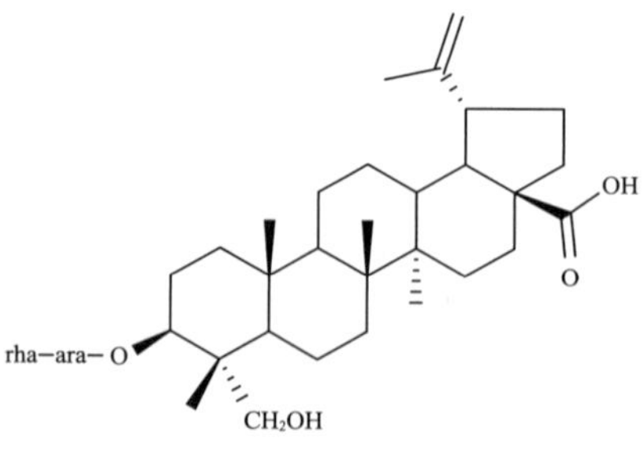 白头翁皂苷 $A_3$ | 抗菌、抗肿瘤 |

【知识链接】

**皂苷类化合物的生物活性**

皂苷类化合物具有显著及多样的生物活性，是新药开发先导化合物的主要来源之一。如黄芪甲苷是黄芪中环黄芪醇型皂苷的代表性成分，具有免疫调节、器官保护、抗炎、抗病毒、降血糖、抗衰老、改善血液流变性等药理作用，还具有显著的体内外抗流感病毒活性，可作为新型抗流感病毒药物或先导化合物研究。柴胡中含有多种皂苷类成分，其中柴胡皂苷d的药理活性最强，具有解热、镇静、抗炎、抗菌、保肝、抗肾炎、调节免疫等药理作用。

# 第二节　皂苷类化合物的理化性质

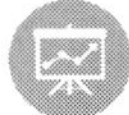

## 学习目标

1. 掌握皂苷类化合物的理化性质。
2. 熟悉皂苷类化合物的水解规律和显色反应。

### 一、性状

皂苷类化合物分子量较大，且含有糖，使羟基数目增多，极性增大，不易结晶，因此大多为无色或白色无定形粉末。

皂苷多数味苦而辛辣，对人体黏膜有强烈刺激性，对鼻黏膜的刺激性最强，吸入鼻内能引起喷嚏，还可反射性地刺激呼吸道黏液腺分泌，使浓痰稀释，易于排出，因而具有祛痰止咳的作用。但有少数皂苷无此性质，如甘草皂苷有甜味，对黏膜刺激性弱。此外，皂苷还具有吸湿性。

### 二、溶解性

皂苷类化合物一般可溶于水，易溶于热水、甲醇、乙醇，几乎不溶或难溶于石油醚、苯、丙酮、乙醚等极性小的有机溶剂。含水正丁醇或戊醇对皂苷的溶解度较好，是提取和纯化皂苷时常采用的溶剂。

皂苷的水溶性与分子中连接的糖的数目有关，皂苷水解后失去含糖部分，水溶性随之降低，可溶于乙醚、丙酮、乙酸乙酯等溶剂。

### 三、表面活性

皂苷水溶液经强烈振摇能产生持久性的泡沫，且不因加热而消失，这是由于皂苷具有表面活性，能降低水表面张力，因此皂苷可用作清洁剂、乳化剂等。皂苷的表面活性与其分子内部亲水性和亲脂性结构的比例有关，只有两者比例适当，才能较好地发挥这种表面活性。某些皂苷的亲水性强于亲脂性或亲脂性强于亲水性，导致其表面活性较低。

利用发泡试验可区别三萜皂苷与甾体皂苷，具体区别方式如图 8－1 所示。

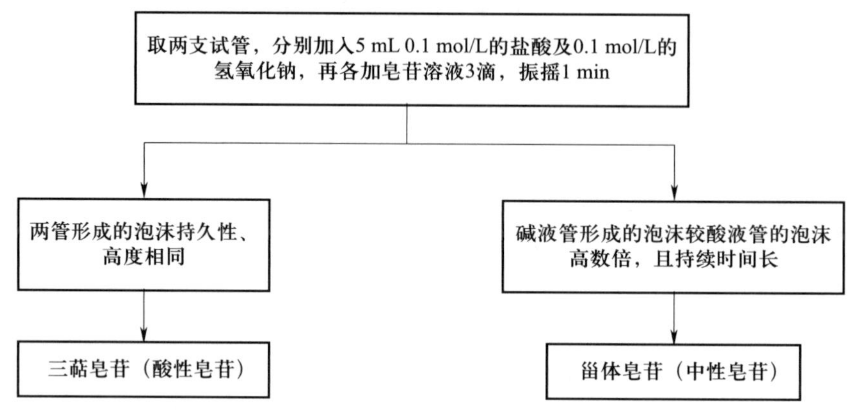


图 8－1　利用发泡试验区别三萜皂苷与甾体皂苷

## 四、溶血作用

皂苷的水溶液大多能破坏红细胞而导致溶血，低浓度静脉注射就能产生溶血作用，肌内注射则易引起组织坏死。皂苷水溶液口服无溶血作用，可能与其在胃肠道内吸收很差或被肠道微生物水解等有关。各类皂苷的溶血作用强弱不同，可用溶血指数表示。溶血指数是指在一定条件下（同一动物来源、等渗、缓冲、恒温）能使血液中红细胞完全溶解的最低皂苷溶液浓度，如甘草皂苷的溶血指数为 1：4 000，薯蓣皂苷的溶血指数为 1：400 000。

皂苷能溶血，是因为多数皂苷能与红细胞膜上的胆固醇结合，生成不溶于水的分子复合物沉淀，破坏了红细胞的正常渗透，使细胞内渗透压增加，红细胞发生崩解，从而导致溶血现象。但并不是所有皂苷都能破坏红细胞导致溶血，如人参总皂苷就没有溶血的作用，但经过分离后，以原人参三醇及齐墩果酸为苷元的人参皂苷具有显著的溶血作用，而以原人参二醇为苷元的人参皂苷则有抗溶血作用。皂苷的溶血作用强弱还和糖部分有关，单糖链皂苷溶血作用明显，某些双糖链皂苷无溶血作用，但经过酶水解转为单糖链皂苷后可具有溶血作用。

中药中其他成分也有溶血作用，如某些植物的树脂、脂肪酸、挥发油等，鞣质则能凝集血细胞而抑制溶血。要判断溶血是否由皂苷引起，除进一步提纯再检查外，还可以结合胆固醇沉淀法，若沉淀后的滤液无溶血现象，而沉淀分解后的水溶液有溶血活性，表示确系由皂苷引起的溶血现象。

## 五、水解性

皂苷中存在苷键，可被酸、碱及植物中的酶水解。若酸水解时酸的浓度过高或酸性过强，可导致皂苷元在水解过程中发生脱水、环合、双键移位等变化。如人参皂苷元 20(*S*)－原人参二醇和 20(*S*)－原人参三醇，在酸水解过程中发生构型转化，得到 20(*R*)－人参二醇和 20(*R*)－人参三醇。因此在选择水解条件时，应考虑保护苷元不被异构化。可采用温和的水解方法，如酶催化水解法、土壤微生物培养法、Smith 降解法或光解法等。

碱水解适用于酯皂苷，加入浓度适宜的氨水、氢氧化钠等碱性溶液，常温或加热回流，即可使皂苷水解为皂苷元（或脱水皂苷元）和糖。水解后可直接用碱性溶液提取，除去杂质后向溶液中加酸即可得到原皂苷元。

### 六、显色反应

皂苷在无水条件下，与某些酸作用，会产生颜色变化或荧光。具体作用原理可能是使羟基脱水，增加双键结构，形成共轭双烯系统而显色。母核具有共轭双键的皂苷类化合物显色较快。

1. 乙酸酐 – 浓硫酸反应（Liebermann-Burchard 反应）

将样品溶于乙酸酐中，加浓硫酸 – 乙酸酐（1∶20）数滴，可产生红、紫、蓝等颜色变化，最后褪色。甾体皂苷最后呈蓝绿色，三萜皂苷呈红色或紫色，不出现绿色。用此法可初步区别甾体皂苷和三萜皂苷。

2. 五氯化锑反应（Kahlenberg 反应）

将样品的三氯甲烷或醇溶液点于滤纸上，喷以 20% 五氯化锑的三氯甲烷溶液，也可选用三氯化锑饱和的三氯甲烷溶液代替（不应含乙醇和水），干燥后 60～70 ℃加热，显蓝色、灰蓝色、灰紫色等多种颜色斑点。

3. 三氯乙酸反应（Rosen-Heimer 反应）

将样品溶液滴在滤纸上，喷以 25% 三氯乙酸乙醇溶液，加热后显红色，并逐渐变为紫色。此反应显色温度与皂苷结构类型有关，三萜皂苷需加热至 100 ℃显色，而甾体皂苷加热至 60 ℃即显色，可用于区别两者，且由于三氯乙酸较浓硫酸温和，此反应可用于纸色谱显色。

4. 三氯甲烷 – 浓硫酸反应（Salkowski 反应）

将样品溶于三氯甲烷，加入浓硫酸后，在三氯甲烷层呈现红色或蓝色，并有绿色荧光出现。

5. 冰醋酸 – 乙酰氯反应（Tschugaeff 反应）

将样品溶于冰醋酸中，加乙酰氯数滴及氯化锌结晶数粒，稍加热，则呈现淡红色或紫红色。

## 第三节　皂苷类化合物的提取与分离方法

#### 学习目标

1. 掌握皂苷及皂苷元的提取通法。
2. 熟悉皂苷类化合物常用的分离方法。

### 一、提取方法

1. 皂苷的提取方法

皂苷常用醇类溶剂提取，若三萜皂苷中含有的羟基、羧基等极性基团较多，亲水性强，用稀醇提取效果较好。甾体皂苷中不含羧基，显中性，亲水性相对稍弱。提取液减压浓缩后，加适量水，必要时可用石油醚等亲脂性溶剂萃取以除去亲脂性杂质，然后用正丁醇萃取，减压蒸干，得总皂苷粗品，此法是皂苷提取的通法。

此外，亦可将皂苷的醇提取液减压回收后，用大孔吸附树脂吸附，先用少量水洗去糖和其他水溶性成分，后改用 30%～80% 甲醇或乙醇梯度洗脱，洗脱液减压蒸干，得总皂苷粗品。皂苷的提取流程如图 8－2、图 8－3 所示。

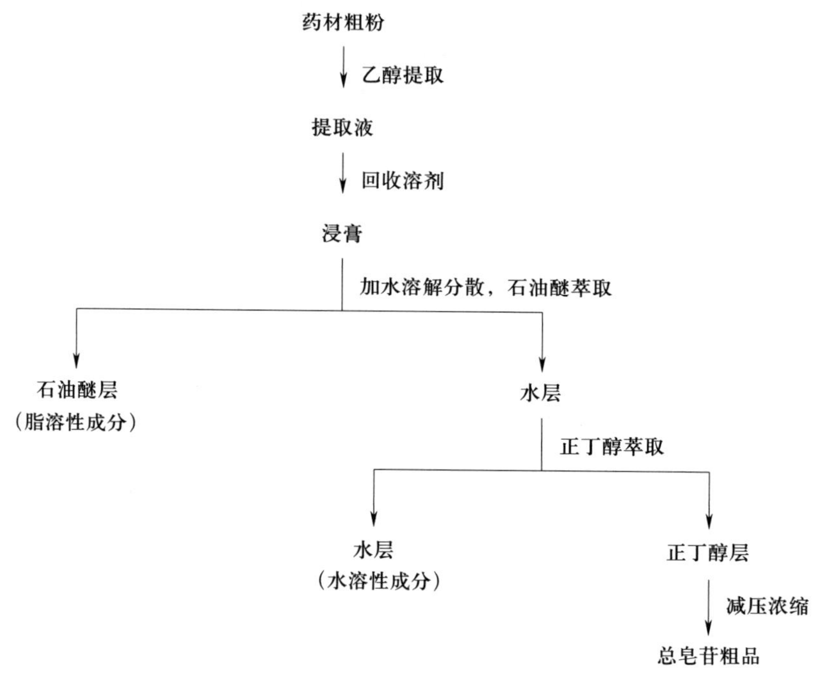


图 8－2　皂苷的提取流程（1）

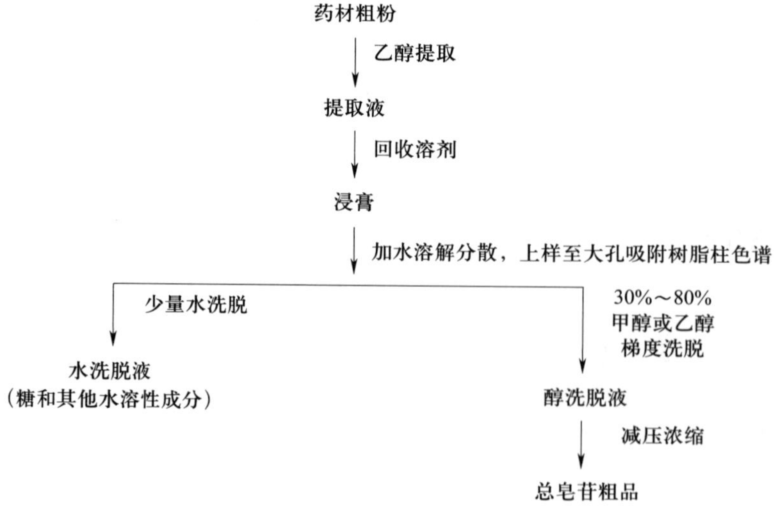


图 8－3　皂苷的提取流程（2）

提取结构不稳定的皂苷时要控制提取条件，如柴胡皂苷 a 的苷元具有环氧结构，在提取过程中易转变为柴胡皂苷 b，若在提取时加 5% 吡啶中和植物中的酸，可抑制柴胡皂苷 b 的生成。

柴胡皂苷a　　　　柴胡皂苷b

2. 皂苷元的提取方法

皂苷元易溶于苯、三氯甲烷、石油醚等亲脂性较强的有机溶剂，不溶或难溶于水。一般可将皂苷粗品加酸水解后，再用亲脂性有机溶剂提取；也可在提取时直接加酸水解，将药渣中和后水洗干燥，再用有机溶剂提取。

加酸水解皂苷时，要注意皂苷元可能发生结构变化。因此应选用温和的水解方法以确保皂苷元结构不被破坏，或在酸水解前先用酶水解，不但能缩短酸水解时间，还能提高皂苷元收率。如薯蓣皂苷元的酸水解提取流程收率约 2%，且所需时间较长。如果原料在酸水解之前经过预发酵处理，不但能缩短水解时间，还可大大提高薯蓣皂苷元的收率。

## 二、分离方法

1. 分段沉淀法

由于皂苷易溶于醇，难溶于乙醚、丙酮等溶剂，可将总皂苷粗品溶于少量甲醇或乙醇中，然后逐滴加入乙醚、乙酸乙酯、丙酮或乙醚 – 丙酮（1 : 1）混合溶剂，混合均匀后皂苷即可析出。如此处理数次，可使极性不同的皂苷分批沉淀，如图 8–4 所示。

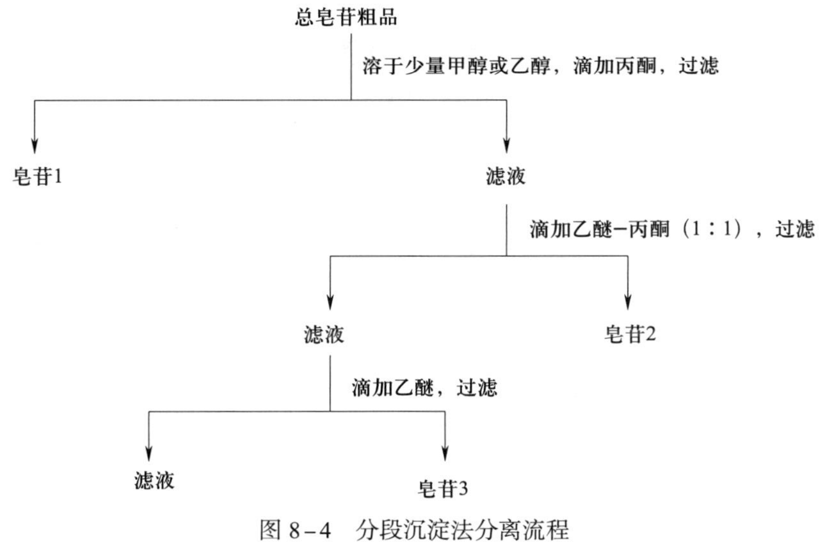


图 8–4　分段沉淀法分离流程

2. 铅盐沉淀法

中性醋酸铅可与酸性皂苷产生沉淀，滤出沉淀，滤液再加碱式醋酸铅，可继续使中性皂苷沉淀下来。将沉淀用硫化氢进行脱铅处理，脱铅后将滤液减压浓缩，浓缩所得残渣溶于乙醇，滴加乙醚至产生沉淀。此法可分离酸性皂苷和中性皂苷，如图 8-5 所示。

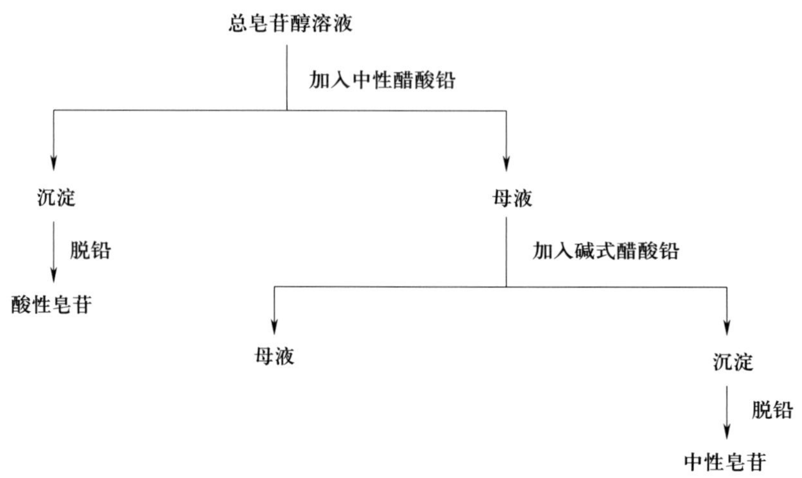


图 8-5　铅盐沉淀法分离流程

3. 胆固醇沉淀法

皂苷可与胆固醇生成难溶性的分子复合物，但三萜皂苷与胆固醇形成的复合物不如甾体皂苷与胆固醇形成的复合物稳定。据此可将皂苷粗品溶于少量乙醇中，再加入胆固醇的饱和乙醇溶液（混合后需稍加热），至不再析出沉淀为止，滤取沉淀，用水、醇、乙醚依次洗涤，以除去糖、色素、油脂及游离的胆固醇。最后将沉淀干燥，用乙醚连续回流提取，此时皂苷与胆固醇形成的分子复合物分解，胆固醇溶于乙醚中，残留物为较纯的皂苷。胆固醇沉淀法分离流程如图 8-6 所示。

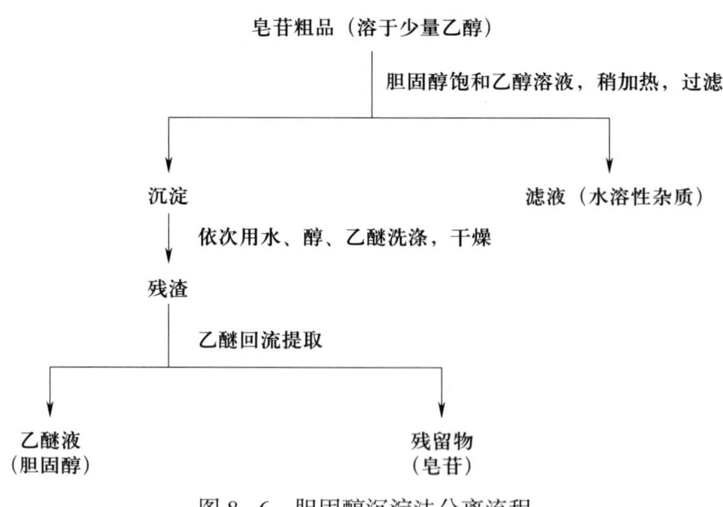


图 8-6　胆固醇沉淀法分离流程

4. 色谱法

皂苷类化合物亲水性强，又常与其他极性相近的杂质共存，且有些皂苷类化合物的结构相似，因此用上述分离方法很难获得单体。色谱法是目前分离皂苷类化合物常用的方法。

（1）吸附色谱。常用吸附剂为硅胶和氧化铝，适用于分离皂苷元，用苯、三氯甲烷、甲醇等混合溶剂梯度洗脱，可依次得到极性从小到大的皂苷元。反相色谱法也常用于皂苷类化合物的分离。

（2）分配色谱。皂苷极性较大，用分配柱色谱分离效果较好。载体可用水饱和的硅胶，用三氯甲烷 - 甲醇 - 水、二氯甲烷 - 甲醇 - 水或乙酸乙酯 - 乙醇 - 水等极性较大的溶剂系统进行梯度洗脱，也可以用水饱和的正丁醇等作为洗脱剂。

（3）高效液相色谱。大多为反相色谱，以甲醇 - 水或乙腈 - 水等溶剂为流动相分离和纯化皂苷。或者将极性较大的皂苷制成极性较小的衍生物后进行正相色谱分离。如将人参皂苷制成苯甲酰衍生物通过硅胶柱色谱，以石油醚 - 三氯甲烷 - 乙腈（15：3：2）洗脱，分离得到各人参皂苷单体。

（4）大孔吸附树脂色谱。大孔吸附树脂色谱是近年来常用于分离大极性化合物的一种方法，尤其适用于皂苷的分离和精制。极性较大的皂苷可先用甲醇提取，回收甲醇，残渣用水溶解，通过大孔吸附树脂柱色谱，用水洗涤除去糖和其他水溶性杂质，再用浓度由低到高的甲醇或乙醇进行梯度洗脱，如图 8-7 所示。

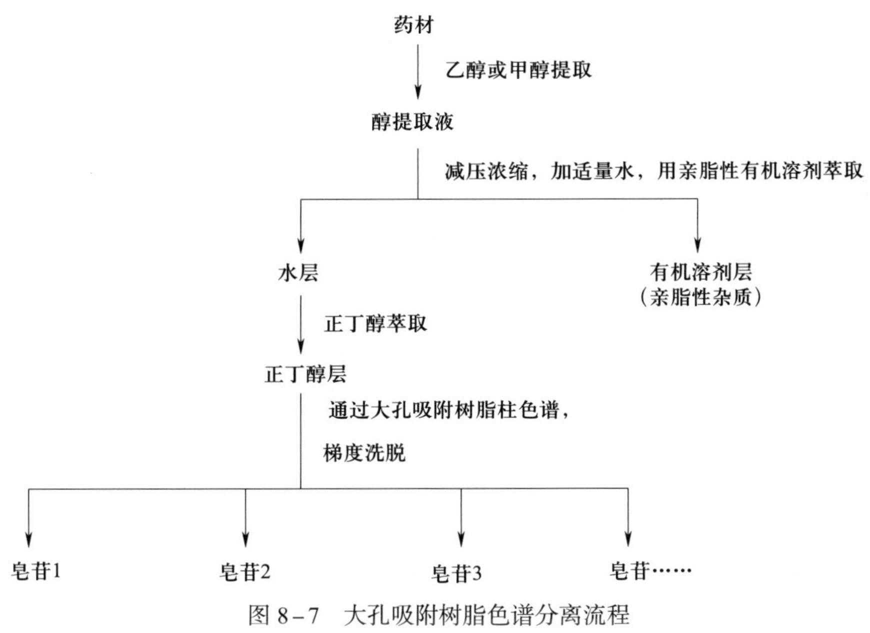


图 8-7　大孔吸附树脂色谱分离流程

# 第四节　皂苷类化合物的检识方法

## 学习目标

1. 掌握皂苷类化合物的常用理化检识方法。
2. 熟悉皂苷类化合物的色谱检识方法。

## 一、理化检识

从中药中提取分离的皂苷类化合物，需要用物理和化学方法检识。物理方法检识主要依据化合物的形态、颜色等物理性质，以及熔点、旋光度等物理常数。化学方法检识可利用皂苷在无水条件下，与某些酸作用出现颜色变化或呈现荧光的性质进行，如利用乙酸酐－浓硫酸反应、三氯乙酸反应、五氯化锑反应等进行检识。还可以通过泡沫试验、溶血试验对皂苷进行检识。

## 二、色谱检识

1. 薄层色谱

皂苷的色谱检识可采用薄层吸附色谱和薄层分配色谱。常用硅胶作吸附剂或支持剂。亲水性强的皂苷，用分配色谱效果较好，常用展开剂有水饱和的正丁醇、正丁醇－乙酸－水（4∶1∶5，上层）、乙酸乙酯－吡啶－水（3∶1∶3）、乙酸乙酯－乙酸－水（8∶2∶1）等；亲脂性强的皂苷和皂苷元，常用苯－乙酸乙酯（1∶1）、环己烷－乙酸乙酯（1∶1）、苯－丙酮（8∶1）、三氯甲烷－丙酮（95∶5）等作展开剂。分离酸性皂苷时，可在展开剂中加少量酸，以避免产生拖尾现象。薄层色谱常用的显色剂有三氯乙酸、三氯化锑或五氯化锑、乙酸酐－浓硫酸及磷钼酸等，喷雾后加热，不同皂苷和皂苷元显不同颜色。

2. 纸色谱

分离亲水性强的皂苷时，纸色谱多以水为固定相，展开剂的极性也相应增大。常用的展开剂有水饱和的正丁醇、正丁醇－乙醇－水（9∶2∶9）、正丁醇－乙酸－水（4∶1∶5，上层）等。分离亲脂性皂苷和皂苷元多用甲酰胺为固定相，用甲酰胺饱和的三氯甲烷或苯为展开剂。常用的显色剂为磷钼酸、三氯化锑或五氯化锑。

# 第五节　含皂苷类化合物的中药提取分离实例

## 实例　三七中皂苷类化学成分的提取分离

三七为五加科植物三七的干燥根和根茎。其性温，味甘、微苦，具有散瘀止血、消肿定痛的功效。用于咯血、吐血、衄血、便血、崩漏、外伤出血、胸腹刺痛、跌扑肿痛等。现代药理学研究表明三七具有保护心脑血管系统、保护神经系统、抗肿瘤、抗菌、抗炎等药理作用。

### 一、主要化学成分及活性

三七含有皂苷、黄酮、糖和氨基酸等多种化学成分，其中皂苷类化合物通常被认为是三七的主要活性成分，包括三七皂苷 $R_1$、人参皂苷 $Rg_1$、人参皂苷 Re、人参皂苷 $Rb_1$、人参皂苷 Rd 等。《中国药典》（2025 年版）以三七皂苷 $R_1$、人参皂苷 $Rg_1$、人参皂苷 $Rb_1$ 的含量为标准对三七的质量进行控制，要求以干燥品计，含上述皂苷总量不得少于 6.0%。

三七总皂苷为白色至淡黄色无定形粉末，易溶于水、甲醇、乙醇，难溶于苯、乙醚、丙酮。三七总皂苷具有抗炎、降血脂、抗氧化和抗肿瘤等药理作用。

### 二、提取分离流程

1. 工艺流程

三七总皂苷的提取流程如图 8－8 所示。

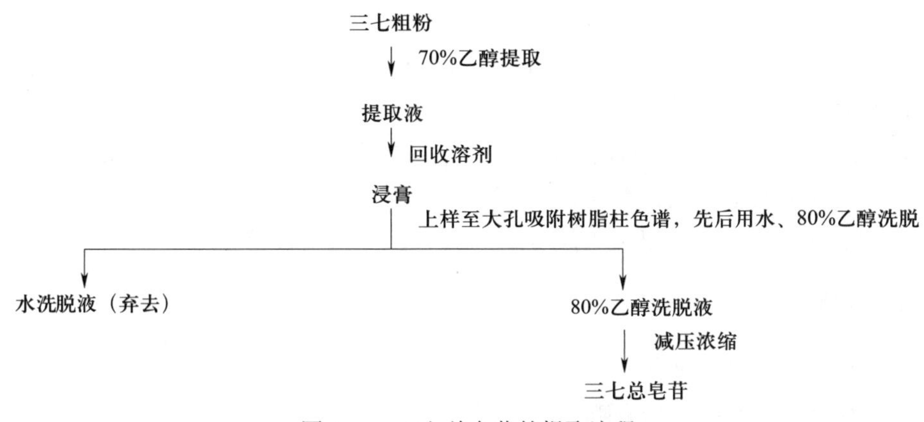


图 8－8　三七总皂苷的提取流程

2. 流程说明

三七总皂苷按皂苷提取通法进行提取，总皂苷中含有三七皂苷 $R_1$、人参皂苷 $Rg_1$、人参

皂苷 $Rb_1$ 等多种皂苷。后续可通过硅胶柱色谱和反相柱色谱等进一步分离纯化，得到单体皂苷。

# 思考与练习

## 一、单选题

1. 甾体皂苷的甾体基本母核是（　　）。
A. 环戊烷并多氢菲　B. 甲戊二羟酸　C. 异戊二烯　D. 环戊二烯
2. 下列溶剂中，最适宜提取皂苷类化合物的是（　　）。
A. 丙酮　B. 乙酸乙酯　C. 正丁醇　D. 稀乙醇
3. 下列成分中具有溶血性的是（　　）。
A. 香豆素　B. 黄酮　C. 皂苷　D. 生物碱

## 二、多选题

1. 下列显色反应可区别甾体皂苷和三萜皂苷的是（　　）。
A. 乙酸酐 – 浓硫酸反应　B. 五氯化锑反应
C. 三氯乙酸反应　D. 三氯甲烷 – 浓硫酸反应
2. 下列不属于四环三萜的类型是（　　）。
A. 羊毛脂烷型　B. 达玛烷型　C. 齐墩果烷型　D. 葫芦烷型
3. 下列药材中主要成分为皂苷的是（　　）。
A. 人参　B. 三七　C. 知母　D. 黄芪
4. 五环三萜皂苷的苷元类型包括（　　）。
A. 齐墩果烷型　B. 羽扇豆烷型　C. 乌苏烷型　D. 达玛烷型
5. 皂苷的分离方法包括（　　）。
A. 分段沉淀法　B. 铅盐沉淀法　C. 胆固醇沉淀法　D. 冷冻结晶法
6. 三七总皂苷中的主要皂苷类成分包括（　　）。
A. 三七皂苷 $R_1$　B. 人参皂苷 $Rb_1$　C. 人参皂苷 $Rg_1$　D. 人参皂苷 Rd

## 三、简答题

1. 皂苷类化合物有哪些理化性质？
2. 皂苷类化合物的结构类型有哪些？

## 四、实例分析题

中药竹节参中主要含有皂苷类化学成分，请完成下列问题：

1. 如何提取竹节参中的总皂苷？

2. 如何用薄层色谱检识竹节参总皂苷？

# 实训项目七　竹节参中皂苷的提取及检识

## 一、实训目的

1. 掌握溶剂提取法提取精制竹节参总皂苷的步骤。

2. 掌握通过显色反应、薄层色谱法对竹节参总皂苷进行检识的步骤。

## 二、实训原理

竹节参为五加科植物竹节参的干燥根茎。性温，味甘、微苦，具有散瘀止血、消肿止痛、祛痰止咳、补虚强壮的功效。用于痨嗽咯血、跌扑损伤、咳嗽痰多、病后虚弱等症。

竹节参中主要含有皂苷类化合物，包括人参皂苷 Ro、竹节参皂苷Ⅳ$_a$ 等。《中国药典》（2025 年版）以人参皂苷 Ro、竹节参皂苷Ⅳ$_a$ 的含量为标准对竹节参的质量进行控制，要求以干燥品计，含上述两种皂苷分别不得少于 1.5%。

人参皂苷 Ro 与竹节参皂苷Ⅳ$_a$ 为无定形白色粉末，易溶于水、甲醇、乙醇，不溶于乙醚、苯。

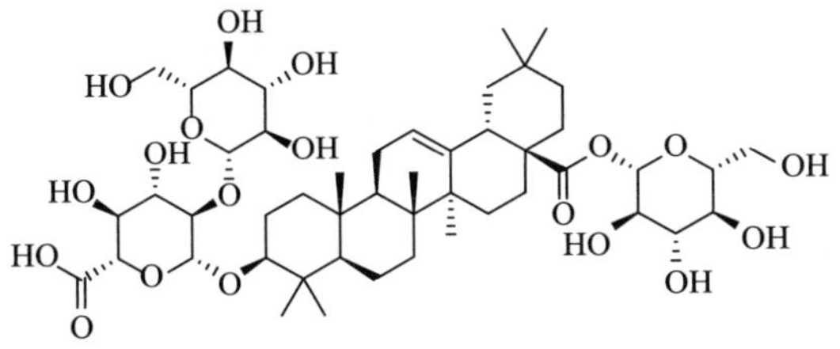

人参皂苷Ro

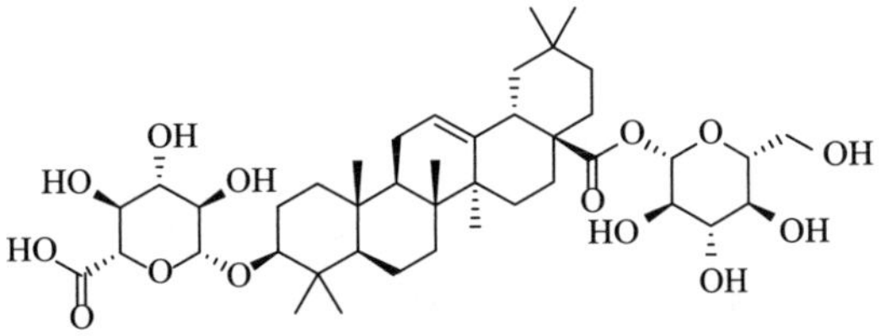

竹节参皂苷Ⅳ$_a$

## 三、实训材料

1. 仪器

超声波提取仪、旋转蒸发仪或减压蒸馏装置、电子天平、分液漏斗、锥形瓶、硅胶 $GF_{254}$ 薄层板、试管、展开缸等。

2. 试剂

甲醇、石油醚、正丁醇、三氯甲烷、20% 五氯化锑的三氯甲烷溶液、25% 三氯乙酸乙醇溶液、浓硫酸、冰醋酸、乙酰氯、氯化锌、乙醇、人参皂苷 Ro 对照品甲醇溶液（1 mg/mL）、竹节参皂苷Ⅳ$_a$ 对照品甲醇溶液（1 mg/mL）等。

## 四、实训步骤

1. 竹节参总皂苷的提取

称取竹节参粗粉 20 g 置于锥形瓶中，加 60% 甲醇 150 mL，超声处理 40 min，将提取液减压蒸干，即得提取浸膏。将浸膏用水分散，转移至分液漏斗中，加等体积石油醚萃取 3 次，分取水层，再用等体积正丁醇萃取 3 次，分取正丁醇层，减压蒸干，即得竹节参总皂苷。具体流程如图 8-9 所示。

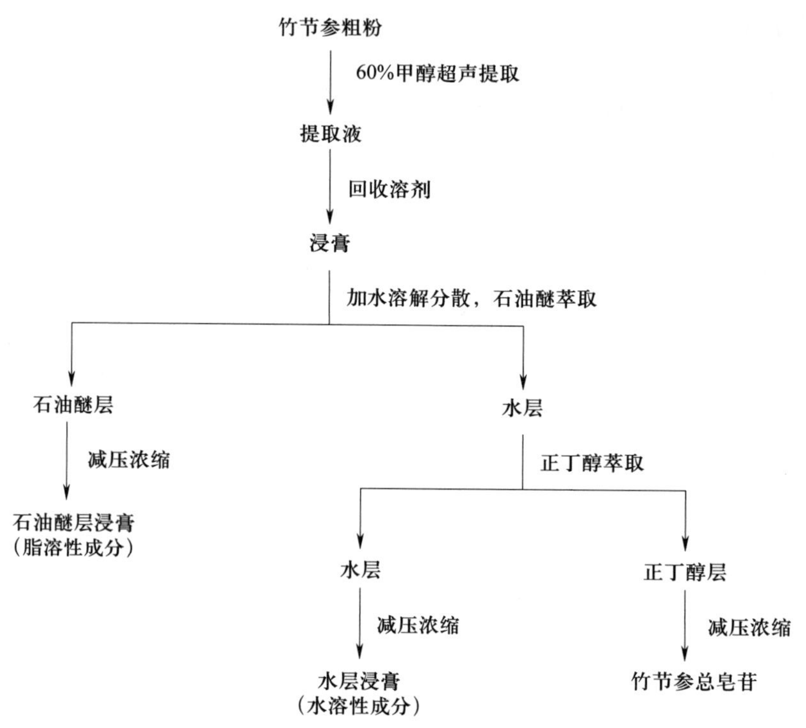


图 8-9　竹节参总皂苷的提取分离流程

2. 竹节参总皂苷的检识

（1）乙酸酐 - 浓硫酸反应。将样品溶于乙酸酐中，加浓硫酸 - 乙酸酐（1：20），观察颜色变化。

（2）五氯化锑反应。将样品的三氯甲烷或醇溶液点于滤纸上，喷以 20% 五氯化锑的三氯甲烷溶液，干燥后于 60～70 ℃加热，观察斑点颜色。

（3）三氯乙酸反应。将样品的三氯甲烷或醇溶液滴在滤纸上，喷以 25% 三氯乙酸乙醇溶液，加热至 100 ℃，观察现象。

（4）三氯甲烷 - 浓硫酸反应。将样品溶于三氯甲烷，加入浓硫酸，观察现象。

（5）冰醋酸 - 乙酰氯反应。将样品溶于冰醋酸中，加乙酰氯数滴及氯化锌结晶数粒，稍加热，观察现象。

（6）薄层色谱法检识。薄层色谱法检识的条件如下：

①样品：竹节参总皂苷的甲醇溶液。

②对照品：1 mg/mL 的人参皂苷 Ro 与竹节参皂苷Ⅳ$_a$ 对照品甲醇溶液。

③吸附剂：硅胶 $GF_{254}$。

④展开剂：正丁醇 – 乙酸 – 水（4∶1∶5，上层）。

⑤显色剂：10% 浓硫酸乙醇溶液。

## 五、实训注意

1. 萃取时应注意不要剧烈振摇，以免发生乳化，以轻轻旋转萃取为宜。
2. 正丁醇萃取液减压蒸干时易起泡，应注意控制真空度，避免总皂苷损失。
3. 展开剂应取正丁醇、乙酸、水混合溶液的上层溶液。

## 六、实训思考

1. 在进行薄层色谱检识时，有哪些操作注意事项？
2. 如何利用薄层色谱法判断提取结果？

## 七 、实训测评

按表 8–4 进行实训测评，并做好记录。

**表 8–4　竹节参中皂苷的提取及检识实训测评**

| 项目 | 技能测试标准 | | 分值 | 得分 | 备注 |
|---|---|---|---|---|---|
| 准备 | 正确选择实训所需材料 | | 5 | | |
| 称重 | 正确使用电子天平 | | 5 | | |
| 超声提取 | 正确搭建超声提取装置 | | 5 | | |
| | 正确进行过滤操作 | | 5 | | |
| 精制 | 正确进行萃取操作 | | 5 | | |
| | 萃取过程中能避免严重的乳化现象 | | 5 | | |
| | 正确进行减压蒸干操作 | | 10 | | |
| 检识 | 乙酸酐 – 浓硫酸反应 | | 5 | | |
| | 五氯化锑反应 | | 5 | | |
| | 三氯乙酸反应 | | 5 | | |
| | 三氯甲烷 – 浓硫酸反应 | | 5 | | |
| | 冰醋酸 – 乙酰氯反应 | | 5 | | |
| | 薄层色谱检识 | 点样 | 5 | | |
| | | 展开 | 5 | | |
| | | 显色 | 5 | | |
| | | 观察 | 5 | | |
| 清场 | 拆卸收纳仪器和试剂，清洁台面 | | 5 | | |
| 填写报告 | 正确、完整地填写实训报告 | | 10 | | |
| 总分 | | | | | |
| 结果总结 | | | | | |

# 第九章

# 强心苷类化合物

【学习导航】

强心苷是一类对心肌有显著兴奋作用的苷类化合物，是目前治疗充血性心力衰竭和心房颤动常用的药物。此外，有文献报道强心苷类药物如地高辛、洋地黄毒苷和毒毛旋花苷G能够预防和治疗增殖性疾病，如肿瘤。并且强心苷能够选择性地抑制人类肿瘤细胞的增殖，诱导其凋亡，但对正常细胞无影响。

本章我们共同来学习强心苷类化合物。

强心苷是存在于自然界（主要是植物界）的一类对心脏具有显著生物活性的甾体苷类化合物。

强心苷分布在许多有毒植物中，以玄参科、夹竹桃科植物最普遍，其他如百合科、萝藦科、十字花科、卫矛科、豆科、毛茛科、大戟科等植物中亦较普遍，如毛花洋地黄、黄花夹竹桃、铃兰、海葱、羊角拗等。强心苷主要以苷的形式存在于植物的果、叶、鳞茎或根中。

强心苷能够选择性增强心肌收缩力和影响心肌电生理特性，主要用于治疗充血性心力衰竭及部分类型的心律失常等心脏疾患。目前临床上常用的强心苷类药物有二三十种，如西地兰、地高辛等。近年来，强心苷类药物抗肿瘤的作用逐渐引起关注。

## 第一节　强心苷类化合物的结构与分类

### 学习目标

1. 掌握强心苷类化合物的结构特点。

2. 熟悉强心苷类化合物的分类，代表性成分的来源和活性。

3. 了解强心苷类化合物的构效关系，强心苷类化合物的分布、生物活性及含有强心苷的常见中药。

强心苷的结构比较复杂，由强心苷元和糖两部分构成。强心苷元部分为甾体衍生物，但与一般甾醇不同；所连接的糖也有一些是特殊的去氧糖。

## 一、苷元部分

强心苷元母核为环戊烷并多氢菲的甾体结构。天然存在的强心苷元是 17 位侧链为不饱和内酯环的甾体化合物。

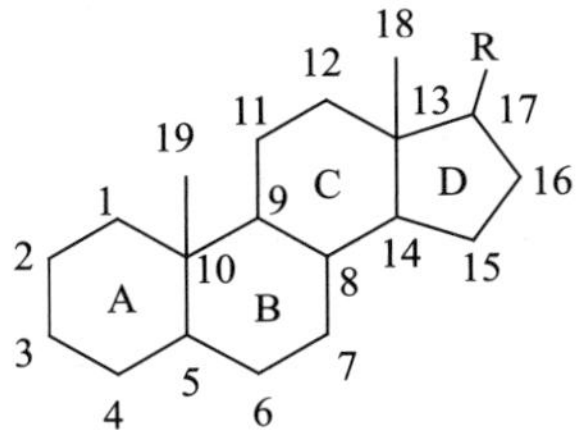

强心苷元母核

强心苷元的甾体母核由 A、B、C、D 4 个环构成，其稠合方式为 A/B 环有顺、反两种形式，但多为顺式；B/C 环均为反式；C/D 环多为顺式。

强心苷元的甾体母核上不同位置连有不同构型的取代基。10、13、17 位上的取代基均为 $\beta$ 构型。10 位由甲基或醛基、羟甲基、羧基等含氧基团取代，13 位由甲基取代，17 位由不饱和内酯环取代。3、14 位由羟基取代，3 - 羟基多数是 $\beta$ 构型，少数是 $\alpha$ 构型，强心苷中的糖均通过 3 - 羟基缩合形成苷，14 - 羟基为 $\beta$ 构型。母核其他位置也可能有羟基、羧基等取代基。有的母核含有双键，双键常在 4、5 位或 5、6 位之间。

根据 17 位上的不饱和内酯环的不同，可将强心苷元分为两类。17 位侧链为五元不饱和内酯环的称为甲型强心苷元，又称强心甾烯，已知的强心苷元大多数属于此类；17 位侧链为六元不饱和内酯环的称为乙型强心苷元，又称海葱甾二烯或蟾蜍甾二烯，自然界中仅少数强心苷元属此类，如中药蟾酥中的强心成分蟾毒配基及海葱中的绿海葱苷元。强心苷元的类型见表 9 - 1。

表 9 - 1　强心苷元的类型

| 结构类型 | 代表性成分 | 来源及生物活性 |
|---|---|---|
| 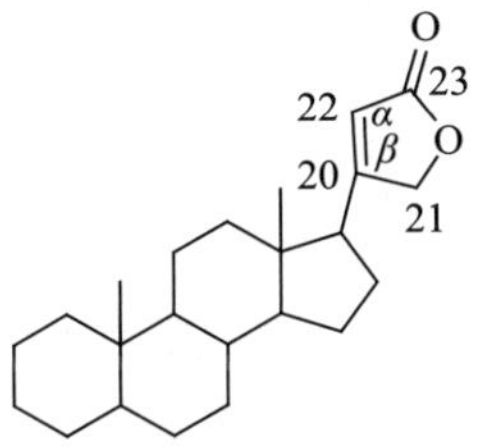 甲型强心苷元（强心甾烯） | 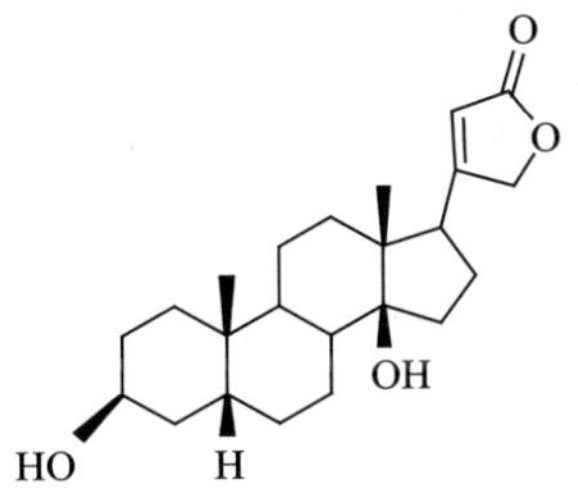 洋地黄毒苷元 | 可从毛地黄中分离得到，与糖结合成苷后具有强心作用 |

续表

| 结构类型 | 代表性成分 | 来源及生物活性 |
| --- | --- | --- |
| 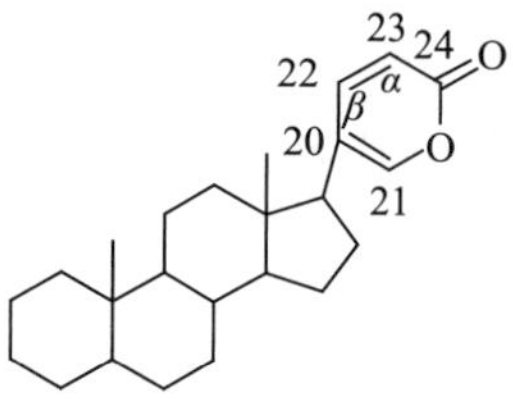 23 24 O 22 α β 20 O 21<br>乙型强心苷元<br>（海葱甾二烯、蟾蜍甾二烯） | 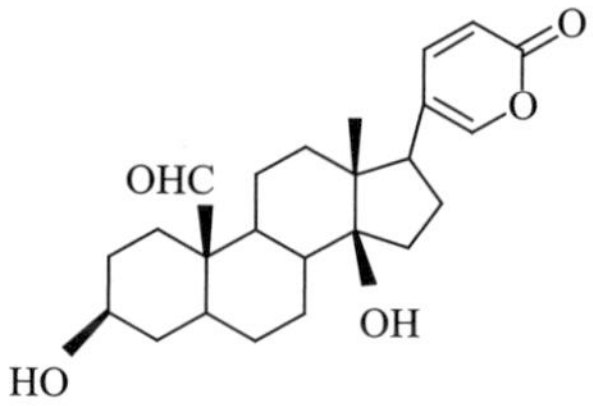 O O OHC OH HO<br>绿海葱苷元 | 可从海葱中分离得到，与葡萄糖、鼠李糖结合成绿海葱苷后具有很强的毒性 |

## 二、糖部分

构成强心苷的糖有20多种。根据它们2位上有无羟基可以分成α－羟基糖（2－羟基糖）和α－去氧糖（2－去氧糖）两类。α－去氧糖仅见于强心苷类化合物中，是区别于其他苷类成分的一个重要特征。

1. α－羟基糖

除*D*－葡萄糖、*L*－鼠李糖外，还有6－去氧糖如*L*－夫糖、*D*－鸡纳糖、*D*－弩箭子糖、*D*－6－去氧阿洛糖等；6－去氧糖甲醚如*L*－黄花夹竹桃糖、*D*－洋地黄糖等。

2. α－去氧糖

有2,6－二去氧糖如*D*－洋地黄毒糖等，2,6－二去氧糖甲醚如*L*－夹竹桃糖、*D*－加拿大麻糖、*D*－迪吉糖和*D*－沙门糖等。强心苷中糖的类型见表9－2。

**表9－2　强心苷中糖的类型**

| 类型 | 举例 | | |
| --- | --- | --- | --- |
| α－羟基糖 | 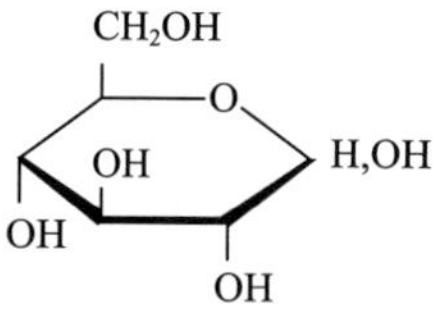 $CH_2OH$, O, OH, H,OH, OH, OH<br>*D*－葡萄糖 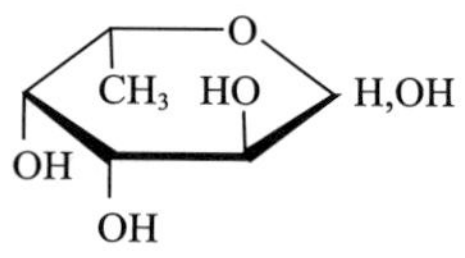 | O, $CH_3$, HO, H,OH, OH, OH<br>*L*－夫糖 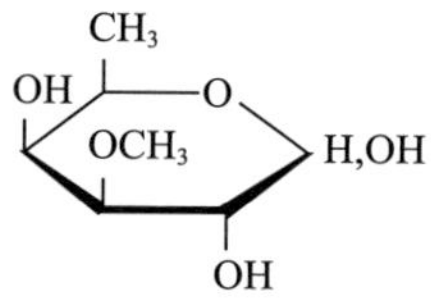 | $CH_3$, OH, O, $OCH_3$, H,OH, OH<br>*D*－洋地黄糖 |
| α－去氧糖 | 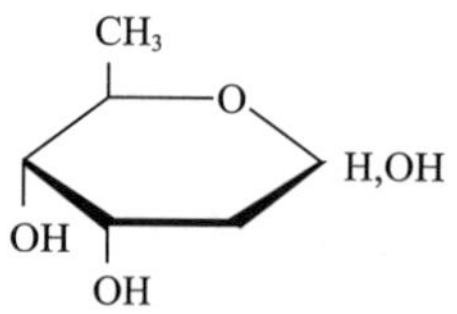 $CH_3$, O, H,OH, OH, OH<br>*D*－洋地黄毒糖 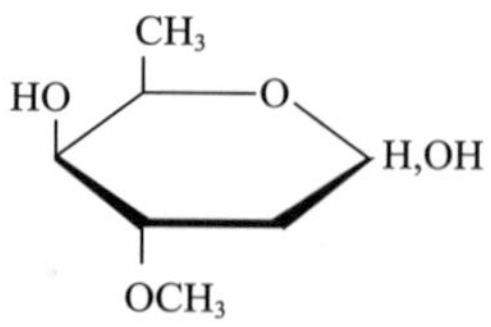 | $CH_3$, HO, O, H,OH, $OCH_3$<br>*D*－沙门糖 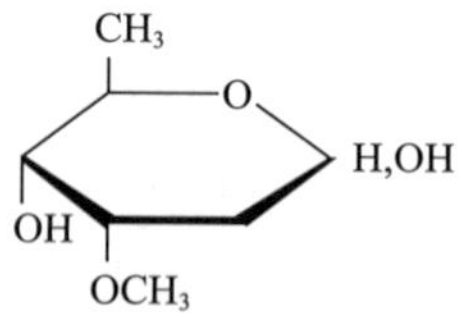 | $CH_3$, O, H,OH, OH, $OCH_3$<br>*D*－加拿大麻糖 |

### 三、苷元和糖的连接方式

强心苷多为单糖链苷，多数是几种糖结合成低聚糖，与苷元上 3－羟基缩合成苷，少数是单糖苷或双糖苷。按糖的种类以及与苷元的连接方式不同，可将强心苷分为以下 3 种类型。

Ⅰ型：苷元 $-(2,6-$ 二去氧糖 $)_x-(\alpha-$ 羟基糖 $)_y$，如紫花洋地黄苷 A。

Ⅱ型：苷元 $-(6-$ 去氧糖 $)_x-(\alpha-$ 羟基糖 $)_y$，如黄夹苷。

Ⅲ型：苷元 $-(\alpha-$ 羟基糖 $)_y$，如绿海葱苷、乌沙苷。

其中 $x=1\sim3$，$y=1\sim2$。

植物界存在的强心苷，以Ⅰ、Ⅱ型较多，Ⅲ型较少。

【知识链接】

**强心苷的结构和强心作用的关系**

强心苷的化学结构对其生理活性有较大影响，其强心作用主要取决于苷元部分，即甾体母核的立体结构、不饱和内酯环的种类及一些取代基的种类及其构型。糖部分本身不具有强心作用，但可影响强心苷的强心作用强度。

1. 甾体母核的立体结构

A/B 环可以是顺式或反式稠合，但 C/D 环必须是顺式稠合（14－羟基为 $\beta$ 构型）。

2. 不饱和内酯环

17 位侧链上 $\alpha$、$\beta$ 不饱和内酯环为 $\beta$ 构型时，有活性；为 $\alpha$ 构型时，活性减弱；若 $\alpha$、$\beta$ 不饱和内酯环中的 $\alpha$、$\beta$ 不饱和键转化为饱和键，活性大为减弱，但毒性也减弱；若内酯环开裂，活性降低或消失。

3. 糖部分

强心苷中的糖本身不具有强心作用，但其种类、数目对强心苷的毒性会产生一定的影响。一般来说，苷元连接糖形成单糖苷后毒性增加；但随着糖基数量增多，分子量增大，苷元部分占比减少，又使强心苷毒性减弱。

## 第二节　强心苷类化合物的理化性质

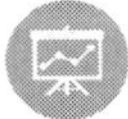

### 学习目标

1. 掌握强心苷类化合物的水解性和显色反应。
2. 熟悉强心苷类化合物的性状与溶解性。

## 一、性状

强心苷类化合物多为无定形粉末或无色结晶，具有旋光性，17 位侧链为 $\beta$ 构型则味苦，若为 $\alpha$ 构型则味不苦。该类化合物对黏膜具有刺激性。

## 二、溶解性

强心苷类化合物一般可溶于水、甲醇、乙醇、丙酮等极性较大的溶剂，微溶于乙酸乙酯、含水三氯甲烷，几乎不溶于乙醚、苯、石油醚等极性小的溶剂。

强心苷类化合物的溶解性与分子中所含糖的数目、种类，苷元所含羟基的数目及位置有关。原生苷由于分子中含糖数目多，比其次生苷和苷元的亲水性强，可溶于水、醇等极性大的溶剂，难溶于极性小的溶剂；次生苷由于亲水性减弱，可溶于乙酸乙酯、含水三氯甲烷等溶剂。另外，在强心苷类化合物溶解性比较中还需注意糖的类型、糖和苷元上羟基的数目。羟基数目越多，亲水性越强。例如乌本苷，虽是单糖苷，但整个分子有 8 个羟基，其水溶性较大，难溶于三氯甲烷；而洋地黄毒苷虽为三糖苷，但整个分子只有 5 个羟基，故在水中溶解度小，易溶于三氯甲烷。此外，强心苷分子中羟基若形成分子内氢键，则亲水性减弱。

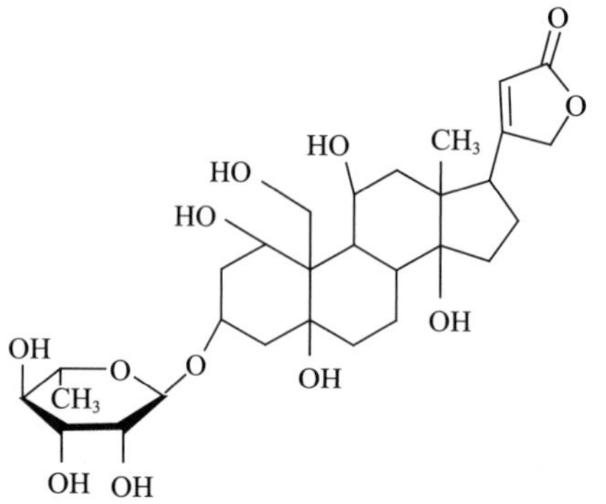

乌本苷 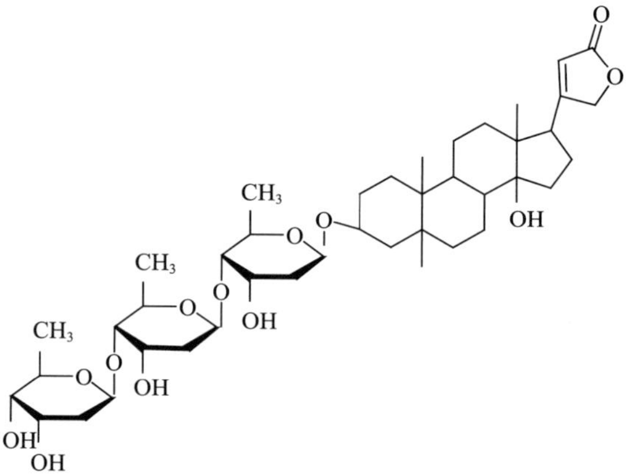　　　　洋地黄毒苷

## 三、水解性

强心苷因结构中含有苷键、内酯环、其他酯键或酰胺键，可以发生酸催化水解、酶催化水解及碱催化水解反应。水解反应是研究强心苷组成及改造强心苷结构的重要方法。

1. 酸催化水解

（1）温和酸水解。用 0.02～0.05 mol/L 的盐酸或硫酸，在含水醇中经短时间加热回流，可使 Ⅰ 型强心苷水解为苷元和糖。因为在此条件下，$\alpha$- 去氧糖苷键易发生断裂，而 $\alpha$- 羟基糖苷键则不易断裂，常常得到二糖或三糖。此水解反应条件温和，对苷元的影响较小，不致引起分子内的脱水反应，对不稳定的 $\alpha$- 去氧糖亦不致分解。如紫花洋地黄苷 A 经温和酸水解后可得洋地黄毒苷元。

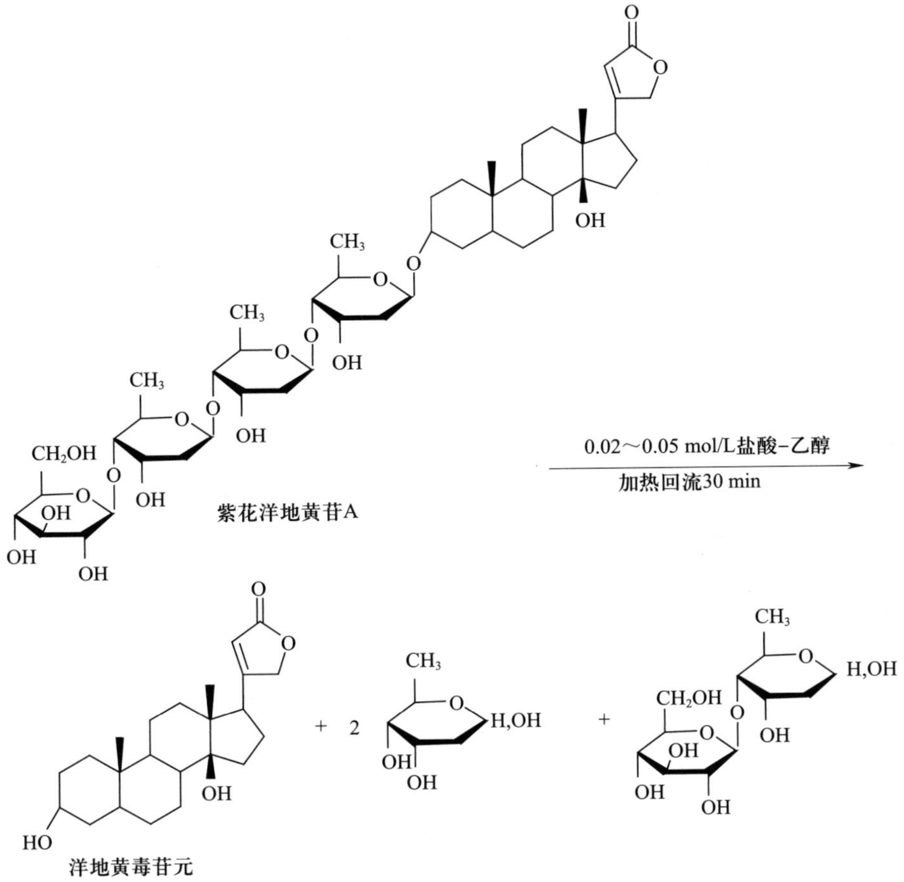
紫花洋地黄苷A
0.02～0.05 mol/L盐酸-乙醇
加热回流30 min
洋地黄毒苷元
+ 2
+
H,OH

（2）强烈酸水解。Ⅱ型和Ⅲ型强心苷的结构特点是与苷元直接相连的均为 α- 羟基糖。由于 α- 羟基糖中 2 位上的羟基阻碍了苷键原子的质子化，水解较为困难，用温和酸水解无法使其水解，必须提高酸的浓度（可用 3%～5% 的盐酸或硫酸）、延长作用时间或同时加压，才能使 α- 羟基糖定量稳定地水解下来，但这样常引起苷元结构的改变，即苷元失去一分子或数分子水形成脱水苷元。如黄夹苷乙经强烈酸水解后，无法得到洋地黄毒苷元，而是得到其双脱水苷元。

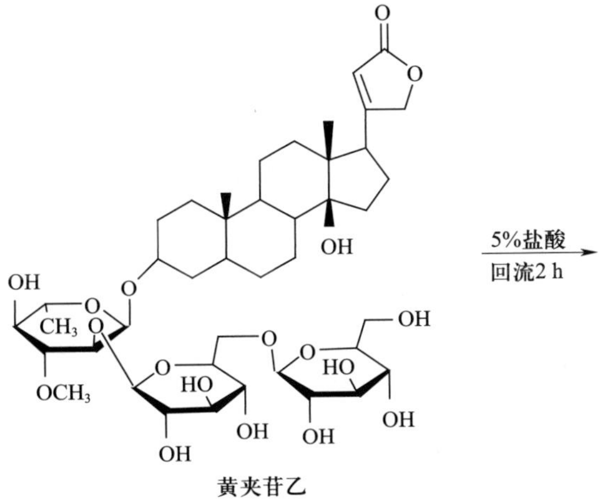
5%盐酸
回流2 h
黄夹苷乙

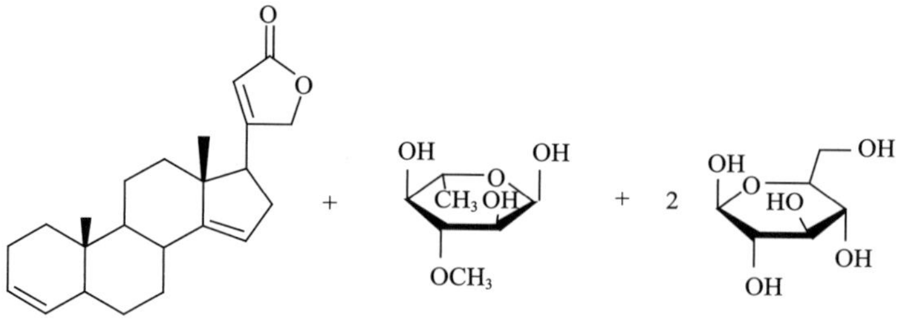

双脱水苷元　　黄花夹竹桃糖　　葡萄糖

2. 酶催化水解

酶催化水解具有一定的专属性，不同性质的酶作用于不同性质的苷键。含强心苷的植物中，存在水解葡萄糖苷的酶，但无水解 α- 去氧糖的酶，所以酶能除去强心苷糖链末端的葡萄糖，不能使苷元与 α- 去氧糖、α- 去氧糖与 α- 去氧糖之间的苷键断裂，从而得到保留 α- 去氧糖的次生苷。如紫花洋地黄苷 A 经酶催化水解得到洋地黄毒苷。

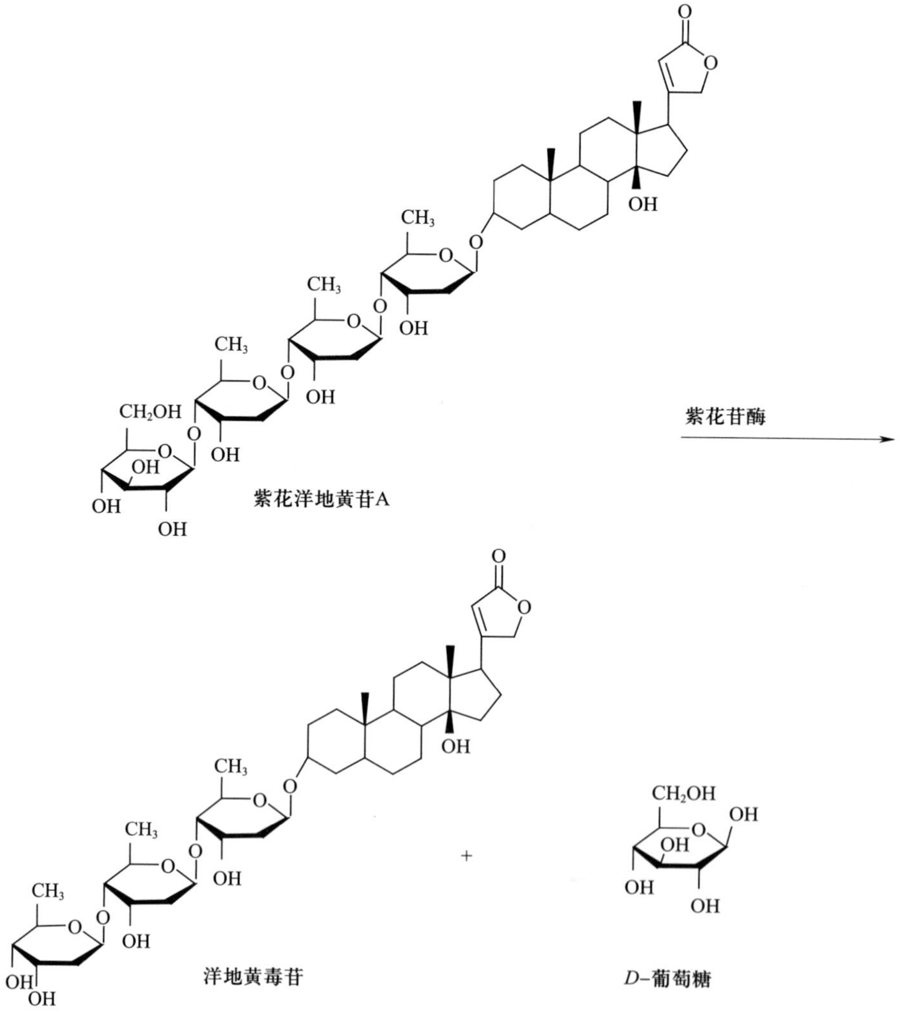

紫花洋地黄苷A　紫花苷酶

洋地黄毒苷　　D-葡萄糖

苷元类型不同时，苷键被酶水解的难易程度也不同，如毛花苷和紫花洋地黄苷用紫花苷酶酶解，前者糖基上有乙酰基，对酶作用阻力大，故水解慢，后者水解快。一般来说，乙型强心苷较甲型强心苷易被酶水解。

含强心苷的植物中均有相应的水解酶存在，故分离强心苷时，常可得到一系列同一苷元的苷，其区别仅在于 *D*– 葡萄糖数目的不同。此外，其他生物中的水解酶亦能使某些强心苷水解，如来源于动物脏器（家畜的心肌、肝等）、蜗牛的消化液、紫苜蓿和某些霉菌的水解酶。蜗牛消化酶是一种混合酶，几乎能水解所有苷键，能将强心苷分子中的糖链逐步水解，直至获得苷元，故常用来研究强心苷的结构。

3. 碱催化水解

强心苷的苷键不能被碱水解，但分子中的酰基、内酯环、双键等会受到碱的影响，发生水解或裂解、双键易位、苷元异构化等反应。

（1）酰基的水解。强心苷的苷元或糖上常有酰基存在，它们遇碱可水解脱去酰基。一般用碳酸氢钠、碳酸氢钾、氢氧化钙、氢氧化钡等。$\alpha$– 去氧糖上的酰基最易脱去，用碳酸氢钠、碳酸氢钾处理即可，而羟基糖或苷元上的酰基须用碱性稍强的氢氧化钙、氢氧化钡处理。甲酰基较乙酰基易水解，提取分离时，用氢氧化钙处理即可水解。上述 4 种碱只水解酰基，不影响内酯环。

（2）内酯环的水解。氢氧化钠、氢氧化钾由于碱性太强，不仅可以使结构中所有酰基水解，还会使内酯环开裂。在水溶液中，氢氧化钠、氢氧化钾可使内酯环开裂，加酸后再环合；但在醇溶液中，氢氧化钠、氢氧化钾使内酯环开裂并发生异构化，酸化后，不能再环合成原来的内酯环，为不可逆反应。

甲型强心苷在氢氧化钾醇溶液中，内酯环上双键由 20（22）转移到 20（21），22 位生成活性亚甲基，它是许多颜色反应的基础，用于甲型强心苷元的检识。乙型强心苷无此反应。

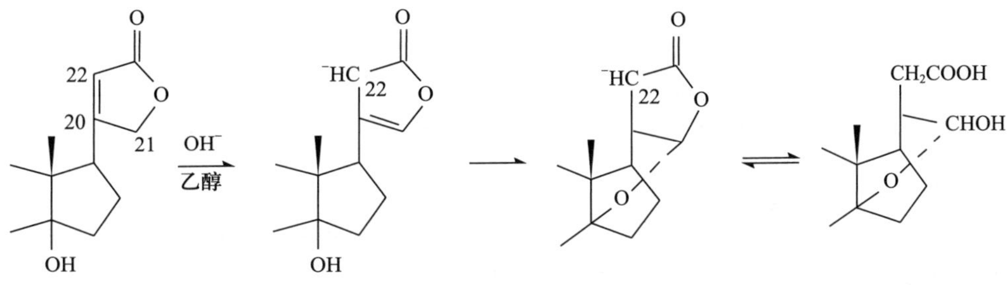

甲型强心苷 活性亚甲基结构 内酯型异构化苷 开链型异构化苷

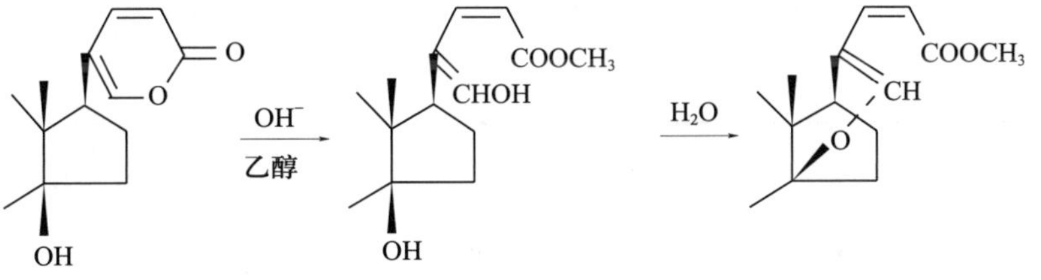

乙型强心苷 开链型异构化苷

## 四、显色反应

强心苷的显色反应主要是指分子中甾体母核、不饱和内酯环、α－去氧糖的显色反应。

1. 甾体母核的显色反应

在无水条件下，甾体母核可与某些酸作用，呈现出一系列的颜色变化，具体反应见本书第八章皂苷的显色反应。

2. 五元不饱和内酯环的显色反应

甲型强心苷在碱性醇溶液中，由于内酯环的双键移位和质子转移形成 22 位活性亚甲基，可与活性亚甲基试剂作用而显色，这些有色化合物在可见光区常有最大吸收，故亦可用于定量。乙型强心苷无此类反应。五元不饱和内酯环的显色反应见表 9－3。

**表 9－3　五元不饱和内酯环的显色反应**

| 反应名称 | 操作方法 | 现象 | 特点 |
|---|---|---|---|
| 亚硝酰铁氰化钠试剂反应（Legal 反应） | 将样品溶于吡啶中，加 3% 亚硝酰铁氰化钠溶液和 2 mol/L 氢氧化钠溶液各 1 滴 | 反应液呈深红色并逐渐褪色 | 分子中有活性亚甲基者均有此反应 |
| 间二硝基苯试剂反应（Raymond 反应） | 用 50% 乙醇溶解样品后，滴加少量间二硝基苯乙醇溶液，摇匀后再滴加 20% 氢氧化钠溶液 | 呈紫红色 | 其他间二硝基化合物也有相同反应机制 |
| 3,5－二硝基苯甲酸试剂反应（Kedde 反应） | 取样品的甲醇或乙醇溶液于试管中，加入 3,5－二硝基苯甲酸试剂 | 呈红色或紫红色 | 可用作强心苷的显色剂 |
| 碱性苦味酸试剂反应（Baljet 反应） | 取样品的甲醇或乙醇溶液于试管中，加入碱性苦味酸试剂数滴 | 呈橙色或橙红色 | 反应慢，15 min 以后才能呈色 |

3. α－去氧糖的显色反应

α－去氧糖的显色反应见表 9－4。

**表 9－4　α－去氧糖的显色反应**

| 反应名称 | 操作方法 | 现象 | 特点 |
|---|---|---|---|
| 三氯化铁－冰醋酸反应［Keller-Kiliani（k-k）反应］ | 将样品溶于冰醋酸中，加 20% 的三氯化铁水溶液，再加浓硫酸，观察界面和乙酸层的颜色变化 | 乙酸层显蓝色。界面可显红色、绿色、黄色等，最后转为暗色 | 此反应只对游离的 α－去氧糖或此条件下能水解出 α－去氧糖的强心苷显色 |
| 呫吨氢醇反应（Xanthydrol 反应） | 取样品少许，加呫吨氢醇试剂，置水浴加热 3 min | 显红色 | 此反应极为灵敏，分子中的 α－去氧糖可定量地发生反应，故还可用于定量分析 |
| 对－二甲氨基苯甲醛反应 | 将样品的醇溶液点于滤纸上，喷对－二甲氨基苯甲醛试剂，90 ℃加热 30 s | 显灰红色斑点 | |

**【互动练习】**

甾体皂苷与强心苷有哪些共同的反应？怎样用化学方法区别这两类成分？

# 第三节　强心苷类化合物的提取与分离方法

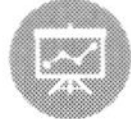

## 学习目标

1. 掌握强心苷类化合物中原生苷和次生苷的提取方法。
2. 熟悉强心苷类化合物的分离方法。

从中药中提取、分离、纯化强心苷是比较复杂与困难的，因为该类成分在植物中的含量一般都比较低（大多在 1% 以下）；同一植物又常含几个甚至几十个结构相似、性质相近的强心苷，且常与糖、皂苷、色素、鞣质等共存，这些成分往往会影响或改变强心苷在许多溶剂中的溶解度；多数强心苷是多糖苷，受植物中酶的影响可生成次生苷，与原生苷共存，从而增加了成分的复杂性，也增加了提取分离工作的难度。

## 一、提取方法

强心苷的原生苷和次生苷，在溶解性上有亲水性、弱亲脂性、亲脂性之分，但均能溶于甲醇、乙醇中，一般常用甲醇或 70%～80% 乙醇作溶剂，提取效率高，且能使酶失去活性。

1. 原生苷的提取

强心苷易受酸、碱和酶的影响，发生水解、脱水及异构化等反应，因此，在提取分离过程中要特别注意这些因素。

当以提取原生苷为目的时，首先要注意抑制酶的活性，防止酶催化水解；其次原料要新鲜，中药采收后尽快干燥，最好在 50～60 ℃通风快速烘干或晒干，另外，贮存期间要注意防潮，控制含水量；提取时要避免酸、碱的影响。

原料为种子类中药或含脂类杂质较多时，需用石油醚脱脂后提取；原料为含叶绿素较多的叶或全草类中药时，可用稀碱性溶液皂化，或将醇提取液浓缩，保留适量浓度的醇，放置，使叶绿素等脂溶性杂质成胶状沉淀析出，过滤除去。强心苷稀醇提取液经活性炭吸附也可除去叶绿素等脂溶性杂质。用氧化铝或聚酰胺柱色谱吸附，可除去糖、水溶性色素、鞣质、皂苷、酸性及酚性物质，但应注意，强心苷也有可能因被吸附而损失。

经初步除去杂质后的强心苷浓缩提取液，可用三氯甲烷和不同比例的三氯甲烷 - 甲醇（乙醇）溶液依次萃取，分别获得亲脂性、弱亲脂性和亲水性的强心苷，供进一步分离。

2. 次生苷的提取

当以提取次生苷为目的时，要注意利用共存酶、酸、碱等因素，采取发酵等方法以促进酶水解，或利用酸、碱水解等适当方法，以提高目标提取物的产量。

## 二、分离方法

分离强心苷混合物，常采用溶剂萃取法、逆流分溶法和色谱分离法，对含量较高的组分，可用适当的溶剂反复结晶得到单体。但一般需用多种方法配合使用。

1. 两相溶剂萃取法和逆流分溶法

两相溶剂萃取法和逆流分溶法均利用强心苷在两种溶剂中分配系数的差异而达到分离目的。前者常用于毛花苷甲、乙、丙的分离，后者常用于黄夹苷甲、乙的分离。

2. 色谱分离法

多数强心苷以萃取法难以获得单体化合物，所以一般结合各种色谱方法再进一步分离。当分离亲脂性单糖苷、次生苷和苷元时，一般选用吸附色谱，常以中性氧化铝、硅胶为吸附剂，用正己烷 - 乙酸乙酯、苯、丙酮、三氯甲烷 - 甲醇、乙酸乙酯 - 甲醇等作为洗脱剂。分离弱亲脂性强心苷宜选用分配色谱，可用硅胶、硅藻土、纤维素为支持剂，以乙酸乙酯 - 甲醇 - 水、三氯甲烷 - 甲醇 - 水作洗脱剂。高效液相色谱分离成分复杂或含量低的强心苷能起到较好的效果。

# 第四节　强心苷类化合物的检识方法

### 学习目标

1. 掌握强心苷类化合物的理化检识方法。
2. 熟悉强心苷类化合物的色谱检识方法。

强心苷类化合物的检识包括理化检识和色谱检识。

## 一、理化检识

强心苷的理化检识主要是利用强心苷分子结构中甾体母核、不饱和内酯环、$\alpha$- 去氧糖的显色反应。如常用的乙酸酐 - 浓硫酸反应、三氯甲烷 - 浓硫酸反应等可检识甾体母核，呫吨氢醇反应可灵敏地检识 $\alpha$- 去氧糖，亚硝酰铁氰化钠试剂反应、间二硝基苯试剂反应等可检识强心苷的类型。

## 二、色谱检识

色谱是检识强心苷的一种重要手段，主要有纸色谱、薄层色谱等。

1. 纸色谱

检识亲脂性较强的强心苷及苷元，多将滤纸预先以甲酰胺浸渍数分钟作为固定相，以苯或甲苯（用甲酰胺饱和）为流动相。如果强心苷的亲脂性较弱，可将流动相改为极性较大的溶剂，如二甲苯－丁酮或三氯甲烷－苯－乙醇、三氯甲烷－四氢呋喃－甲酰胺（50：50：6.5）、丁酮－二甲苯－甲酰胺（50：50：4）等溶剂系统。对亲水性较强的强心苷，宜用水浸透滤纸作固定相，以水饱和的丁酮或乙醇－甲苯－水（4：6：1）、三氯甲烷－甲醇－水（10：2：5、10：4：5、10：8：5）做流动相，展开效果较好。

一般色谱滤纸不预先用固定相处理，也能用于强心苷的分离。常用的溶剂系统为三氯甲烷、乙酸乙酯、苯、甲苯等有机溶剂与水组成的混合溶剂，因水在这些溶剂中的溶解度较小，可加入适量的乙醇以增加溶剂系统的含水量，便于适应亲脂性较弱的强心苷的分离。

2. 薄层色谱

强心苷的薄层色谱有吸附薄层色谱和分配薄层色谱，应用上各具特点。选择吸附薄层色谱时，由于强心苷分子中含有较多的极性基团，尤其是多糖苷，会对氧化铝产生较强的吸附作用，分离效果较差，因此常用硅胶做吸附剂，以三氯甲烷－甲醇－冰醋酸（85：13：2）、二氯甲烷－甲醇－甲酰胺（80：19：1）、乙酸乙酯－甲醇－水（80：5：5）等溶剂系统作展开剂。也可用反相硅胶薄层色谱分离强心苷类化合物，常用的溶剂展开系统有甲醇－水、三氯甲烷－甲醇－水等。对于极性较弱的苷元及一些单糖强心苷，亦可采用氧化铝、氧化镁、硅酸镁作吸附剂，以乙醇或三氯甲烷－甲醇（99：1）等作展开剂。

分配薄层色谱分离强心苷的效果较吸附薄层色谱更好，所得斑点集中，承载的样品量较大。常用硅藻土、纤维素作支持剂，以甲酰胺、二甲基甲酰胺、乙二醇等作固定相，三氯甲烷－丙酮（4：1）、三氯甲烷－正丁醇（19：1）等溶剂系统作展开剂，分离极性较强的强心苷类化合物。

3. 常用显色剂

（1）2% 3,5－二硝基苯甲酸乙醇溶液与 2 mol/L 氢氧化钾水溶液等体积混合，喷后强心苷显红色，几分钟后褪色。

（2）1%苦味酸水溶液与10%氢氧化钠水溶液按95：5的体积比例混合，喷后于90～100 ℃烘 4～5 min，强心苷呈橙红色。

（3）2% 三氯化锑的三氯甲烷溶液，喷后于 100 ℃烘 5 min，各强心苷及苷元显不同的颜色。

## 第五节　含强心苷类化合物的中药提取分离实例

### 实例一　毛花洋地黄中西地兰的提取分离

玄参科植物毛花洋地黄在临床应用已有百年历史，至今仍是治疗心力衰竭的有效药物，其叶富含强心苷类化合物，多为次生苷。属于原生苷的有毛花苷甲、乙、丙、丁和戊，以毛花苷甲和毛花苷丙的含量较高。此外，还含叶绿素、树脂、皂苷、蛋白质、水溶性色素、糖等杂质和可水解原生苷的酶。

## 一、主要化学成分及活性

毛花洋地黄是制备强心药西地兰（又称去乙酰毛花苷丙）和地高辛（又称异羟基洋地黄毒苷）的主要原料。在提取得到毛花苷丙后，用碱水解除去乙酰洋地黄毒糖上的乙酰基，可得到去乙酰毛花苷丙，商品名为西地兰，是一种去乙酰基的原生苷。

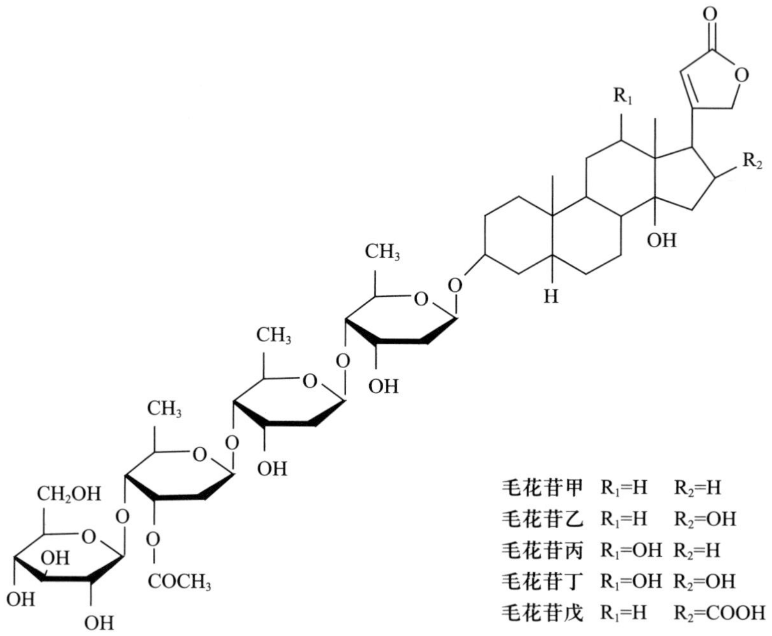

| | | |
|---|---|---|
| 毛花苷甲 | $R_1$=H | $R_2$=H |
| 毛花苷乙 | $R_1$=H | $R_2$=OH |
| 毛花苷丙 | $R_1$=OH | $R_2$=H |
| 毛花苷丁 | $R_1$=OH | $R_2$=OH |
| 毛花苷戊 | $R_1$=H | $R_2$=COOH |

西地兰为白色结晶性粉末，熔点 220～235 ℃，在甲醇中微溶，在乙醇中极微溶解，在水或三氯甲烷中几乎不溶。西地兰属于快速强心药，作用快而蓄积性小，用于急、慢性心力衰竭，心房颤动和室性阵发性心动过速。

## 二、提取分离流程

西地兰的提取分离流程为：先从毛花洋地黄中提取总苷，进一步分离出毛花苷丙，再碱化使毛花苷丙脱去乙酰基。

1. 工艺流程

毛花洋地黄中西地兰的提取分离流程如图 9－1 所示。

2. 流程说明

（1）由于提取的毛花洋地黄总苷均为原生苷，可溶于乙醇，故选用 70% 乙醇为提取溶剂，用温浸或渗漉法提取。因为强心苷对酸、碱不稳定，所以在醇提时应将 pH 调至中性。

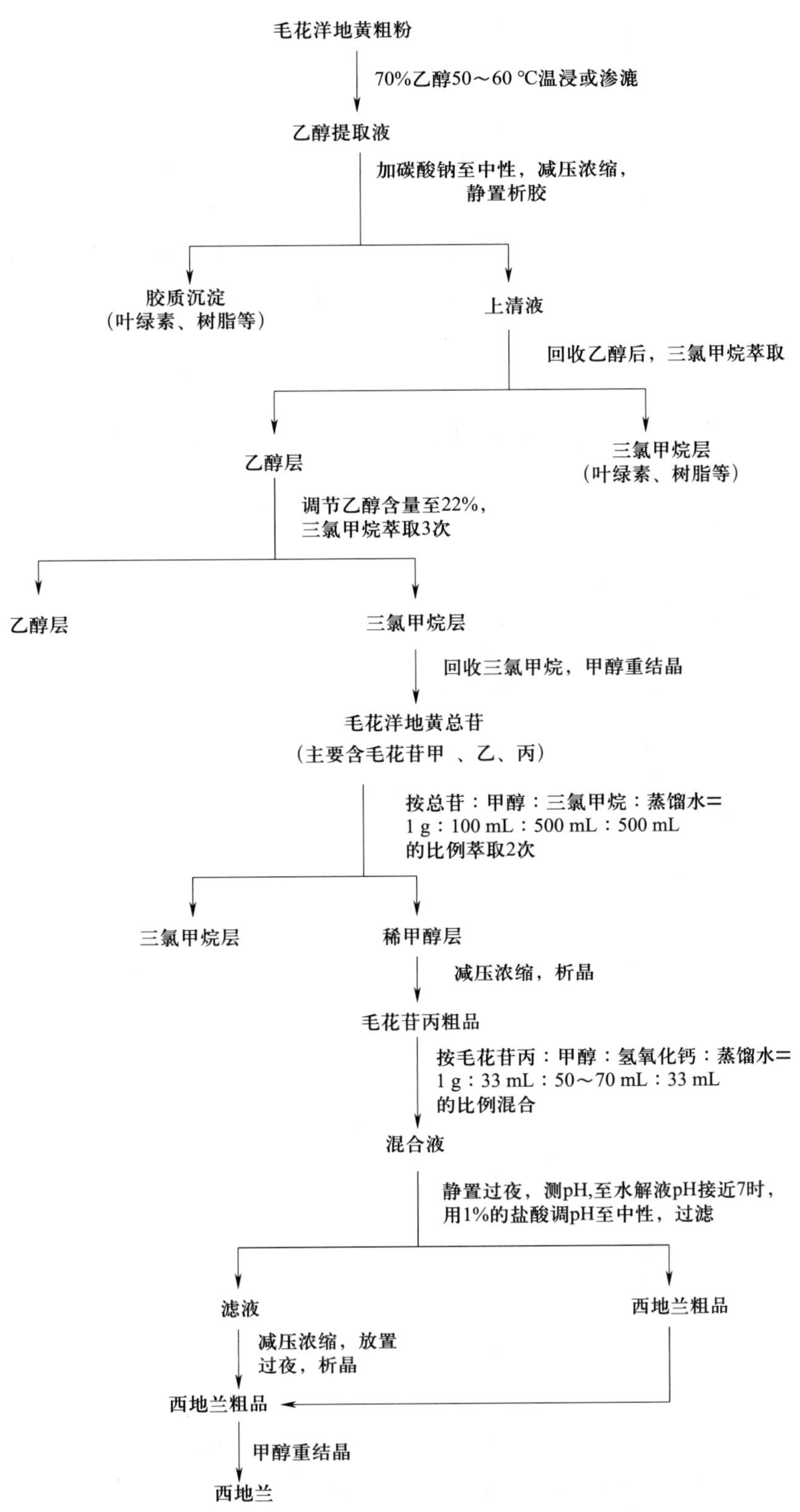


图 9－1　毛花洋地黄中西地兰的提取分离流程

（2）提取得到的总苷中包含毛花苷甲、乙、丙（三者含量相对较高），它们苷元结构中含有的羟基数目和位置不同，使得它们的极性和溶解度亦有差别。其中，毛花苷丙极性最大，在三氯甲烷中溶解度最小，而三者在甲醇、水中溶解度相似。利用它们在三氯甲烷与稀甲醇混合液中的分配系数不同，按照总苷：甲醇：三氯甲烷：水 =1 g：100 mL：500 mL：500 mL 的比例进行两相溶剂萃取分离，毛花苷甲、乙容易分配到三氯甲烷层，而毛花苷丙集中在水层。分出水层，浓缩至原体积的 1/50，放置，毛花苷丙可沉淀或析出结晶。

（3）采用氢氧化钙除去毛花苷丙的乙酰基，另外，氢氧化钙还可以作为酶的活性抑制剂以避免苷水解。

## 实例二　铃兰中强心苷类化合物的提取分离

铃兰为百合科植物铃兰的带花全草，具有强心、利尿的功效。

### 一、主要化学成分及活性

铃兰中含有的强心苷类化合物均为甲型强心苷，其中铃兰毒苷的强心作用极强，作用迅速，但毒性也较大。此外，铃兰中还含有皂苷类、甾醇类等化学成分。

铃兰毒苷为白色针晶，熔点 240～242 ℃，难溶于水，溶于甲醇、乙醇和丙酮，微溶于三氯甲烷及乙酸乙酯，几乎不溶于苯、石油醚及乙醚。

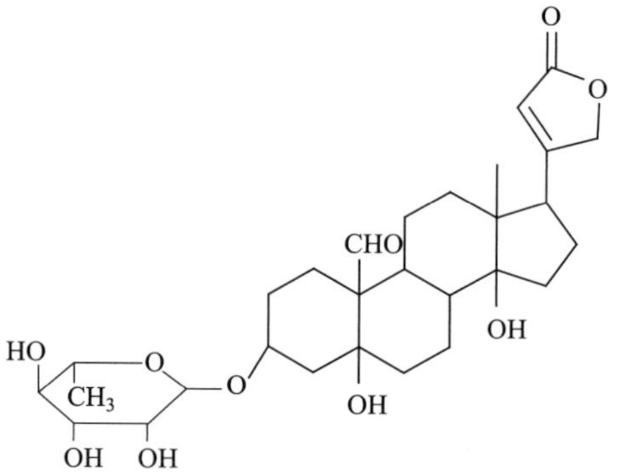

铃兰毒苷

### 二、提取分离流程

1. 工艺流程

铃兰中铃兰毒苷的提取分离流程如图 9–2 所示。

2. 流程说明

根据铃兰毒苷的极性，采用苯 – 乙醇（9：1）为提取溶剂。提取后进行析胶处理，除去全草中的叶绿素等脂溶性杂质。以三氯甲烷 – 乙醇混合溶液系统进行萃取，浓缩后结合重结晶操作得到铃兰毒苷，工艺简单，提取效率高。

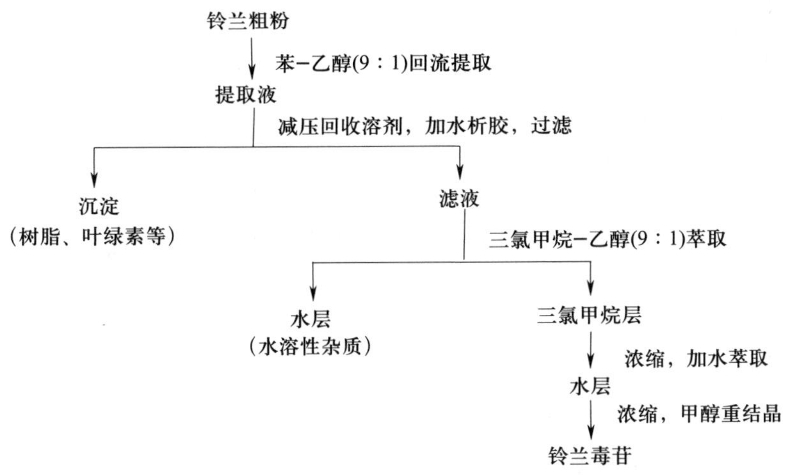


图 9-2　铃兰中铃兰毒苷的提取分离流程

# 思考与练习

## 一、单选题

1. 强心苷元的基本母核为（　　）。

A. 苯并 $\alpha$- 吡喃酮　　B. 环戊烷并多氢菲　　C. 2- 苯基色原酮　　D. 异戊二烯

2. 强心苷多在（　　）与糖结合成苷。

A. 3 位　　B. 7 位　　C. 10 位　　D. 13 位

3. 原生苷多难溶于（　　）。

A. 三氯甲烷　　B. 丙酮　　C. 乙醇　　D. 甲醇

4. 甲型强心苷与乙型强心苷结构的主要区别是（　　）。

A. A/B 环稠合方式不同　　B. 17 位取代基不同

C. 3 位取代基不同　　D. B/C 环稠合方式不同

5. 可用于强心苷脱乙酰基的是（　　）。

A. 5% 盐酸　　B. 0.03 mol/L 盐酸　　C. $\beta$-*D*- 葡萄糖酶　　D. 氢氧化钙

6. 含有 2,6- 二去氧糖的化合物是（　　）。

A. 皂苷　　B. 强心苷　　C. 香豆素苷　　D. 黄酮苷

## 二、多选题

1. 强心苷中连接的糖有（　　）。

A. 菊糖　　B. 6- 去氧糖　　C. 2,6- 二去氧糖　　D. *D*- 葡萄糖

2. 检识强心苷甾体母核的方法有（　　）。

A. 三氯乙酸反应　　B. 五氯化锑反应
C. 三氯化铁－冰醋酸反应　　D. 三氯甲烷－浓硫酸反应
E. 乙酸酐－浓硫酸反应

3. 下列可用于区别甲型和乙型强心苷的反应是（　　）。
A. 亚硝酰铁氰化钠试剂反应　　B. 呫吨氢醇反应
C. 间二硝基苯试剂反应　　D. 碱性苦味酸试剂反应
E. 乙酸酐－浓硫酸反应

## 三、简答题

1. 用适当方法鉴别：大黄酸与毛花苷丙，薯蓣皂苷与洋地黄毒苷。
2. 强心苷中苷元与糖的连接方式有哪几种？
3. 强心苷的水解有几种类型？简述其特点。

## 四、实例分析题

毛花洋地黄中主要含有强心苷类成分，请完成下列问题：
1. 如何从毛花洋地黄中提取西地兰？
2. 如何从毛花洋地黄中提取地高辛？

# 实训项目八　毛花洋地黄中地高辛的提取分离及检识

## 一、实训目的

1. 掌握酶水解、回流提取、减压浓缩、重结晶提取精制地高辛的方法。
2. 掌握显色反应检识地高辛的方法。

## 二、实训原理

地高辛（又称异羟基洋地黄毒苷）为白色结晶或结晶性粉末，无臭，熔点为 235～245 ℃。本品在吡啶中易溶，在稀醇中微溶，在三氯甲烷中极微溶解，在水或乙醚中不溶。

提取时，先将毛花洋地黄发酵以促进酶水解，得到次生苷，再进一步脱乙酰基，即得地高辛。

**【知识链接】**

**合理使用地高辛**

地高辛是从毛花洋地黄中提取得到的强心苷类化合物，属于中速强心药，临床主要用于治疗各类急、慢性心功能不全及室性心动过速、心房颤动或扑动等。地高辛口服方便，吸收好，排泄较快，蓄积作用小；但其安全范围小，治疗量和中毒量非常接近，药动学及药效学个体差异亦较大，若服用不当，极易引起中毒反应。因此，使用时需绝对遵照医嘱，不得随意更改用药次数及剂量。地高辛常见的不良反应包括促心律失常作用，胃纳不佳或恶心、呕吐，下腹痛，异常的无力、软弱。

患者在服用地高辛期间，还应注意同服药物的影响。比如六神丸中的蟾酥，其主要成分的基本结构与强心苷相似，与地高辛等强心苷类药物合用时，会增强毒性，发生中毒现象。所以，接受地高辛治疗的病人忌同时服用六神丸或其他蟾酥制剂（常用的含蟾酥的中成药有牛黄消炎片、麝香保心丸、益心丸等），若必须联用应减量并加强对患者的监护。此外，地高辛也不宜与麻黄及其制剂、甘草及其制剂、清开灵注射液等合用。

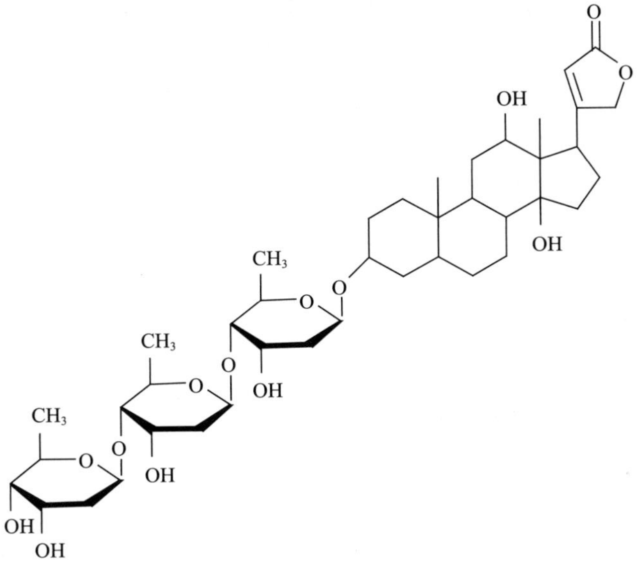

地高辛

## 三、实训材料

1. 仪器

电子天平、回流提取装置、旋转蒸发仪、分液漏斗、圆底烧瓶、水浴锅、硅胶薄层板、展开缸、试管等。

2. 试剂

蒸馏水、乙醇、三氯甲烷、氢氧化钠、丙酮、活性炭、20% 三氯化铁溶液、冰醋酸、三氯化锑、甲醇、乙酸酐、浓硫酸、间二硝基苯等。

## 四、实训步骤

1. 地高辛的提取分离与精制

（1）提取。称毛花洋地黄粗粉 50 g，加等量的水拌匀润湿，于 40 ℃条件下发酵 24 h。将其加入回流提取装置中，用 80% 乙醇加热回流提取 3 次，每次 1 h，过滤，合并提取液，减压浓缩至含乙醇 20%，静置析胶，过滤，将滤液用三氯甲烷萃取 3 次，合并萃取液并减压浓缩至适量，再用 10% 氢氧化钠溶液反复洗涤至洗涤液无色，蒸馏水洗至中性，回收溶剂，得到油状物。用丙酮将油状物溶解，静置，析晶，过滤，得到地高辛粗品。

（2）精制。将上一步得到的地高辛粗品用 70% 的乙醇进行重结晶，之后用活性炭脱色。

2. 地高辛的检识

（1）三氯化铁 - 冰醋酸反应。取样品约 1 mg，置小试管中，加含三氯化铁的冰醋酸（取冰醋酸 10 mL，加 20% 三氯化铁溶液 1 滴制成）1 mL 溶解后，沿管壁缓缓加硫酸 1 mL，使成两液层，观察现象。

（2）间二硝基苯试剂反应。取样品 1 mg，用少量 50% 乙醇溶解，加入 1% 间二硝基苯乙醇溶液 0.1 mL，摇匀后，再加入 20% 氢氧化钠溶液 0.2 mL，观察现象。

（3）乙酸酐 - 浓硫酸反应。将样品溶于三氯甲烷中，取一滴点在白瓷点滴板上，加乙酸酐 - 浓硫酸（20∶1）试剂，观察颜色变化。

（4）薄层色谱检识。薄层色谱检识所需条件如下：

①供试品：样品乙醇溶液。

②对照品：地高辛对照品溶液。

③吸附剂：硅胶 G。

④展开剂：三氯甲烷 - 甲醇 - 冰醋酸（85∶13∶2）。

⑤显色剂：2% 三氯化锑的三氯甲烷溶液。

## 五、实训注意

1. 利用共存的 $\beta$-$D$- 葡萄糖酶水解原生苷的过程中注意防止水分挥散，水解产物为毛花苷甲、乙、丙的次生苷。

2. 三氯甲烷萃取时，控制好三氯甲烷、乙醇、水三者的比例，可使次生苷尽可能多地被提出。

3. 10% 氢氧化钠溶液可去除结构中的乙酰基和色素等杂质，氢氧化钠浓度不宜太高，防止内酯开环。

## 六、实训思考

1. 仔细观察毛花洋地黄中主要化学成分结构，想一想地高辛是否还有其他的提取分离方式。

2. 还有哪些显色反应可用于地高辛的化学检识？

## 七、实训测评

按表 9-5 进行实训测评，并做好记录。

**表 9－5　　毛花洋地黄中地高辛的提取分离及检识实训测评**

| 项目 | 技能测试标准 | | 分值 | 得分 | 备注 |
|---|---|---|---|---|---|
| 准备 | 正确选择实训所需材料 | | 5 | | |
| 称重 | 正确使用电子天平 | | 5 | | |
| 发酵 | 正确进行发酵操作 | | 5 | | |
| 回流提取 | 正确搭建和拆卸回流提取装置 | | 5 | | |
| | 正确进行加热、计时操作 | | 5 | | |
| | 正确进行过滤操作 | | 5 | | |
| | 正确进行溶剂回收操作 | | 5 | | |
| 精制 | 正确进行萃取操作 | | 5 | | |
| | 萃取过程中能避免严重的乳化现象 | | 5 | | |
| | 正确进行碱水解操作 | | 10 | | |
| | 正确进行重结晶操作 | | 10 | | |
| 检识 | 三氯化铁－冰醋酸反应 | | 2 | | |
| | 间二硝基苯试剂反应 | | 2 | | |
| | 乙酸酐－浓硫酸反应 | | 4 | | |
| | 薄层色谱检识 | 点样 | 5 | | |
| | | 展开 | 5 | | |
| | | 显色 | 5 | | |
| | | 观察 | 5 | | |
| 清场 | 拆卸收纳仪器和试剂，清洁台面 | | 2 | | |
| 填写报告 | 正确、完整地填写实训报告 | | 5 | | |
| 总分 | | | | | |
| 结果总结 | | | | | |

# 第十章

# 生物碱类化合物

**【学习导航】**

洋金花是茄科植物白花曼陀罗的干燥花。其味辛，性温，有毒。归肺、肝经，具有止咳平喘、解痉定痛的功效。常用于哮喘咳嗽、脘腹冷痛、风湿痹痛、小儿慢惊，也可用于外科麻醉。洋金花中的主要成分为莨菪烷类生物碱，包括莨菪碱、东莨菪碱、樟柳碱和*N*-去甲莨菪碱，具有解痉镇痛、解有机磷中毒、散瞳、镇静、麻醉等作用。

本章我们共同来学习生物碱类化合物。

生物碱是指来源于生物体内的一类含氮碱性有机化合物，大多有较复杂的环状结构，氮原子多结合在环内，有较强的生物活性。但也有一些例外，如麻黄碱的氮原子没有在环内，秋水仙碱几乎不显碱性。有些来源于生物体内的含氮有机物如氨基酸、蛋白质、维生素等，虽然具有生物活性，但不属于生物碱类化合物。

生物碱主要分布于高等植物中，尤其是双子叶植物，如毛茛科、罂粟科、豆科和茄科等；单子叶植物中有少数分布，如百合科、石蒜科和兰科等；裸子植物中分布更少，如麻黄科、松科等。部分动物类中药也含有生物碱，如麝香中的麝香吡啶、蟾酥中的蟾毒色胺等。

在植物体中，大多数生物碱与共存的有机酸（如酒石酸、草酸等）结合成生物碱盐，少数生物碱与无机酸（硫酸、盐酸等）成盐，还有的生物碱呈游离状态，极少数生物碱以酯、苷、氮氧化物的形式存在。

## 第一节　生物碱类化合物的结构与分类

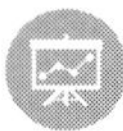

### 学习目标

1. 掌握生物碱类化合物的结构特点。
2. 熟悉生物碱类化合物的分类，代表性成分的化学结构和活性。

3. 了解生物碱类化合物的分布、生物活性及含有生物碱的常见中药。

【知识链接】

**石蒜属植物中的生物碱类化合物**

石蒜为石蒜科石蒜属植物，属于多年生草本植物，鳞茎外形近似蒜头，故称为石蒜。石蒜属植物集观赏、药用、工业价值于一体，研究表明，石蒜属植物鳞茎中富含多种生物碱类化合物，根据其分子骨架可以分为石蒜碱型、文殊兰型、加兰他敏型、水仙花碱型、水仙环素型、石蒜宁碱型、猛他宁型等7类。由于其含有的生物碱毒性较大，石蒜属植物也可用于生产植物源杀菌剂，用于防治农作物病虫害。我国民间一直把石蒜属植物作药用，一般将其鳞茎捣碎外用，可消肿除毒。石蒜属植物生物碱具有抗菌、抗病毒、抗疟疾、抗肿瘤、抗乙酰胆碱酯酶等多方面的药理作用。

生物碱类化合物的结构复杂，根据其化学结构可分为有机胺类、吡啶类、莨菪烷类、异喹啉类和吲哚类等。

## 一、有机胺类生物碱

这类生物碱的结构特点是氮原子在环状结构外，如麻黄中的麻黄碱具有平喘作用，秋水仙中的秋水仙碱能抑制癌细胞的生长，益母草中的益母草碱有收缩子宫、镇静及利尿等作用。

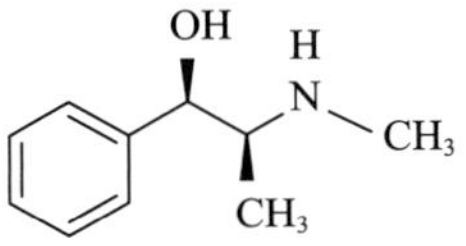

OH　H　N　$CH_3$　$CH_3$

麻黄碱

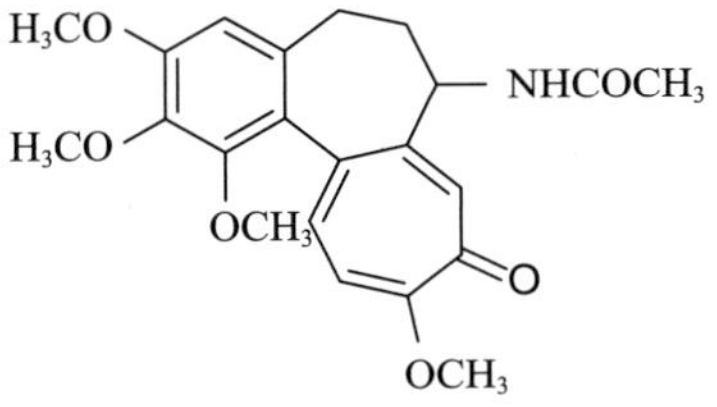

$H_3CO$　$H_3CO$　$OCH_3$　$NHCOCH_3$　O　$OCH_3$

秋水仙碱

$H_3CO$　HO　$H_3CO$　$COO(CH_2)_4NHCNH_2$（NH）

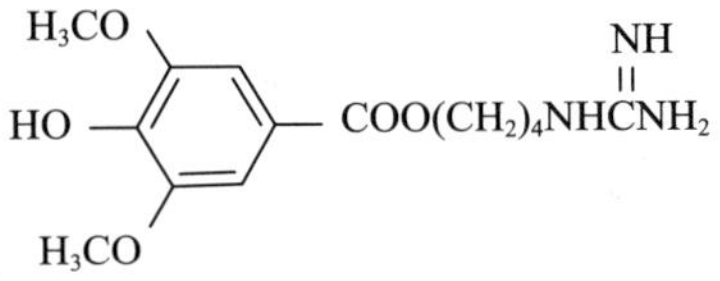

益母草碱

【思政案例】

**麻黄碱**

麻黄碱，又称麻黄素，由我国中药药理学研究的创始人陈克恢首先从麻黄中分离并阐明其药理作用。麻黄碱具有镇咳平喘、扩张气管和缓解鼻黏膜充血等作用。目前，含麻黄碱的药物品种多达500种，如感冒药、止咳平喘药等。麻黄碱的发现为从中药天然产物中寻找、开发新药起到了示范作用，也为研究开发传统中药指明了道路。

但另一方面，麻黄碱用药过量会出现神经兴奋、失眠等副作用，运动员服用麻黄碱后，会明显增加兴奋程度，使自己超水平发挥，因此，麻黄碱类药品也属于严格禁止的兴奋剂。此外，麻黄碱也是合成苯丙胺类毒品——冰毒最主要的原料。一些不法分子因此大量骗购、套购麻黄碱类药品，从中提取麻黄碱后制造冰毒，造成严重的社会危害。作为医药行业工作者，要树立正确的职业观和价值观，“珍惜生命，远离毒品”，增强职业信念和社会责任意识。

## 二、氮杂环类生物碱

1. 吡咯烷类生物碱

此类生物碱由吡咯或四氢吡咯衍生而成，包括简单吡咯烷类和吡咯里西啶类。

（1）简单吡咯烷类。如益母草的活性成分之一水苏碱具有收缩子宫、抗炎、保护血管等作用，党参中的党参碱对降压具有一定辅助作用。

吡咯　　水苏碱　　党参碱

（2）吡咯里西啶类。此类生物碱由两个吡咯烷共用一个氮原子稠合而成，如野百合中的野百合碱具有一定的肿瘤抑制作用，千里光属植物中的阔叶千里光碱具有抗溃疡作用。

吡咯里西啶　　野百合碱　　阔叶千里光碱

2. 吡啶类生物碱

此类生物碱由吡啶或哌啶衍生而成，其结构简单，数量较少，主要分为以下 3 种类型。

（1）简单吡啶类。此类生物碱分子较小，结构简单，很多呈液态。如槟榔中的槟榔碱，临床上用于治疗青光眼、驱绦虫等；烟草中的烟碱；胡椒中的胡椒碱等。

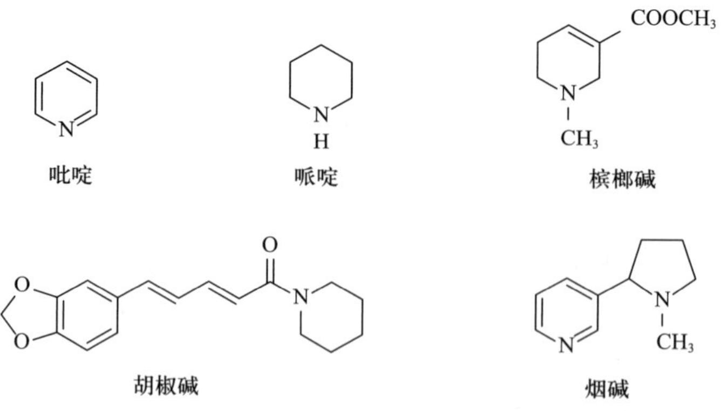


吡啶　　哌啶　　槟榔碱

胡椒碱　　烟碱

【知识链接】

**尼古丁**

烟碱还有一个更广为人知的名字——尼古丁。它是一种存在于茄科植物烟草中的生物碱，也存在于茄、番茄、枸杞等植物中。尼古丁呈油状液态，能溶于水和乙醇中。尼古丁是N胆碱受体激动药的代表，对$N_1$和$N_2$受体及中枢神经系统均有作用，目前在戒烟药物和治疗抑郁症的药物中都有应用。

尼古丁会使人上瘾或产生依赖性，重复使用尼古丁会导致心率、血压上升并降低食欲。大剂量的尼古丁会引起呕吐以及恶心，严重时会致人死亡。

（2）吲哚里西啶类。此类生物碱由哌啶和吡咯共用一个氮原子稠合而成，基本母核为吲哚里西啶，如一叶萩中的一叶萩碱，临床上主要用于治疗小儿麻痹后遗症和面神经麻痹。

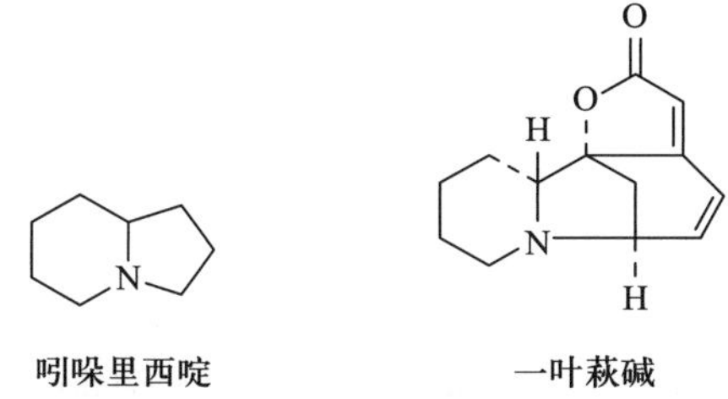


吲哚里西啶　　一叶萩碱

（3）喹诺里西啶类。此类生物碱由两个哌啶共用一个氮原子稠合而成，基本母核为喹诺里西啶，如苦参中的苦参碱、氧化苦参碱具有杀菌、抗炎、抗病毒的作用，野决明中的金雀花碱常用于抢救因手术和各种创伤引起的反射性呼吸暂停。

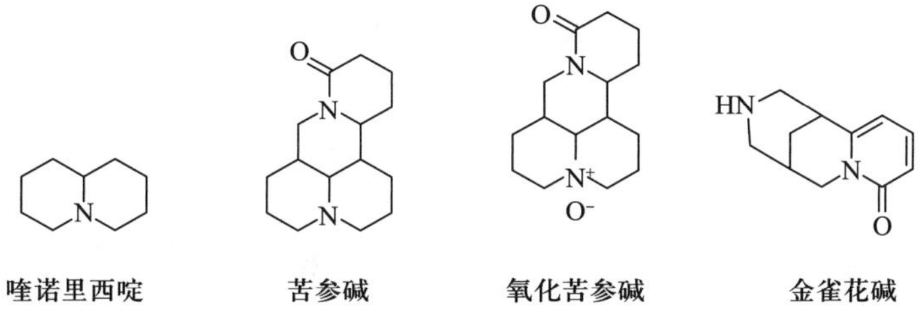


喹诺里西啶　　苦参碱　　氧化苦参碱　　金雀花碱

3. 吲哚类生物碱

此类生物碱由色氨酸衍生而成，其数目较多，结构复杂，多具有显著的生物活性。主要分布于马钱科、夹竹桃科、茜草科等植物中。根据其结构特点主要分为以下几种类型。

（1）简单吲哚类。这类生物碱只含有一个吲哚母核，如蓼蓝中的靛苷。

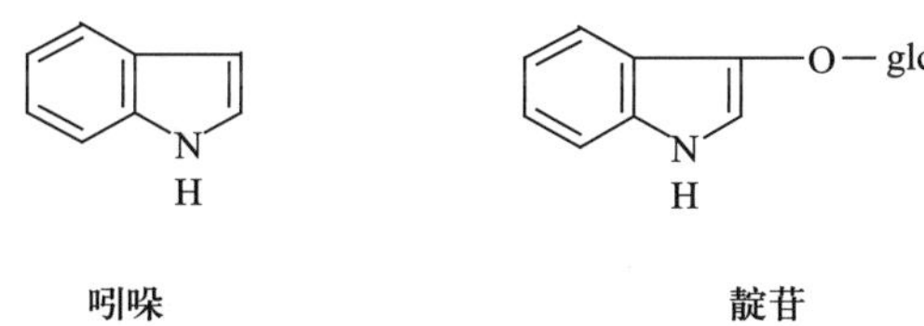


吲哚　　靛苷

（2）色胺吲哚类。此类生物碱中含有色胺部分，结构较简单。如毒扁豆碱为胆碱酯酶抑制剂，可用于治疗青光眼等。

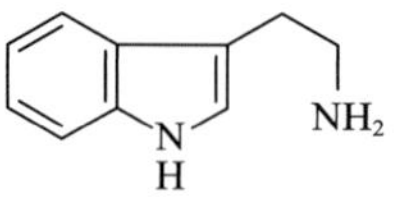

色胺

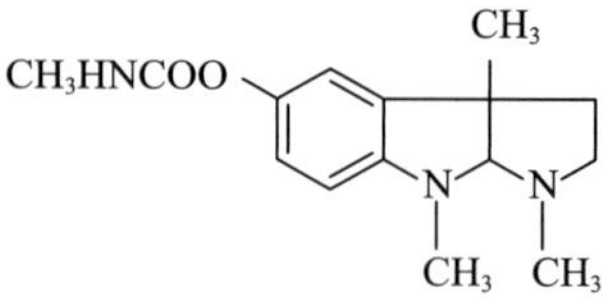

毒扁豆碱

（3）半萜吲哚类。此类生物碱由色胺构成的吲哚衍生物上接一个异戊二烯单元而成。如麦角新碱具有收缩子宫的作用。

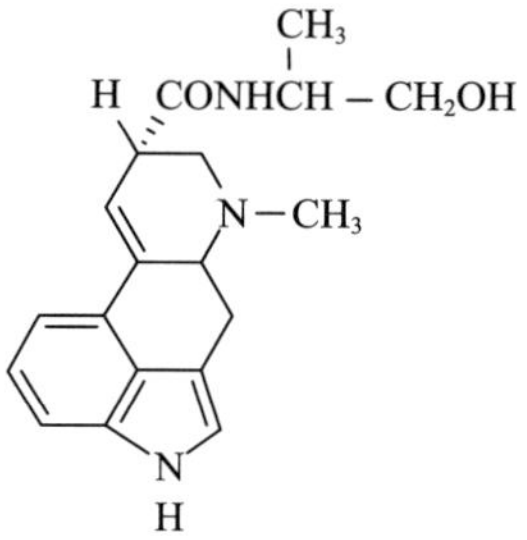

麦角新碱

（4）单萜吲哚类。此类生物碱是由色胺和单萜形成的吲哚类生物碱，结构较复杂。如马钱子中的士的宁可选择性兴奋脊髓，临床治疗轻瘫或弱视；萝芙木中的利血平能降低血压和减慢心率。

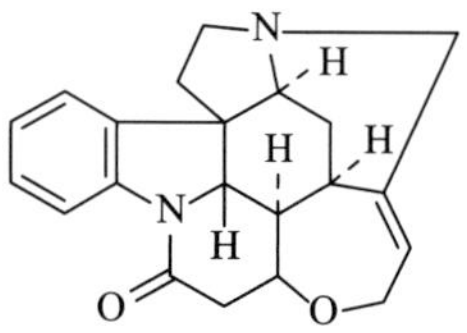

士的宁

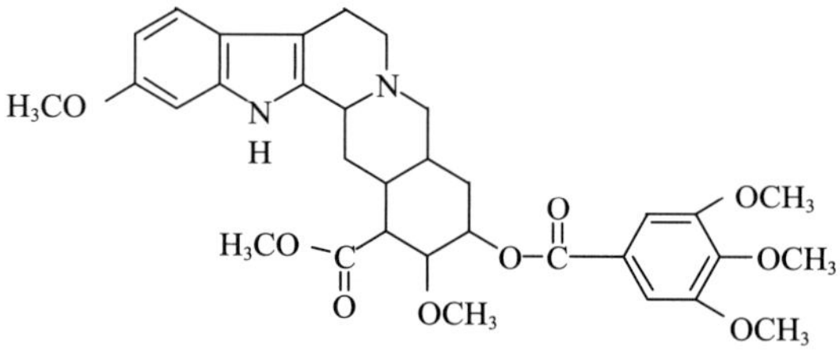

利血平

（5）双萜吲哚类。此类生物碱是由两分子单萜吲哚类生物碱聚合而成的衍生物，如长春花中具有抗癌作用的长春碱和长春新碱。

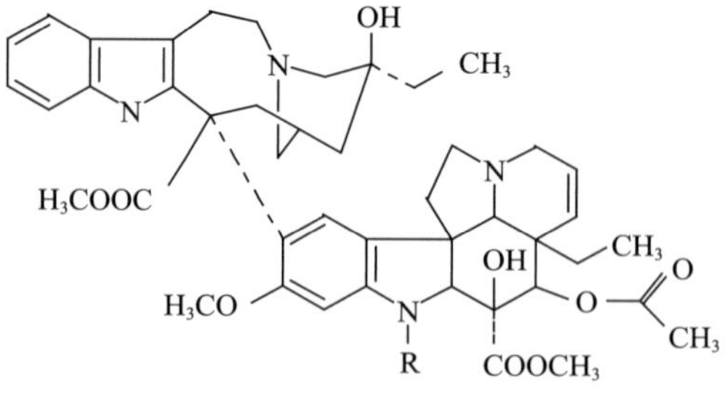

长春碱　　$R=CH_3$

长春新碱　$R=CHO$

【知识链接】

**长春花的生物活性**

长春花是自然界中常见的观赏植物，为多年生半灌木。它生命力很强，叶色碧绿，花色淡雅，观赏价值极高。除了美丽的外表，长春花还有很高的药用价值，可止痛、消炎、助眠、通便及利尿等。长春花具有一定的毒性，使用时需注意。误食长春花可能会造成白细胞减少、血小板减少、肌肉无力、四肢麻痹等。其乳汁中所含生物碱多达 55 种，其中长春碱和长春新碱对恶性肿瘤、淋巴肉瘤及儿童急性白血病等都有一定疗效，被用作多种癌症如白血病、霍奇金病等的化学治疗药物。

4. 异喹啉类生物碱

此类生物碱的基本母核为异喹啉或四氢异喹啉，在植物中分布广泛，数目较多，具有多方面的生物活性。根据其基本结构又分为以下几种类型。

（1）小檗碱类和原小檗碱类。此类生物碱可以看成由两个异喹啉环稠合而成，依据两者结构母核氧化程度不同，分为小檗碱类和原小檗碱类。前者多为季铵碱，如黄连、黄柏、三颗针中的小檗碱；后者多为叔胺碱，如延胡索中的延胡索乙素。

异喹啉　　小檗碱　　延胡索乙素

（2）简单异喹啉类。如鹿尾草中降血压成分沙索林，是四氢异喹啉的衍生物。

沙索林

（3）苄基异喹啉类。苄基异喹啉类又分为 1－苄基异喹啉类和双苄基异喹啉类。

①1－苄基异喹啉类生物碱为异喹啉母核 1 位连有苄基的一类生物碱。如罂粟中具解痉作用的罂粟碱，乌药中的强心成分去甲乌药碱，厚朴中有抑菌作用的厚朴碱等。

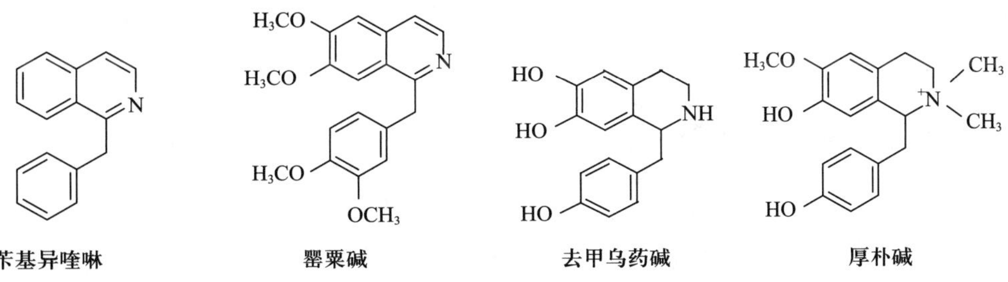


苄基异喹啉　　罂粟碱　　去甲乌药碱　　厚朴碱

②双苄基异喹啉类生物碱为两个苄基异喹啉通过 1～3 个醚键相连接的一类生物碱。如北豆根中的蝙蝠葛碱，锡生藤中的锡生藤碱等。

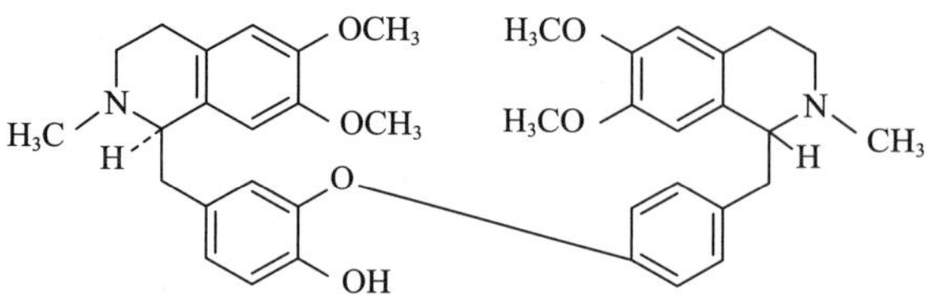

蝙蝠葛碱

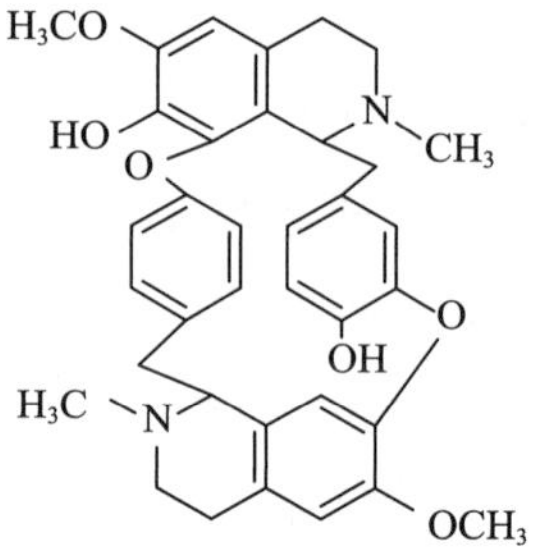

锡生藤碱

5. 吗啡烷类生物碱

此类生物碱具有部分饱和的菲核，如罂粟中的吗啡、可待因，青风藤中的青藤碱等。

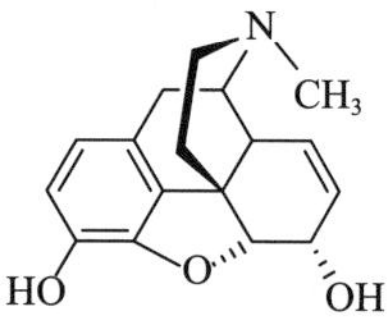

吗啡

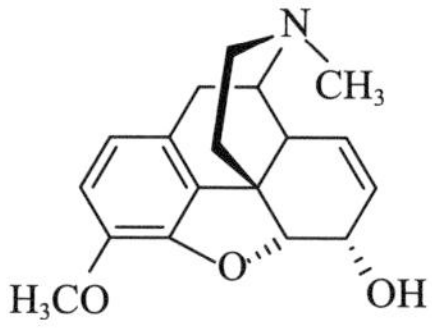

可待因

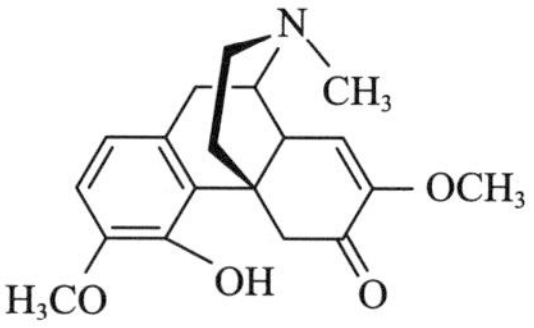

青藤碱

6. 莨菪烷类生物碱

此类生物碱由莨菪烷的 3 位醇羟基与有机酸缩合成酯而成，主要存在于茄科的颠茄属、曼陀罗属、山莨菪属和天仙子属植物中。如莨菪碱、山莨菪碱、东莨菪碱等。

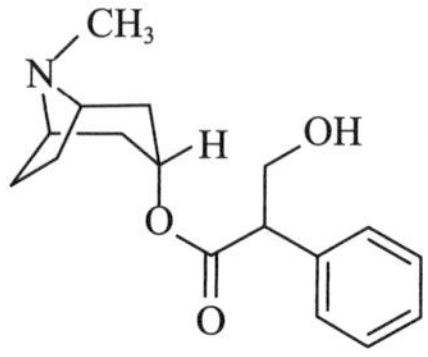

莨菪碱

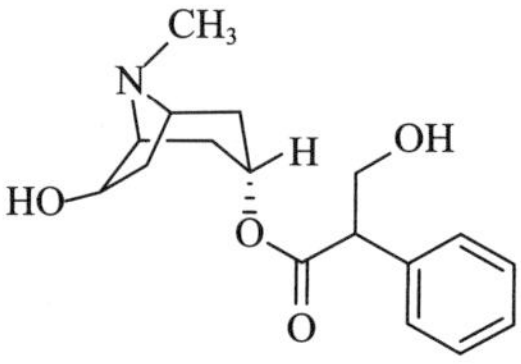

山莨菪碱

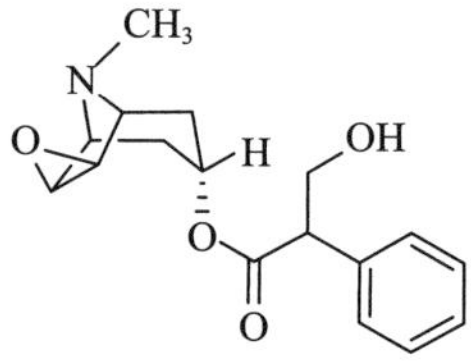

东莨菪碱

7. 嘌呤及黄嘌呤类生物碱

此类生物碱为嘌呤或黄嘌呤的衍生物，如香菇中的香菇嘌呤，冬虫夏草中的虫草素，茶叶中的咖啡因、茶碱和可可碱等。

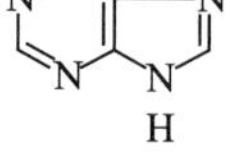

嘌呤

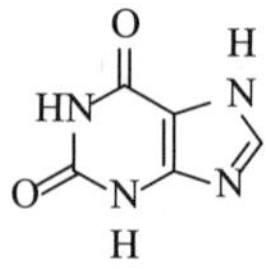

黄嘌呤

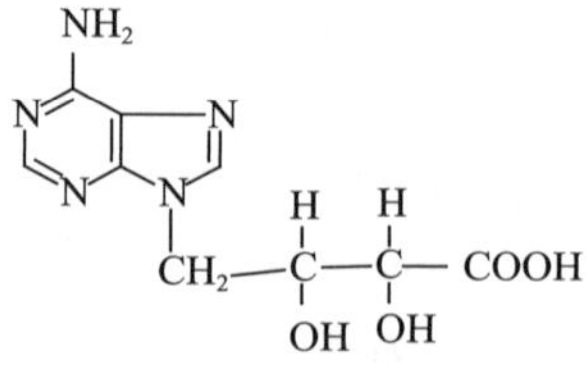

香菇嘌呤

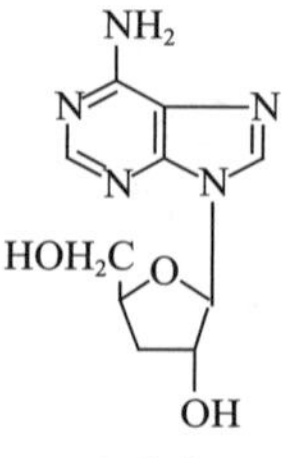

虫草素

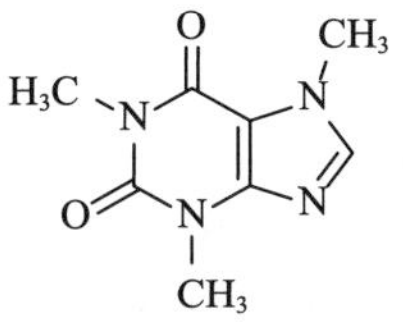

咖啡因 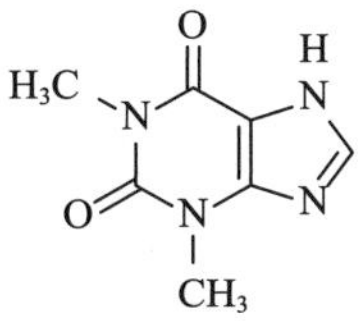　　茶碱 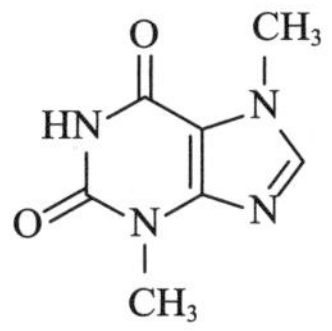　　可可碱

8. 萜类生物碱

此类生物碱包含单萜类生物碱，如龙胆中的龙胆碱；倍半萜类生物碱，如石斛中的石斛碱；二萜类生物碱，如乌头中的乌头碱和三萜类生物碱等。

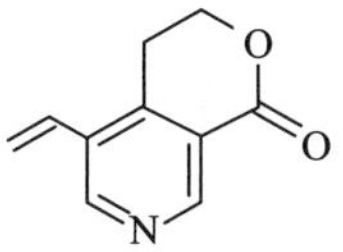

龙胆碱 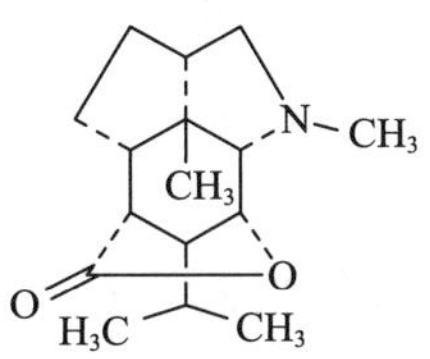　　石斛碱 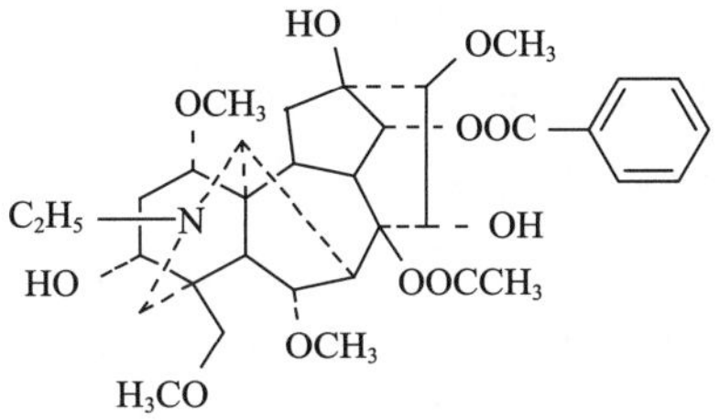　　乌头碱

9. 甾体类生物碱

此类生物碱有环戊烷并多氢菲的甾体母核，还含有氮原子，如浙贝母中的贝母甲素。

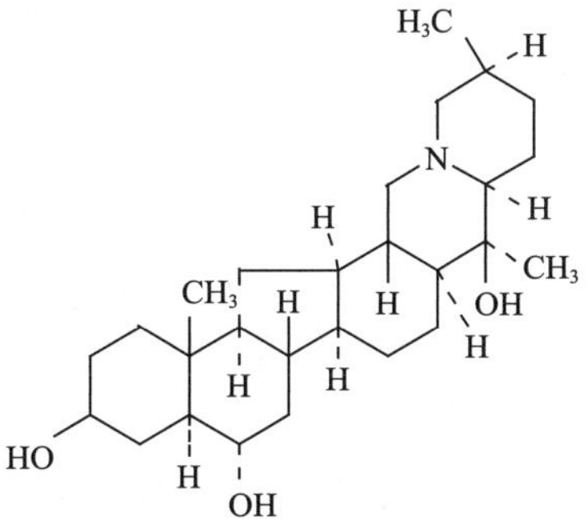

贝母甲素

# 第二节　生物碱类化合物的理化性质

## 学习目标

1. 掌握生物碱类化合物的理化性质。
2. 熟悉生物碱类化合物碱性与结构的关系。

## 一、性状

大多数生物碱是有一定形状的结晶性固体或结晶性粉末，有固定的熔点，有的具有双熔点，个别的仅具有分解点。如粉防己碱为针状结晶，126～127 ℃熔融，153 ℃固化，217～218 ℃复熔（分解）。少数生物碱为非结晶性粉末或液体。如槟榔碱、羽扇豆碱和烟碱在常温下都为液体，有一定沸点，能随水蒸气蒸馏。个别小分子、游离状态的生物碱有挥发性和升华性。如麻黄碱具有挥发性，咖啡因具有升华性。

生物碱及其盐多具苦味，有些味极苦而辛辣，如小檗碱及其盐酸盐。少数生物碱不具苦味，个别生物碱具有甜味，如甜菜碱。大多数生物碱为无色或白色，少数含有较长共轭体系的生物碱具有颜色，如小檗碱、蛇根碱为黄色，药根碱、小檗红碱、血根碱为红色，少数生物碱溶液的颜色与 pH 有关，如一叶萩碱溶液为黄色，加酸成盐后则无色。

含有手性碳原子的生物碱都具有光学活性，且多为左旋。生物碱的生物活性与其旋光性密切相关，通常左旋体有显著的生物活性，右旋体则很弱或无，如乌头中存在的左旋乌头碱具有强心作用，但存在于其他植物中的右旋乌头碱则无强心作用。少数右旋体生物活性强于左旋体，如右旋古柯碱的局部麻醉作用强于左旋古柯碱。生物碱的旋光性易受其他因素的影响，如手性碳构型、测定溶剂、pH、温度、浓度等。如北美黄连碱在中性条件下呈左旋光性，在酸性条件下则为右旋光性，在 95% 以上乙醇中呈左旋光性，在稀乙醇中呈右旋光性。麻黄碱在水溶液中呈右旋光性，而在三氯甲烷溶液中呈左旋光性。

**【知识链接】**

**洋金花中的生物碱**

洋金花中的生物碱含量为 0.3%～0.43%，其中东莨菪碱约占 85%，莨菪碱和阿托品约占 15%。三种生物碱都有解痉镇痛、解有机磷中毒和散瞳作用，东莨菪碱还具有镇静麻醉作用。

莨菪碱是莨菪醇和莨菪酸结合而成的一元酯类化合物，含一个手性碳原子，有两个旋光异构体。天然的莨菪碱为左旋体，由于其手性碳原子上的氢位于羰基的 $\alpha$ 位，与碱接触或受热时易消旋化，转变为外消旋体阿托品。莨菪碱的外消旋化反应过程如下：

$CH_3$ N H $CH_2OH$ O—C—C— O H ⇌ [ $CH_3$ N H O HO C=C $CH_2OH$ ] ⇌ $CH_3$ N H H O—C—C— O $CH_2OH$

阿托品的生物活性与莨菪碱相似，但毒性比莨菪碱小，临床常用阿托品。

## 二、溶解性

生物碱的结构复杂，溶解性与其分子中氮原子的存在形式、极性基团的数目以及溶剂等密切相关。

1. 脂溶性生物碱

大多数游离的仲胺碱和叔胺碱为脂溶性生物碱，该类生物碱可溶于甲醇、三氯甲烷、乙醚、丙酮和乙酸乙酯等有机溶剂，不溶或难溶于水和碱性溶液，但可溶于稀酸的水溶液而成盐。

| $NH_3$ | $H_3C-NH_2$ | $H_3C-NH-CH_3$ | $H_3C-N(CH_3)-CH_3$ |
| --- | --- | --- | --- |
| 氨 | 伯胺 | 仲胺 | 叔胺 |

2. 水溶性生物碱

（1）季铵碱。季铵碱为离子型化合物，易溶于水和酸性溶液，可溶于甲醇、乙醇及正丁醇等极性较大的有机溶剂，难溶于亲脂性有机溶剂，如小檗碱。

（2）含氮氧化合物的生物碱。此类生物碱具有配位键，可溶于水、甲醇、乙醇，难溶于三氯甲烷、苯、乙醚等亲脂性有机溶剂，如氧化苦参碱。

（3）酰胺类生物碱。由于酰胺键在水中可形成氢键，所以此类生物碱在水中有一定的溶解度，如秋水仙碱、咖啡因等。

（4）小分子、极性强的生物碱。此类生物碱具有一定的亲水性，既可溶于有机溶剂，又可溶于水中，如苦参碱、麻黄碱、樟柳碱等。

（5）生物碱盐。生物碱盐具有盐的通性，一般可溶于水、乙醇，难溶于三氯甲烷、苯、乙醚等亲脂性有机溶剂。由于与生物碱成盐的酸种类不同，所形成的生物碱盐溶解度也有差异。通常情况下，生物碱的无机酸盐水溶性大于有机酸盐，无机酸盐中含氧酸盐（如硫酸盐、磷酸盐）水溶性大于卤代酸盐（如盐酸盐），小分子有机酸盐水溶性大于大分子有机酸盐。有些生物碱盐难溶于水，如小檗碱的盐酸盐、麻黄碱的草酸盐等。

3. 含特殊官能团的生物碱

分子中有羧基或酚羟基等酸性基团的生物碱称为两性生物碱。此类生物碱既可溶于酸性溶液，又可溶于碱性溶液，在pH 8～9时溶解性最差，易产生沉淀。具有酚羟基的生物碱（又称酚性生物碱）可溶于氢氧化钠等强碱性溶液，如吗啡；具有羧基的生物碱，可溶于碳酸氢钠等弱碱性溶液，如槟榔次碱；具有内酯或内酰胺结构的生物碱，在碱性溶液中其内酯或内酰胺结构可开环形成羧酸盐而溶于水中，加酸后又可环合游离析出，如喜树碱、那可丁等。

## 三、碱性

1. 生物碱的碱性概念及其碱性强弱表示方法

（1）碱性概念。根据酸碱质子理论，提供质子者为酸，接受质子者为碱。生物碱分子中的氮原子具有孤对电子，能与质子（$H^+$）以配位键结合成盐而使生物碱显碱性。

$$\underset{\text{碱}}{B} + \underset{\text{酸}}{H_2O} \rightleftharpoons \underset{\text{共轭酸}}{BH^+} + \underset{\text{共轭碱}}{OH^-}$$

（2）碱性强弱表示方法。生物碱的碱性强弱可用其共轭酸的酸式解离常数 $pK_a$ 表示，$pK_a$

越大，碱性越强。

p$K_a$<2 的为极弱碱，如酰胺、$N$- 五元芳杂环类生物碱；p$K_a$ 2～7 的为弱碱，如芳香胺、$N$- 六元芳杂环类生物碱；p$K_a$ 7～11 的为中强碱，如脂肪胺、脂杂环类生物碱；p$K_a$>11 的为强碱，如季铵碱、含胍基生物碱。

2. 生物碱碱性强弱与分子结构的关系

生物碱的碱性强弱与分子结构中氮原子的电子云密度有关，而氮原子的电子云密度受其孤对电子的杂化方式、诱导效应、共轭效应、空间效应以及氢键效应等因素影响。

（1）孤对电子的杂化方式。生物碱分子中氮原子上孤对电子的杂化方式有 $sp^3$、$sp^2$ 和 sp 三种，p 轨道占比越大，电子云密度越高，越易接收质子，碱性越强。因此碱性随杂化程度的升高而增强。如四氢异喹啉中氮原子为 $sp^3$ 杂化，p$K_a$ 为 9.50；异喹啉中氮原子为 $sp^2$ 杂化，p$K_a$ 为 5.40；氰基接近中性，因其为 sp 杂化；季铵碱的碱性强（p$K_a$ 为 11.50）则是因其中羟基以负离子形式存在，类似无机碱，如小檗碱。

四氢异喹啉p$K_a$=9.50　　异喹啉p$K_a$=5.40　　$—C\equiv N$ 氰基　　小檗碱（p$K_a$=11.50）

（2）诱导效应。生物碱分子中氮原子上的电子云密度可受氮原子附近供电基（如烷基）或/和吸电基（如各类含氧基团、芳环、双键）诱导效应的影响。供电诱导使氮原子上电子云密度升高，碱性增强；吸电诱导使氮原子上电子云密度降低，碱性减弱。如麻黄碱的碱性强于去甲麻黄碱，即是麻黄碱氮原子上的甲基供电诱导的结果；而二者的碱性均弱于苯异丙胺，是二者 1- 羟基的吸电诱导所致。

麻黄碱（p$K_a$=9.58）　　去甲麻黄碱（p$K_a$=9.00）　　苯异丙胺（p$K_a$=9.80）

（3）共轭效应。当生物碱分子中氮原子的孤对电子与 π 电子基团共轭时，吸电子的共轭效应使电子云密度降低，碱性减弱。常见的有苯胺和酰胺两种类型。

①苯胺型。苯胺氮原子上的孤对电子与 π 电子形成 p-π 共轭体系后，其碱性减弱。如环己胺中氮原子未与 π 电子共轭，较苯胺中氮原子的碱性强。

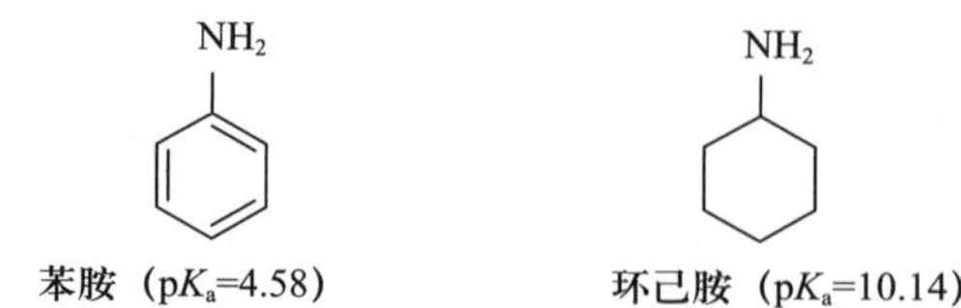

苯胺（p$K_a$=4.58）　　环己胺（p$K_a$=10.14）

②酰胺型。酰胺氮原子上的孤对电子与羰基形成 p-π 共轭体系，使氮原子的电子云密度

变低，碱性极弱。如胡椒碱、秋水仙碱、咖啡因等。

胡椒碱（p$K_a$=1.42）　　秋水仙碱（p$K_a$=1.84）　　咖啡因（p$K_a$=1.22）

但并不是所有的 p－π 共轭效应都能使生物碱的碱性减弱。结构中含有胍基的生物碱多数呈强碱性，因为胍基有 3 个氮原子，接受质子后形成的季铵离子，p－π 共轭体系具有较高的稳定性，不易再失去质子而呈强碱性。

胍（p$K_a$=13.6）

（4）空间效应。生物碱中氮原子周围取代基的空间立体结构或分子构象因素，会影响质子接近氮原子的难易程度，进而影响生物碱的碱性。若氮原子周围取代基分子较大，会对氮原子产生屏蔽作用，使氮原子难以接受质子，碱性减弱。如东莨菪碱有含氧环，对氮原子的空间屏蔽作用较莨菪碱强，故碱性较弱。

东莨菪碱（p$K_a$=7.50）　　莨菪碱（p$K_a$=9.65）

（5）氢键效应。当生物碱中氮原子孤对电子接受质子形成共轭酸（成盐）后，氮原子周围如有羟基、羰基等含氧基团，并处于有利于形成稳定分子内氢键的位置时，质子不容易离去，则碱性增强。如麻黄碱相较于伪麻黄碱，其共轭酸更不易形成分子内氢键，因其在形成氢键时，甲基与苯环处于重叠位置，为不稳定构象，故麻黄碱的碱性弱于伪麻黄碱。

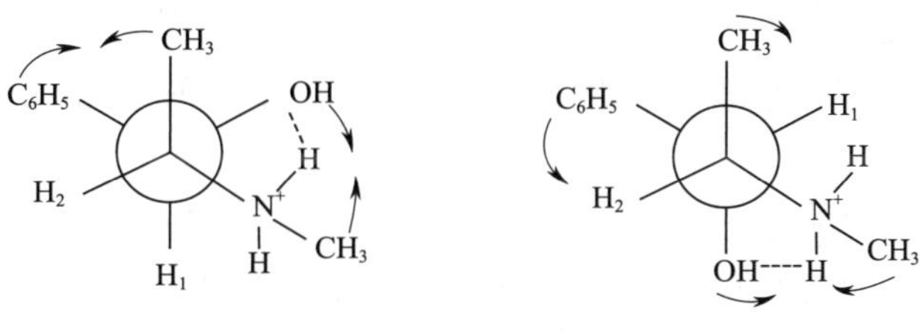


麻黄碱共轭酸（p$K_a$=9.58）　　伪麻黄碱共轭酸（p$K_a$=9.74）

总而言之，生物碱分子种类多、结构复杂，影响碱性强弱的因素一般不止一个，在分析具体生物碱碱性强弱时，需综合考虑多种影响因素。通常空间效应与诱导效应并存时，空间效应占主导地位；共轭效应与诱导效应并存时，共轭效应占主导地位。生物碱结构中的碱性基团 $pK_a$ 大小顺序一般为胍基＞季铵碱＞*N*－烷杂环＞脂肪胺＞芳香胺≈*N*－芳杂环＞酰胺基≈吡咯。

### 四、酸性

生物碱分子中如有酚羟基和羧基等酸性基团，可使生物碱显酸性，称为两性生物碱，如吗啡和槟榔次碱等。

## 第三节　生物碱类化合物的提取与分离方法

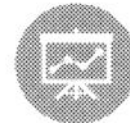

### 学习目标

1. 掌握生物碱类化合物的简单提取分离方法。
2. 了解离子交换树脂提取法。

### 一、提取方法

提取生物碱时，要根据生物碱的性质和在植物体内的存在状态，选择适宜的提取方法，一般采用溶剂提取法。升华法和水蒸气蒸馏法适用于提取具有升华性和挥发性的生物碱，如咖啡因与麻黄碱。

1. 亲水性有机溶剂提取

游离生物碱或者生物碱盐均可溶于甲醇、乙醇等亲水性有机溶剂。常用乙醇（60%～80%）将中药粗粉回流或室温渗漉提取，得到总生物碱及其盐。提取液蒸去乙醇后，将所得浸膏加酸酸化，静置，滤去沉淀。滤液用氨水或碳酸钠溶液碱化后，用乙醚或三氯甲烷萃取，即得总生物碱。

此法操作简便，在生物碱的提取中应用较为普遍，但提出的杂质较多，通常还需进一步纯化。

2. 水或酸性溶液提取

直接以水或酸性溶液为溶剂，采用浸渍法或渗漉法来提取生物碱，适用于水溶性生物碱及生物碱盐的提取。

用水作为提取溶剂，成本低廉，操作方便；用酸性溶液作为提取溶剂，可提取碱性较弱不能溶于水的生物碱，通过与生物碱成盐增加其溶解性达到提取目的。此法操作简便，但提取液体积较大，浓缩困难，且水溶性杂质多，故需配合离子交换树脂法或有机溶剂萃取法做进一步处理。

（1）阳离子交换树脂法。将酸性提取液通过强酸型或弱酸型阳离子交换树脂，使生物碱盐阳离子交换在树脂上，交换完全后用水冲洗柱中的杂质。将树脂从色谱柱中倒出，晾晒后用氨水碱化，使生物碱从树脂上游离出来，再将树脂用三氯甲烷或乙醚等有机溶剂回流提取。浓缩提取液后即可得到游离的总生物碱。这种处理方法所得到的生物碱纯度高，有机溶剂用量少，离子交换树脂再生后可反复使用。

（2）有机溶剂萃取法。酸性提取液用氨水或石灰水（石灰乳）等碱性溶液碱化，使其中的生物碱盐转变为游离生物碱，再用三氯甲烷或乙醚等亲脂性有机溶剂萃取，合并萃取液，回收有机溶剂即可得到总生物碱。

（3）沉淀法。此法是针对极性小的游离生物碱的分离方法，又可称为酸溶碱沉法。将酸性提取液碱化，静置后收集沉淀，即得难溶于水的小极性生物碱。

3. 亲脂性有机溶剂提取

多数游离生物碱具有亲脂性，因此可用亲脂性有机溶剂，如三氯甲烷、二氯甲烷、苯等提取。由于生物碱一般以盐的形式存在于植物细胞中，用亲脂性有机溶剂提取时，必须先使生物碱游离，即先将中药用石灰乳、碳酸钠溶液或稀氨水等碱性溶液湿润后再提取。

亲脂性有机溶剂一般只提取亲脂性生物碱，提取液不含水溶性生物碱。此法得到的生物碱杂质较少，易于进一步纯化，但溶剂渗入能力较弱，需反复提取。

**【互动练习】**

如何从中药中提取脂溶性生物碱及水溶性生物碱？

## 二、分离方法

提取得到的总生物碱是含有多种生物碱的混合物，需要进一步分离纯化。一般先将总生物碱进行初步分离，然后根据单体生物碱溶解性、碱性和极性的差异进行分离。

1. 总生物碱的初步分离

根据生物碱碱性、溶解性的差异及酚羟基的有无，可将生物碱初步分为强碱性的季铵碱（水溶性生物碱）、中强碱（叔胺碱）、弱碱，和酚性、非酚性生物碱，各类生物碱极性不同，水溶性生物碱极性大，带特殊官能团（如酚羟基）的游离生物碱可溶于碱性溶液，弱碱性游离生物碱一般极性较小。总生物碱分离流程如图 10–1 所示。

2. 单体生物碱的分离

（1）利用生物碱的碱性差异进行分离。总生物碱中各成分的碱性强弱不同，强碱在弱酸性条件下即能形成生物碱盐而溶于水，弱碱则需在较强酸性条件下形成生物碱盐而溶于水。成盐后，弱碱盐在弱碱性条件下即可转变成游离生物碱，易溶于亲脂性有机溶剂；强碱盐则需在较强碱性条件下转变成游离生物碱，溶于亲脂性有机溶剂。故生物碱可通过 pH 梯度萃取法分离。

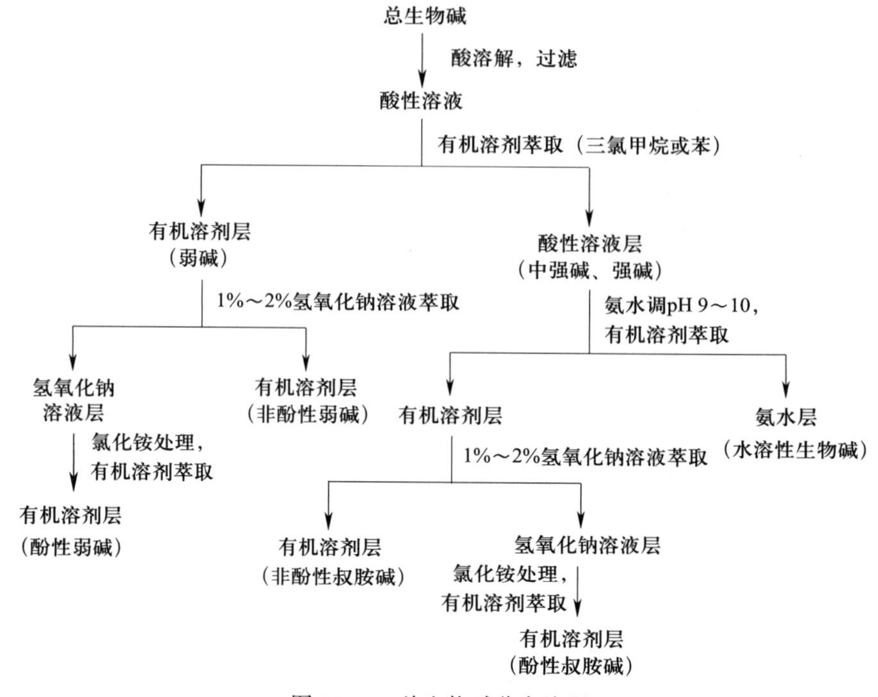


图 10－1　总生物碱分离流程

操作方法有两种：一种方法是将总生物碱溶于三氯甲烷等亲脂性有机溶剂中，使用 pH 由高到低的酸性溶液依次萃取，生物碱可按碱性由强到弱的顺序被萃取出，如图 10－2 所示。将萃取液分别碱化后再用有机溶剂萃取即可。

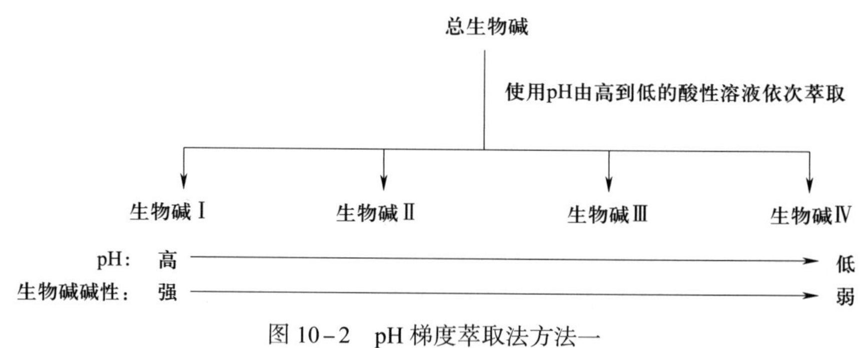


图 10－2　pH 梯度萃取法方法一

另一种方法是将总生物碱溶于酸性溶液中，逐步加入碱调节 pH 由低到高，每调节 1 次 pH，都用三氯甲烷等有机溶剂萃取，生物碱可按碱性由弱到强的顺序被萃取出，如图 10－3 所示。

（2）利用生物碱（盐）溶解度的不同进行分离。游离生物碱结构的差异使其在溶剂中的溶解度不同，可利用相似相溶的原理进行分离。如苦参中氧化苦参碱为苦参碱的氮氧化物，极性稍大，难溶于乙醚。将苦参总碱溶于三氯甲烷，再加入大约 10 倍量乙醚，可使氧化苦参碱以沉淀形式析出，如图 10－4 所示。

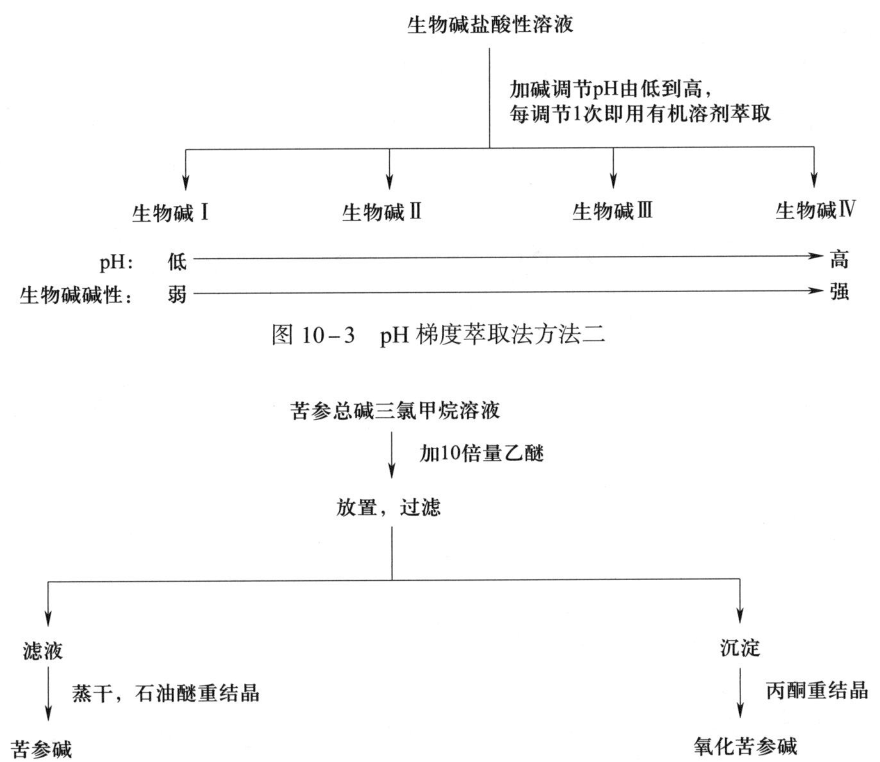


图 10－3　pH 梯度萃取法方法二

图 10－4　苦参碱与氧化苦参碱的分离

（3）利用生物碱特殊官能团进行分离。含有酚羟基的生物碱具有弱酸性，可与氢氧化钠溶液反应，而非酚性生物碱不与之反应，可利用此性质将两者分离。如吗啡结构中有酚羟基，能溶于氢氧化钠溶液，可待因无酚羟基，可用氢氧化钠溶液萃取二者的三氯甲烷溶液以实现分离。

含有内酯或内酰胺结构的生物碱，可与碱性溶液在加热条件下发生水解反应，生成溶于水的羧酸盐，酸化后环合析出，与不具有这类结构的生物碱分离。如喜树碱具有内酯结构，可据此性质进行分离。

带羧基的生物碱可用碳酸氢钠溶液萃取其三氯甲烷溶液而分离。

（4）利用色谱法进行分离。生物碱成分往往比较复杂，而且结构相近，当用上述分离方法不能完全达到分离目的时，需要采用色谱法。

①吸附柱色谱法：绝大多数生物碱可采用此法分离，一般用硅胶或氧化铝为吸附剂，有时也用聚酰胺、纤维素等，以乙醚、苯、三氯甲烷等亲脂性有机溶剂或混合溶剂系统为洗脱剂，如长春碱和长春新碱的分离。

②分配柱色谱法：对某些结构特别相近的生物碱，相较于吸附柱色谱法，分配柱色谱法效果会更好。如三尖杉中的抗癌成分三尖杉酯碱和高三尖杉酯碱，两者结构仅差一个亚甲基，吸附色谱分离效果不佳，而分配色谱能将其分离。

上述介绍的几种生物碱分离方法在实际工作中应用最为广泛，除此之外，还可采用高效液相色谱法、大孔吸附树脂色谱法、膜分离技术等。

【互动练习】

如何从洋金花中提取分离东莨菪碱和莨菪碱?

## 第四节　生物碱类化合物的检识方法

### 学习目标

1. 掌握生物碱类化合物的沉淀反应及生物碱沉淀试剂。
2. 熟悉生物碱类化合物的显色反应和色谱检识方法。

### 一、化学检识

生物碱的化学检识主要采用沉淀反应，有时也可采用显色反应。

1. 沉淀反应

大多数生物碱在酸性溶液或稀醇中，能与某些试剂反应生成难溶于水的复盐或络合物而沉淀，此类反应被称为生物碱沉淀反应，反应试剂被称为生物碱沉淀试剂。

生物碱沉淀试剂根据生成沉淀的不同可分成3类：生成不溶性盐类，如硅钨酸试剂和苦味酸试剂；生成疏松的配合物，如碘－碘化钾试剂；生成不溶性加成物，如碘化铋钾和碘化汞钾。检识时需选用3种以上沉淀试剂。并注意假阳性和假阴性结果的干扰，如麻黄碱的沉淀反应呈假阴性。

常用生物碱沉淀试剂见表10－1。

表10－1　常用生物碱沉淀试剂

| 名称 | 试剂组成 | 沉淀颜色 | 备注 |
|---|---|---|---|
| 碘－碘化钾（Wagner）试剂 | $KI-I_2$ | 棕色或棕褐色 | |
| 碘化汞钾（Mayer）试剂 | $K_2HgI_4$ | 类白色 | |
| 碘化铋钾（Dragendorff）试剂 | $BiI_7K_4$ | 红棕色 | 常用于薄层色谱显色 |
| 硅钨酸（Bertrand）试剂 | $SiO_2 \cdot 12WO_3$ | 淡黄色或灰白色 | |
| 苦味酸（Hager）试剂 | OH, $O_2N$, $NO_2$, $NO_2$（2,4,6-三硝基苯酚结构式） | 黄色 | 在中性条件下进行反应 |
| 雷氏铵盐 | $NH_4[Cr(NH_3)_2(SCN)_4]$ | 红色 | 用于季铵碱的检识 |

2. 显色反应

某些生物碱能与一些以浓无机酸为主的试剂反应，生成具有特殊颜色的产物，这类反应称为生物碱显色反应。常用的生物碱显色反应见表 10-2。

**表 10-2　常用的生物碱显色反应**

| 试剂 | 生物碱及反应结果 |
| --- | --- |
| 1% 钼酸铵的浓硫酸溶液 | 乌头碱 - 黄棕色<br>吗啡 - 紫色转棕色<br>可待因 - 暗绿色至淡黄色 |
| 1% 钒酸铵的浓硫酸溶液 | 阿托品 - 红色<br>奎宁 - 橙色<br>吗啡 - 蓝紫色<br>可待因 - 蓝色<br>士的宁 - 蓝紫色至红色 |
| 30% 甲醛的浓硫酸溶液 | 吗啡 - 橙色至紫色<br>可待因 - 洋红色至黄棕色 |

为了提高检识结果的准确性，应注意选用专属性强的化学反应；尽量减少样品溶液中的干扰物质，提高反应的灵敏度和准确性；用几种试剂同时检识或配合其他方法进行检识，并应注意假阳性结果的排除。

## 二、色谱检识

生物碱常用的色谱检识方法有薄层色谱法和高效液相色谱法。

1. 薄层色谱法

（1）吸附薄层色谱法。常选用氧化铝为吸附剂，以三氯甲烷为基本溶剂作展开剂。如果生物碱极性很弱，可在展开剂中加极性较小的有机溶剂，如石油醚和环己烷等；如果生物碱的极性较强，可在展开剂中加入极性较大的有机溶剂，如甲醇和乙醇等。各溶剂的比例要通过预实验获得，溶剂系统的极性必须与生物碱的极性相适应，以获得较理想的分离效果。

若选用硅胶作吸附剂，由于硅胶有弱酸性，能与生物碱结合成盐而使 $R_f$ 变小，或出现拖尾，或形成复斑，影响检识效果。因此需进行加碱处理，获得集中的斑点。可在湿法制板时，用稀碱性溶液代替水；或在展开剂中加入碱性溶液；或在展开缸中放入盛有氨水的小杯。

（2）分配薄层色谱法。用吸附薄层色谱法检识生物碱效果不理想时，可采用分配薄层色谱法。以硅胶或纤维素为支持剂，甲酰胺做固定相，用甲酰胺饱和的三氯甲烷等亲脂性有机溶剂作流动相的分配薄层色谱，适于分离检识弱极性和中等极性的生物碱；以水做固定相，正丁醇 - 乙酸 - 水（4：1：5，上层）溶剂系统为流动相的分配薄层色谱，适于分离检识水溶性的生物碱及生物碱盐。

薄层色谱展开后，有颜色或荧光的生物碱可在可见光或紫外光灯下观察斑点；无颜色者用化学检识法，可选用改良碘化铋钾试剂显色，大多数生物碱显橘红色。若展开剂或固定相中有较难挥发的碱或甲酰胺时，必须先除去碱或甲酰胺，再喷显色试剂。

2. 高效液相色谱法

高效液相色谱法广泛应用于生物碱的定量分析，根据生物碱的性质可选用分配色谱法、吸附色谱法和离子交换色谱法。其中分配色谱法的固定相常选用烷基、氨基或苯基键合硅胶，要求游离硅醇基越少越好，最好为封端的固定相；流动相可选用甲醇（乙腈）－水，并加入0.01～0.1 mol/L 的磷酸缓冲液、碳酸铵或醋酸钠等，使流动相 pH 为 4～7。

# 第五节　含生物碱类化合物的中药提取分离实例

## 实例一　麻黄中麻黄碱和伪麻黄碱的提取分离

麻黄为麻黄科植物草麻黄、木贼麻黄或中麻黄的干燥草质茎。其性温，味辛、微苦，具有发汗散寒、宣肺平喘、利水消肿的功效，用于风寒感冒、胸闷喘咳、风水浮肿等。

### 一、主要化学成分及活性

麻黄中主要成分为生物碱，包括麻黄碱和伪麻黄碱等，另外还含有苄甲胺、儿茶酚、鞣质及少许挥发油等。

麻黄碱和伪麻黄碱为无色结晶，二者都有挥发性，可随水蒸气蒸馏而不分解。

麻黄碱能用于预防支气管哮喘，缓解轻度哮喘，还可治疗各种原因引起的鼻黏膜充血、肿胀。伪麻黄碱为麻黄碱的同分异构体，可收缩感冒患者肿胀的鼻黏膜血管，减轻感冒引起的鼻塞、流涕等症状，其能选择性地收缩上呼吸道血管，对血压影响较小。

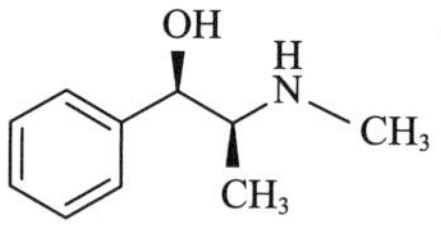

OH H N $CH_3$ $CH_3$

麻黄碱

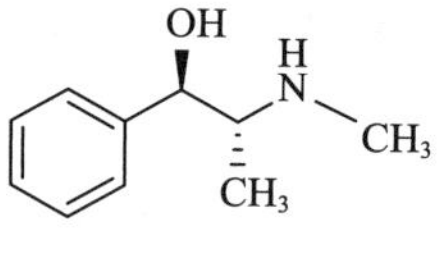

OH H N $CH_3$ $CH_3$

伪麻黄碱

### 二、提取分离流程

1. 工艺流程

麻黄碱与伪麻黄碱的提取分离流程如图 10－5 所示。

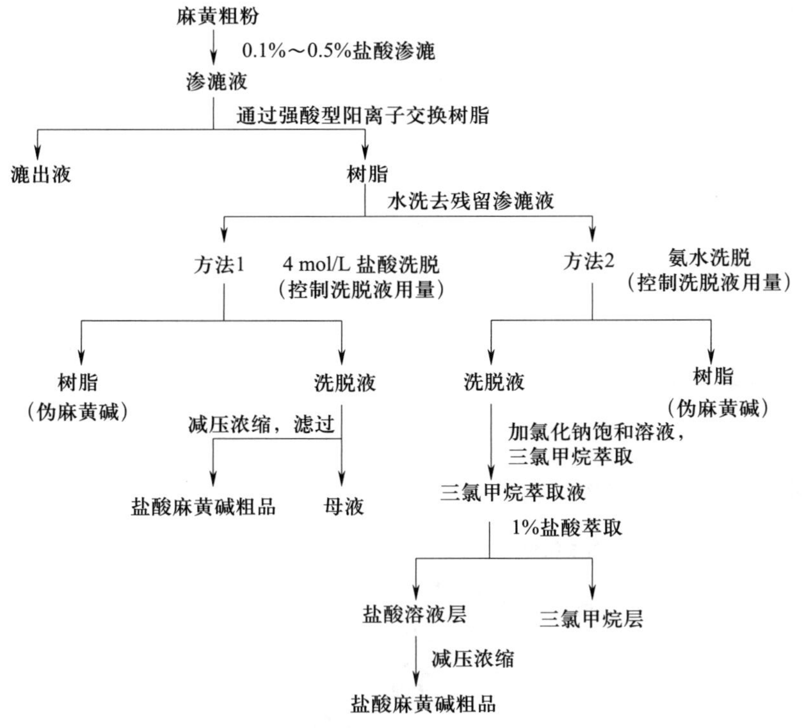


图 10－5　麻黄碱与伪麻黄碱的提取分离流程

2. 流程说明

利用生物碱盐能够交换到强酸型阳离子树脂柱上，将麻黄的酸性水提液通过离子交换柱，用酸性溶液洗脱，由于麻黄碱的碱性比伪麻黄碱弱，可先从树脂柱上洗脱下来，从而使两者分离。本法比较简单，无需特殊设备，只要控制好洗脱液的用量即可使麻黄碱和伪麻黄碱分离。

## 实例二　苦参中生物碱的提取分离

苦参为豆科植物苦参的干燥根。其性寒、味苦，具有清热燥湿、杀虫、利尿之功效，用于热痢、便血、黄疸尿闭、赤白带下、阴肿阴痒、湿疹、湿疮、皮肤瘙痒、疥癣麻风，外治滴虫性阴道炎。

### 一、主要化学成分及活性

苦参中的生物碱主要为苦参碱和氧化苦参碱，此外还含有羟基苦参碱、*N*－甲基金雀花碱和去氢苦参碱等。

苦参碱既可溶于水，又能溶于三氯甲烷、乙醚、苯等亲脂性有机溶剂。氧化苦参碱具半极性配位键，其亲水性比苦参碱更强，易溶于水，可溶于三氯甲烷，但难溶于乙醚。可利用两者溶解性的差异将其分离。苦参中生物碱的极性大小顺序为氧化苦参碱＞苦参碱＞去氢苦参碱。苦参中的生物碱具有消肿利尿、抗肿瘤、抗病原体、降血脂和调节免疫等作用。

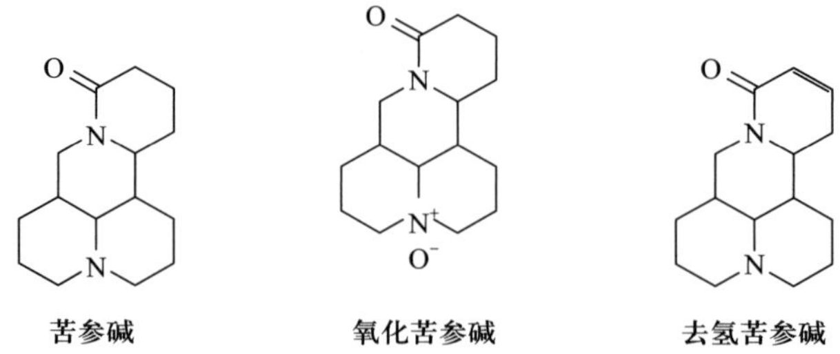


## 二、提取分离流程

1. 工艺流程

苦参中生物碱的提取分离流程如图 10-6 所示。

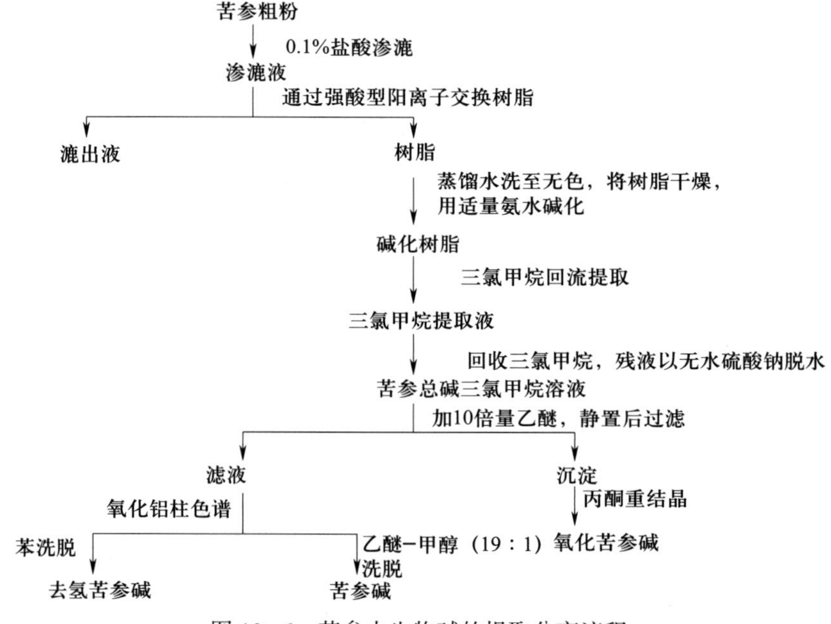


图 10-6　苦参中生物碱的提取分离流程

2. 流程说明

苦参以稀酸渗漉提取后，通过阳离子交换树脂提取总生物碱。利用总生物碱中各成分极性的差异，采用溶剂法和色谱法进行分离。

# 实例三　黄连中生物碱的提取分离

黄连为毛茛科植物黄连、三角叶黄连或云连的干燥根茎。其性寒、味苦，具有清热燥湿、泻火解毒等功效。

## 一、主要化学成分及活性

黄连中含有小檗碱、巴马汀、黄连碱、甲基黄连碱、药根碱和表小檗碱等生物碱。其中以小檗碱含量最高。

小檗碱，亦称黄连素，是黄连抗菌的主要有效成分。小檗碱为黄色针状结晶，味苦；盐酸小檗碱为黄色小针状结晶。游离小檗碱能缓缓溶解于水中，易溶于热水或热乙醇，在冷乙醇中溶解度不大，难溶于苯、三氯甲烷、丙酮等有机溶剂；盐酸小檗碱在水和乙醇中溶解度较小，较易溶于沸水。小檗碱及其盐类干燥时，温度不宜过高，一般不超过 80 ℃。

小檗碱有明显的抗菌、抗病毒作用，小檗碱、黄连碱、巴马汀、药根碱等还具有明显的抗炎、解痉、抗溃疡、免疫调节及抗癌等作用。主要用于治疗胃肠炎、细菌性痢疾等消化道疾病，以及眼结膜炎、化脓性中耳炎等。

| | $R_1$ | $R_2$ | $R_3$ | $R_4$ | $R_5$ |
|---|---|---|---|---|---|
| 小檗碱 | —$CH_2$— | | $CH_3$ | $CH_3$ | H |
| 巴马汀 | $CH_3$ | $CH_3$ | $CH_3$ | $CH_3$ | H |
| 黄连碱 | —$CH_2$— | | —$CH_2$— | | H |
| 甲基黄连碱 | —$CH_2$— | | —$CH_2$— | | $CH_3$ |
| 药根碱 | H | $CH_3$ | $CH_3$ | $CH_3$ | H |
| 表小檗碱 | $CH_3$ | $CH_3$ | —$CH_2$— | | H |

## 二、提取分离流程

1. 工艺流程

黄连中生物碱的提取分离流程如图 10－7 所示。

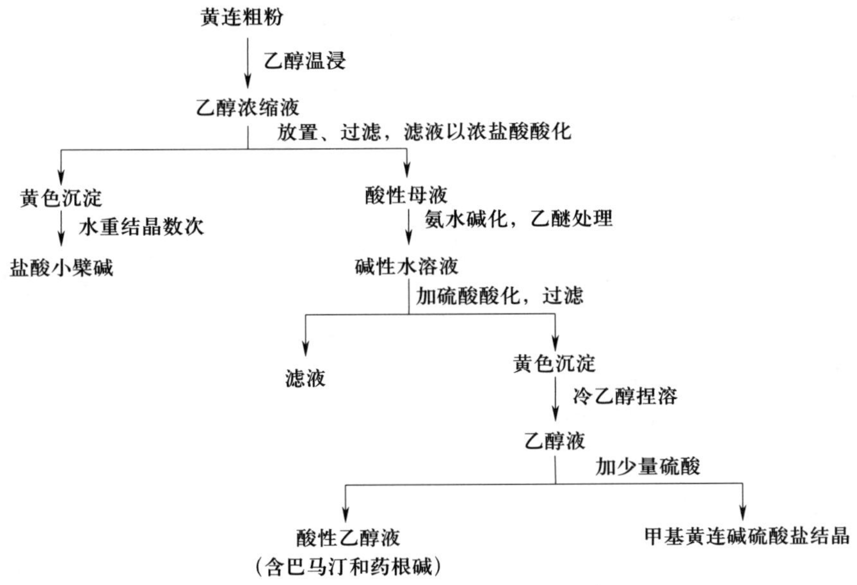


图 10－7　黄连中生物碱的提取分离流程

2. 流程说明

利用黄连中小檗碱等生物碱盐的溶解度差异进行分离。

# 思考与练习

## 一、单选题

1. 下列属于有机胺类生物碱的是（　　）。

A. 莨菪碱　B. 乌头碱　C. 麻黄碱　D. 咖啡因

E. 苦参碱

2. 下列属于莨菪烷类生物碱的是（　　）。

A. 阿托品　B. 氧化苦参碱　C. 小檗碱　D. 伪麻黄碱

E. 可待因

3. 下列属于异喹啉类生物碱的是（　　）。

A. 槟榔碱　B. 东莨菪碱　C. 麻黄碱　D. 秋水仙碱

E. 小檗碱

4. 碱性最强的生物碱是（　　）。

A. 芳香胺类生物碱　B. 伯胺类生物碱　C. 叔胺类生物碱

D. 季铵碱　E. 仲胺类生物碱

5. 分离酚性生物碱可选用的溶液是（　　）。

A. 氢氧化钙溶液　B. 氨水　C. 碳酸钠溶液

D. 氢氧化钠溶液　E. 碳酸氢钠溶液

6. 分离碱性不同生物碱的方法是（　　）。

A. 溶剂回流法　B. 酸提碱沉法　C. 结晶法　D. 简单萃取法

E. pH 梯度萃取法

7. 薄层色谱中与生物碱反应显橘红色斑点的显色剂是（　　）。

A. 硅钨酸　B. 雷氏铵盐　C. 碘化铋钾　D. 苦味酸

E. 碘化汞钾

8. 下列生物碱中由哌啶衍生而成的是（　　）。

A. 烟碱　B. 小檗碱　C. 槟榔碱　D. 麻黄碱

E. 苦参碱

## 二、简答题

1. 简述影响生物碱碱性强弱的主要因素。

2. 简述 pH 梯度萃取分离生物碱的两种操作方法。

# 实训项目九　黄连中小檗碱的提取分离与检识

## 一、实训目的

1. 掌握小檗碱的提取和精制方法。
2. 熟悉小檗碱的性质和检识方法。

## 二、实训原理

小檗碱属于季铵碱，其游离型在水中的溶解度最大，而它们的盐类以含氧酸盐在水中溶解度较大，卤代酸盐难溶于水，如盐酸小檗碱。利用此性质结合盐析法，可从黄连、黄柏、三颗针等药材中提取小檗碱。

## 三、实训材料

1. 仪器

电子天平、抽滤装置、加热回流装置、中性氧化铝薄层板、广泛 pH 试纸等。

2. 试剂

0.3% 硫酸溶液、石灰乳、氯化钠、浓盐酸、乙醇、活性碳、氢氧化钠、丙酮、漂白粉、正丁醇、乙酸、水等。

## 四、实训步骤

1. 小檗碱的提取

称取黄连粗粉 50 g，用 500 mL 0.3% 硫酸溶液室温浸泡 24 h，过滤，得滤液；药渣同法操作一次，合并两次滤液，用石灰乳调 pH 为 10～12，静置过夜，过滤，滤液加入氯化钠使含量达 6%，静置过夜，用纱布过滤，即得盐酸小檗碱粗品。

2. 小檗碱的精制

将上述得到的小檗碱粗品（无需干燥）置于烧杯中，加入约 50 倍蒸馏水，煮沸 1 min，搅拌使充分溶解，迅速抽滤，不溶物可再加 30～40 mL 蒸馏水煮沸一次，滤过，合并滤液，加浓盐酸调 pH 为 1～2，放冷即可析出精制盐酸小檗碱。抽滤，并用少量 70% 乙醇洗涤结晶，于 80 ℃以下干燥、称重，计算提取率。

盐酸小檗碱粗品亦可以乙醇为溶剂精制。向盐酸小檗碱粗品中加 50～60 mL 95% 乙醇与 0.5 g 活性炭，加热回流半小时，抽滤，滤液放冷即析出精制盐酸小檗碱，于 80 ℃以下干燥即得。

3. 小檗碱的检识

（1）丙酮加成反应。将样品溶于热水中，加氢氧化钠使成强碱性，然后加丙酮数滴，观察是否产生黄色结晶性小檗碱丙酮加成物。

（2）漂白粉显色反应。取样品少许，加 2 mL 稀硫酸加热溶解，再加漂白粉少许，振摇后观察溶液是否变为樱红色。

（3）薄层色谱法检识。取中性氧化铝薄层板，用毛细管分别将样品与盐酸小檗碱对照品点样于薄层板上，以正丁醇 – 乙酸 – 水（4∶1∶5，上层）为展开剂展开，观察黄色斑点位置和数目，比较样品与对照品的 $R_f$。

## 五、实训注意

1. 提取用稀硫酸浓度应为 0.2%～0.3%，若硫酸浓度过高，小檗碱将会从硫酸盐转变成硫酸氢盐，后者的溶解度明显小于前者，影响提取效果。

2. 加氯化钠的目的是利用其盐析作用以降低盐酸小檗碱在水中的溶解度。

3. 精制盐酸小檗碱过程中，煮沸后的溶液应趁热迅速抽滤，以免溶液冷却而析出盐酸小檗碱结晶，造成提取率降低。

## 六、实训思考

根据小檗碱的性质，除用硫酸水溶液提取外，尚可用哪些提取方法？请设计一个提取工艺流程。

## 七、实训测评

按表 10 – 3 进行实训测评，并做好记录。

**表 10 – 3　　中药中小檗碱的提取分离与检识实训测评**

| 项目 | 技能测试标准 | 分值 | 得分 | 备注 |
|---|---|---|---|---|
| 准备 | 正确选择实训所需材料 | 5 | | |
| 称重 | 正确使用电子天平 | 5 | | |
| 提取 | 正确进行浸泡、过滤操作 | 10 | | |
| | 正确进行药渣二次提取操作 | 5 | | |
| | 正确进行石灰乳调 pH 操作 | 5 | | |
| | 正确进行纱布过滤操作 | 5 | | |
| 精制 | 正确进行煮沸、抽滤操作 | 5 | | |
| | 正确进行浓盐酸调 pH 操作 | 5 | | |
| | 正确进行洗涤、干燥、称重操作 | 5 | | |
| | 正确计算提取率 | 10 | | |

续表

| 项目 | 技能测试标准 | | 分值 | 得分 | 备注 |
|---|---|---|---|---|---|
| 检识 | 丙酮加成反应 | | 5 | | |
| | 漂白粉显色反应 | | 5 | | |
| | 薄层色谱检识 | 点样 | 5 | | |
| | | 展开 | 5 | | |
| | | 观察 | 5 | | |
| 清场 | 拆卸收纳仪器和试剂，清洁台面 | | 5 | | |
| 填写报告 | 正确、完整地填写实训报告 | | 10 | | |
| 总分 | | | | | |
| 结果总结 | | | | | |

# 实训项目十　一叶萩中一叶萩碱的提取分离及检识

## 一、实训目的

1. 掌握渗漉法、离子交换树脂法和薄层色谱法的基本操作。
2. 熟悉一叶萩碱的化学检识方法。

## 二、实训原理

一叶萩为大戟科植物叶底珠的嫩枝叶。其含有的一叶萩碱属于脂溶性生物碱，转变为生物碱盐后易溶于水。可利用酸性溶液将一叶萩碱转变为盐而提出，再通过阳离子交换树脂纯化。

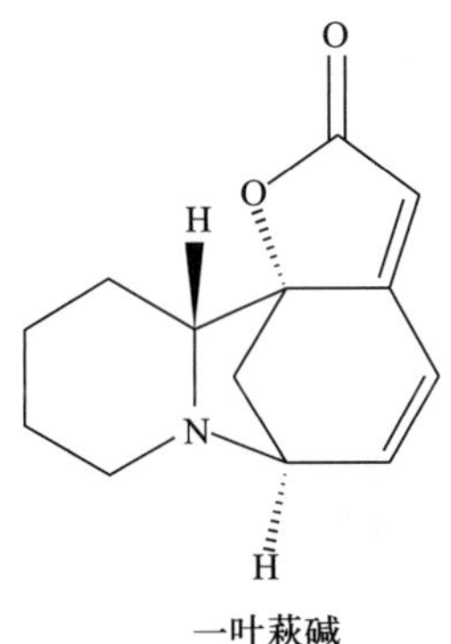

一叶萩碱

## 三、实训材料

1. 仪器

电子天平、渗漉筒、脱脂棉、滤纸、鹅卵石、阳离子交换树脂柱、抽滤装置、滤纸、索氏提取器、锥形瓶、烧杯、中性氧化铝薄层板等。

2. 试剂

0.3% 硫酸溶液、氨水、石油醚、碘化铋钾试剂、碘 – 碘化钾试剂、硅钨酸试剂、三氯甲烷 – 石油醚（1∶1）、三氯甲烷 – 乙醇（7∶3）等。

## 四、实训步骤

1. 一叶萩碱的提取分离

（1）渗漉法提取。取渗漉筒，在其底部放一块脱脂棉（先用水湿润），称取一叶萩粗粉适量，润湿后分次加入，分层填压，顶部盖一张滤纸，压上洁净的鹅卵石。然后用 0.3% 硫酸溶液以 6～8 mL/min 的速度进行渗漉。

（2）阳离子交换树脂法纯化。将一叶萩的酸性提取液通过阳离子交换树脂柱，以 6～8 mL/min 的流速进行交换，测定交换液的 pH，画出时间与 pH 的曲线图。

全部交换完毕后，将树脂倒出，水洗，晾干。将树脂用 10～12 mL 氨水碱化，放置 20 min 后挥散多余的氨水。

将树脂装入滤纸筒，置于索氏提取器中，用石油醚水浴加热回流提取 3 h。回收提取液至体积为 20 mL 左右，转移到干燥的小锥形瓶中，加盖放置，结晶析出后抽滤。

2. 检识

（1）化学检识。取渗漉液 3 mL，分别置于 3 支小试管中，分别滴加碘化铋钾试剂、碘 – 碘化钾试剂、硅钨酸试剂 2 ～ 3 滴，观察有无沉淀产生及颜色变化。

（2）薄层色谱法检识。薄层色谱法检识条件如下：

①吸附剂：中性氧化铝。

②展开剂：三氯甲烷 – 石油醚（1∶1）或三氯甲烷 – 乙醇（7∶3）。

③供试品：样品三氯甲烷溶液。

④对照品：一叶萩碱对照品三氯甲烷溶液。

⑤显色剂：改良碘化铋钾试剂。

## 五、实训注意

1. 装树脂柱时，用纯化水将已处理好的树脂悬浮起来，加到底部垫有脱脂棉的色谱柱中，等树脂颗粒下沉后，顶部盖一层棉花或滤纸，以免加入酸性提取液时破坏树脂表面。注意在整个离子交换操作过程中，树脂顶部要始终保持有少量液体，以免空气进入树脂柱影响交换效果。

2. 树脂要自然风干；氨水碱化后的树脂，要挥散多余的氨水，否则会影响提取效果。

3. 用渗漉法和阳离子交换树脂法提取生物碱时，渗漉和交换的流速应适当。

## 六、实训思考

1. 阳离子交换树脂法纯化一叶萩碱的原理是什么?
2. 阳离子交换树脂法纯化生物碱应该注意哪些问题?
3. 用氨水碱化树脂的目的是什么?

## 七、实训测评

按表 10-4 进行实训测评，并做好记录。

**表 10-4　　一叶萩中一叶萩碱的提取分离与检识实训测评**

| 项目 | 技能测试标准 | | 分值 | 得分 | 备注 |
|---|---|---|---|---|---|
| 准备 | 正确选择实训所需材料 | | 5 | | |
| 称重 | 正确使用电子天平 | | 5 | | |
| 提取 | 正确装填渗漉筒 | | 9 | | |
| | 正确进行渗漉操作 | | 10 | | |
| 纯化 | 正确进行阳离子交换操作 | | 7 | | |
| | 正确进行碱化操作 | | 7 | | |
| | 正确进行回流提取操作 | | 7 | | |
| | 正确进行结晶抽滤操作 | | 10 | | |
| 检识 | 碘化铋钾试剂反应 | | 4 | | |
| | 碘 - 碘化钾试剂反应 | | 2 | | |
| | 硅钨酸试剂反应 | | 2 | | |
| | 薄层色谱检识 | 点样 | 5 | | |
| | | 展开 | 5 | | |
| | | 显色 | 5 | | |
| | | 观察 | 5 | | |
| 清场 | 拆卸收纳仪器和试剂，清洁台面 | | 2 | | |
| 填写报告 | 正确完整地填写实训报告 | | 10 | | |
| 总分 | | | | | |
| 结果总结 | | | | | |

# 第十一章

# 其他类化合物

【学习导航】

中药五倍子为漆树科植物盐肤木、青麸杨或红麸杨叶上的干燥虫瘿，主要由五倍子蚜寄生而形成。其性寒，味酸、涩，具有敛肺降火、涩肠止泻、敛汗、止血、收湿敛疮等功效，用于肺虚久咳、久泻久痢、便血痔血、痈肿疮毒等。中药五倍子中能止泻、止血、止汗的有效成分究竟是什么？

中药中常见的化学成分有生物碱、黄酮、蒽醌、香豆素及皂苷等，还有一些其他类化学成分，如鞣质、有机酸、氨基酸、蛋白质等，这些成分在植物中普遍存在，通常在疾病治疗中不起主导作用，常被视为无效成分。随着现代科学技术的发展以及对中药化学成分研究的不断深入，一些原本被认为无效的成分如鞣质、有机酸、蛋白质等，也被发现具有生物活性。如中药地榆中的鞣质可用来治疗烧烫伤，半夏、天南星中的$\gamma$-氨基丁酸有暂时降压的作用，天花粉蛋白有引产作用等。

## 第一节　鞣质类化合物

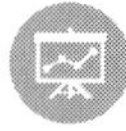

### 学习目标

1. 熟悉鞣质的结构类型、理化性质及除去鞣质的方法。
2. 了解鞣质的生物活性及应用。

鞣质又称鞣酸或单宁，是一类结构复杂的多元酚类化合物。这类化合物能与蛋白质结合形成不溶于水的沉淀，可将兽皮鞣制成致密、柔韧、不易腐败又难以透水的皮革，故被称为鞣质。

鞣质在植物界广泛存在，70% 以上的中药中含有鞣质类化合物，以茜草科、蔷薇科、大戟科、蓼科等植物中最为常见，如地榆、大黄、虎杖、仙鹤草、四季青等。植物被昆虫叮咬后形成的虫瘿常含有大量的鞣质，如五倍子含鞣质高达70%。此外鞣质还存在于植物的叶、皮、茎、根、果实等部位，树皮中尤为常见，如合欢树皮、儿茶树皮、石榴皮等，其大多数呈游离状态存在，部分与其他物质（如生物碱）结合存在。

## 一、结构与分类

鞣质按照其化学结构的特点可分为可水解鞣质、缩合鞣质和复合鞣质3种类型，具体见表11－1。

**表11－1　鞣质的结构类型及特点**

| 结构类型 | | 结构特点 | 代表性成分 |
|---|---|---|---|
| 可水解鞣质 | 没食子酸鞣质 | 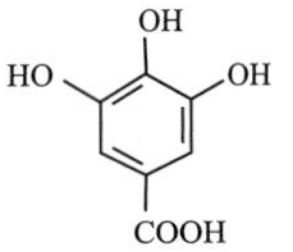 以没食子酸为基本单位 | 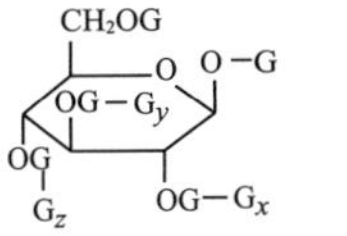 $x+y+z=0\sim7$ 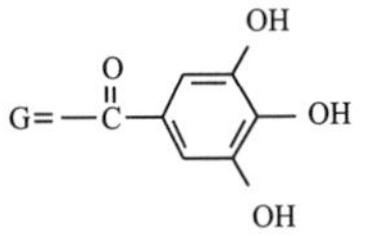　没食子酰基<br>五倍子鞣质（混合物，以1分子葡萄糖为“核心”与5～12分子没食子酸缩合而成） |
| | 逆没食子酸鞣质 | 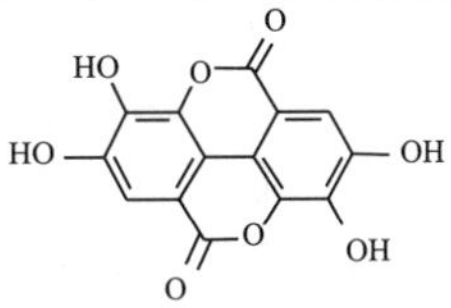 以逆没食子酸为基本单位 | 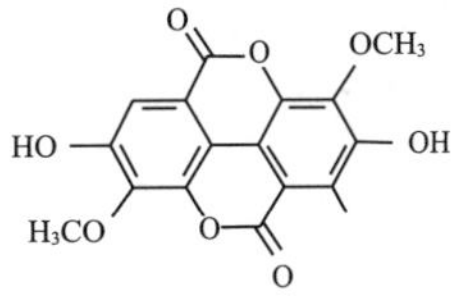 3,3′-*O*-二甲基鞣花酸 |
| 缩合鞣质 | | 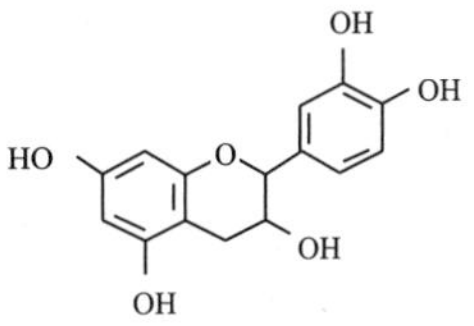 以黄烷-3-醇为基本单位 | 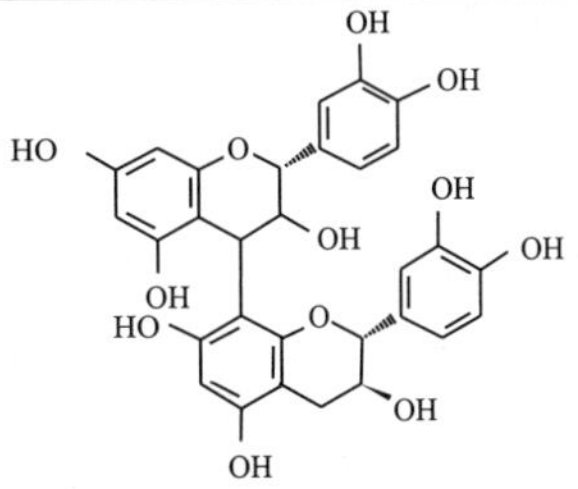 原花青定B-1 |
| 复合鞣质 | | 由可水解鞣质部分与黄烷醇缩合而成 | 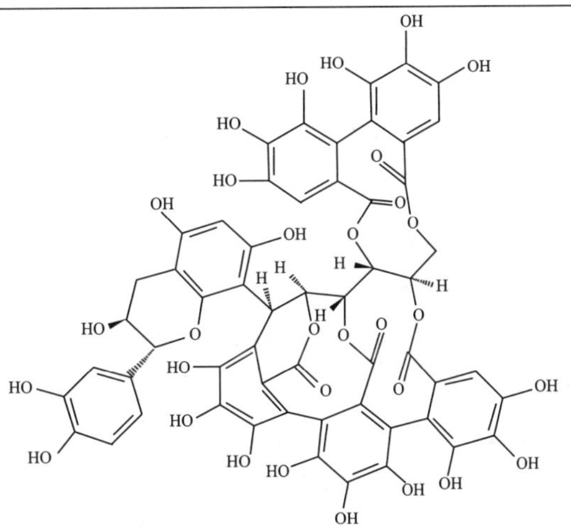 Acutissimin A |

可水解鞣质是由酚酸与多元醇通过苷键和酯键结合形成的化合物，其基本单位是没食子酸，能在稀酸、酶的作用下被水解，生成比较简单的化合物，从而失去鞣质的性质。

缩合鞣质一般不能水解，但经酸处理后可缩合形成不溶于水的高分子无定形棕红色沉淀。此类鞣质在植物界分布较广，茶叶、虎杖、儿茶、麻黄、四季青、肉桂中均含缩合鞣质。缩合鞣质的化学结构较为复杂，其基本结构是黄烷 -3- 醇和黄烷 -3，4- 二醇。黄烷醇本身不具有鞣质的通性，相互缩合成大分子多聚体后会显现鞣质的特性；随着聚合度的增加，鞣质的性质亦越趋显著，三聚体、四聚体及五聚体即为真正的缩合鞣质。

复合鞣质是由黄烷醇与可水解鞣质部分通过碳 - 碳键连接构成的一类化合物，具有可水解鞣质与缩合鞣质的一切特征。此类鞣质首先从壳斗科植物中分离得到，现已发现其广泛存在于同时含有可水解鞣质和缩合鞣质的植物中。

**【思政案例】**

**茶中的鞣质**

中国是茶的故乡，茶在先秦时期就已经出现，在我国走过了几千年的历史。按照制作方法，茶可分为绿茶、红茶、青茶、黑茶、白茶、黄茶等。目前，中国茶已传播到世界各地，世界上有很多爱茶之人。在冲泡茶叶的水杯中容易出现棕色的茶垢，茶水长时间放置后颜色也会变深。请大家利用学习过的知识来解释以上现象。

## 二、理化性质

1. 性状

鞣质大多为无定形粉末，仅有少量为结晶性固体。其味苦涩，具吸湿性，易潮解，分子量通常为 500～3 000。鞣质的酚羟基数量较多，由于邻位酚羟基易被氧化，难以得到无色单体，故鞣质多为杏黄色、棕色或褐色。

2. 溶解性

鞣质具有较强的极性，可溶于水、甲醇、乙醇、丙酮等极性较大的溶剂，也可溶于乙酸乙酯，难溶于乙醚、苯、三氯甲烷等小极性的有机溶剂。

3. 还原性

鞣质具有较强还原性，能还原斐林试剂，可使高锰酸钾褪色。鞣质极易被氧化，碱性条件下其氧化速度加快。

4. 沉淀特性

（1）与蛋白质沉淀。鞣质可与蛋白质结合生成沉淀，使蛋白质变性，此性质在工业上可用于鞣革。鞣质与蛋白质的沉淀反应在一定条件下是可逆的，沉淀与丙酮加热回流时，鞣质可溶于丙酮而与蛋白质分离。

（2）与重金属盐沉淀。鞣质分子中有邻位酚羟基，故可与多种金属离子螯合。如鞣质的水溶液遇 $Fe^{3+}$ 可产生蓝（黑）色或绿（黑）色沉淀，由于大多数植物中含有鞣质，因此通过煎煮法提取中药有效成分时，应避免与铁器接触。此性质可用于鞣质的提取、分离、定性、定量或除去鞣质。

（3）与生物碱沉淀。鞣质水溶液可与生物碱生成难溶或不溶性的复盐沉淀，可作为生物碱的沉淀反应试剂。

5. 显色反应

（1）与三氯化铁的作用。可水解鞣质与三氯化铁反应显蓝色，缩合鞣质与三氯化铁反应显深绿色。

（2）与铁氰化钾氨溶液的作用。鞣质与铁氰化钾氨溶液反应呈深红色，并很快变成棕色。

## 三、提取与分离

1. 提取

鞣质的结构中含有多个酚羟基，故极性较大，提取时通常选择水、乙醇、甲醇、水－丙酮等极性较大的溶剂。用于提取鞣质的中药原料最好是新鲜的，且宜立即浸提。提取鞣质时应注意控制温度和时间，避免鞣质在水分、日光、氧气和酶的作用下变质。将原料粉碎后加入溶剂提取是目前提取鞣质类化合物最常用的方法，称为组织破碎提取法。

2. 分离

鞣质经典的分离纯化方法有沉淀法、透析法及结晶法，色谱法是目前最主要的方法。常用羟丙基葡聚糖凝胶为固定相，水、不同浓度的醇和丙酮为流动相。此外，硅胶、纤维素、聚酰胺也可作为固定相。

3. 除去鞣质的方法

鞣质能与蛋白质结合成水不溶性沉淀，中药注射剂中若含有鞣质，肌内注射后会导致人体出现局部硬结和疼痛。另外鞣质的性质不稳定，易使中药制剂变色、混浊或沉淀，从而影响制剂的质量，因此在很多情况下，鞣质被视为杂质。常用除去鞣质的方法有以下几种。

（1）冷热处理法。鞣质在水溶液中呈胶体状，高温可破坏胶体的稳定性，低温可使之沉淀。因此可先将药液煮沸，再冷冻放置，过滤，即可除去大部分鞣质。

（2）石灰法。利用鞣质与金属离子结合生成水不溶性沉淀的性质，可在中药的水提液中加入氢氧化钙，使鞣质沉淀析出；或在提取前于原料中拌入石灰乳，使鞣质与钙离子结合生成沉淀，与其他成分分离。

（3）铅盐沉淀法。在中药的水提液中加入饱和的醋酸铅或碱式醋酸铅溶液，使鞣质沉淀，然后按常规方法除去滤液中剩余的铅盐。

（4）明胶沉淀法。在中药的水提液中加入 4% 的明胶溶液至鞣质沉淀完全。滤除沉淀，滤液减压浓缩至小体积，加入 3～5 倍量的乙醇，以沉淀过量的明胶。

（5）聚酰胺吸附法。将中药的水提液通过聚酰胺色谱柱，由于鞣质含有多个酚羟基，与聚酰胺以氢键结合而吸附牢固，不易被洗脱，据此可除去鞣质。

（6）溶剂法。鞣质与碱成盐后难溶于醇，因此可用乙醇作提取溶剂，提取液用 40% 氢氧化钠调至 pH 为 9～10，使鞣质沉淀，再过滤除去。

## 四、检识方法

1. 化学检识

利用鞣质的沉淀特性与显色反应对其进行化学检识，其中最基本的检识反应是使明胶溶液变混浊或产生沉淀。

2. 色谱检识

鞣质可采用薄层色谱法检识，常用固定相为硅胶 G，展开剂为三氯甲烷 – 丙酮 – 水 – 甲酸不同比例混合的溶剂，显色剂为三氯化铁、茴香醛 – 浓硫酸或三氯化铁 – 铁氰化钾（1∶1）试剂。根据薄层上斑点颜色可以初步判断鞣质的结构类型。

**【知识链接】**

**鞣质的生物活性**

1. 收敛作用

鞣质与皮肤、黏膜、溃疡接触后，可使其组织蛋白凝固，形成一层薄膜而起收敛作用，同时小血管也被压迫收缩，从而起到止血作用。

2. 抗菌作用

体外实验表明，鞣质对金黄色葡萄球菌、肺炎链球菌、伤寒沙门菌、副伤寒沙门菌、炭疽杆菌、白喉杆菌以及铜绿假单胞菌等均有明显的抑制或杀灭作用。

3. 解毒作用

鞣质能和很多重金属离子、生物碱及苷类形成不溶性的复合物，故可用作化学解毒剂。

4. 降压作用

从槟榔中分离得到的一种鞣质，口服或者静脉注射对高血压大鼠有降压作用，而对正常血压大鼠无影响。

5. 驱虫作用

实验表明，石榴皮具有驱虫作用；槟榔的驱虫有效成分为长链脂肪酸，而槟榔中的缩合鞣质与其具有协同作用。

6. 其他作用

鞣质还具有清除体内自由基、抑制神经系统及降低血清中尿素氮的含量和抗变态反应、抗炎等作用。

# 第二节　有机酸类化合物

## 学习目标

1. 熟悉有机酸类化合物的结构特点。
2. 了解有机酸的一般理化性质、生物活性及应用。

有机酸是指分子结构中具有羧基的一类酸性有机化合物（不包括氨基酸），在植物界中分布广泛，普遍存在于植物的花、叶、茎、果实、根等部位，如乌梅、五味子、覆盆子等。有机酸在植物体内少数以游离态存在，多数与钾、钠、钙等金属离子或生物碱结合成盐，也有的以结合成酯的形式存在。

中药中含有的有机酸具有多种生物活性。如金银花中的绿原酸具有抗菌、利胆作用，土荆皮中的土荆皮乙酸具有抗真菌作用，鸦胆子中的油酸具有抗癌活性，地龙中的丁二酸具有止咳平喘的作用，巴豆中的巴豆油酸具有致泻作用等。

## 一、结构与分类

有机酸按其结构的特点可分为脂肪族、芳香族和萜类有机酸三大类，具体见表 11－2。

**表 11－2　　有机酸的结构类型及特点**

| 结构类型 | | 结构特点 | 代表性成分 |
|---|---|---|---|
| 脂肪族有机酸 | 饱和脂肪酸 | 主链为饱和烃 | 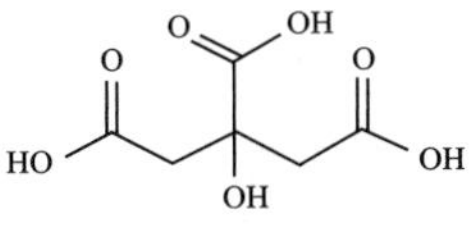 枸橼酸 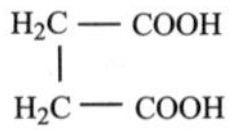　琥珀酸 |
| | 不饱和脂肪酸 | 主链为不饱和烃 | 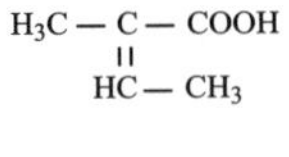 当归酸 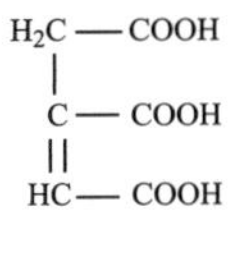　乌头酸 |
| | 脂环有机酸 | 主链为环状烃 | 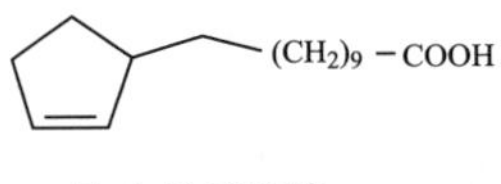 次大风子油酸 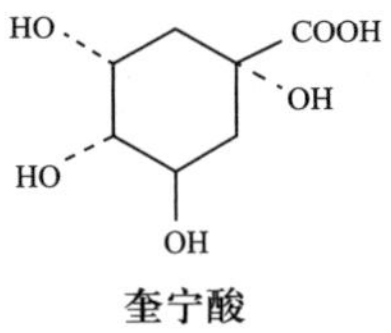　奎宁酸 |

续表

| 结构类型 | 结构特点 | 代表性成分 |
|---|---|---|
| 芳香族有机酸 | 结构中含有苯环 | 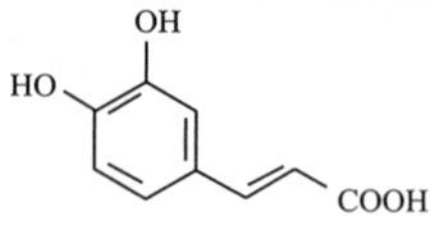 咖啡酸 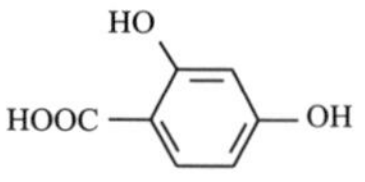　原儿茶酸 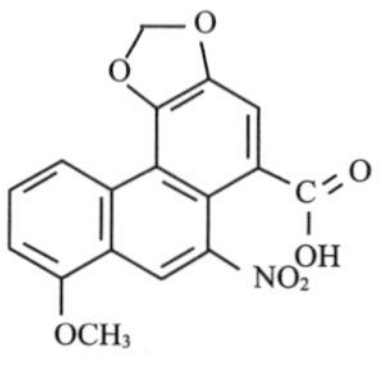　马兜铃酸 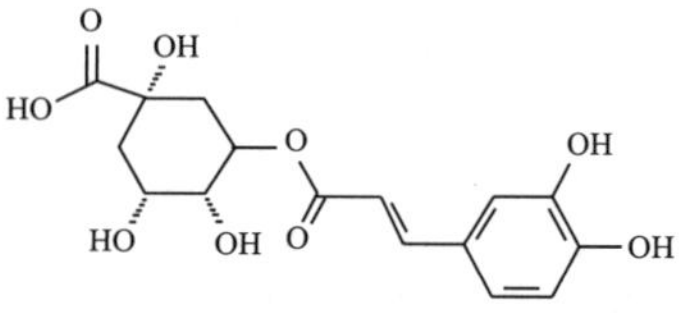　绿原酸 |
| 萜类有机酸 | 属于萜类化合物 | 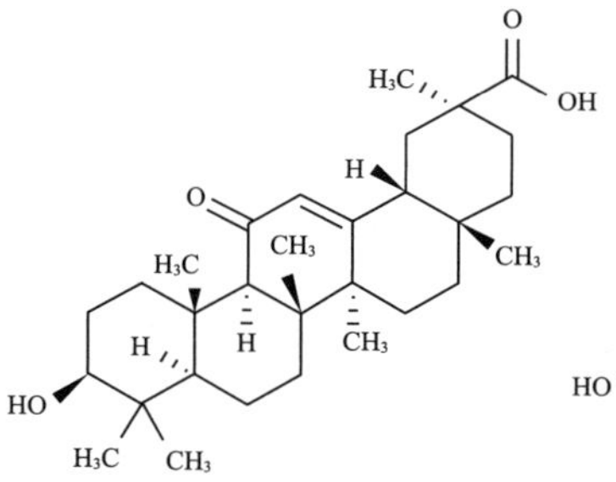 甘草次酸 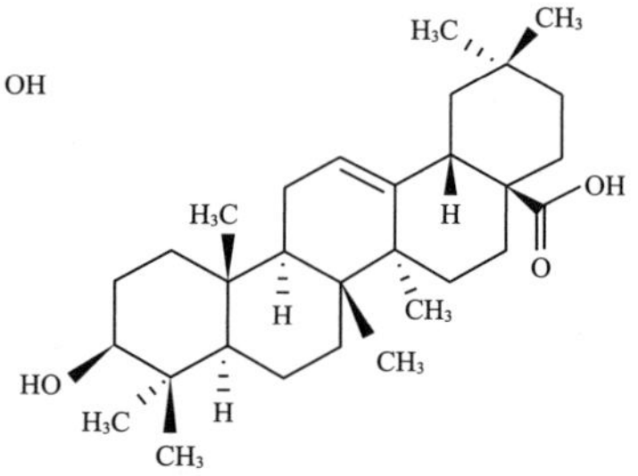　齐墩果酸 |

**【知识链接】**

**马兜铃酸**

马兜铃酸为硝基菲类有机酸，多存在于马兜铃科马兜铃属及细辛属植物中。世界卫生组织国际癌症研究机构已将马兜铃酸与含马兜铃酸的植物列入一类致癌物清单。含有马兜铃酸的中药有马兜铃、关木通、广防己、细辛、天仙藤、青木香、寻骨风等，其中除细辛外均已从《中国药典》中撤出。

## 二、理化性质

1. 性状

小分子饱和脂肪酸和不饱和脂肪酸大多为液体，大分子饱和脂肪酸、脂肪二羧酸、脂肪三羧酸和芳香酸大多为固体。

2. 溶解性

小分子脂肪酸和含极性基团较多的脂肪酸易溶于水，难溶于亲脂性有机溶剂；大分子脂肪酸和芳香酸大多为亲脂性化合物，易溶于亲脂性有机溶剂，难溶于水。有机酸均能溶于碱性溶液中。

3. 化学性质

（1）酸性。有机酸分子中含有羧基，因而具有较强的酸性，能与碱反应生成盐。

（2）酸败。有机酸在空气中久置，会产生特殊败油味，这种变化称为酸败。

## 三、提取与分离

1. 提取

（1）水或碱性溶液提取。有机酸在中药中一般以盐的形式存在，故可用水或碱性溶液提取，提取液经酸化后，得到游离的有机酸，若其水溶性较小即可析出。

（2）有机溶剂提取。大多数游离有机酸难溶于水，故可用乙醚、石油醚及环己烷等亲脂性有机溶剂提取。因为有机酸多以盐的形式存在，故可先酸化使有机酸游离。将提取液碱化，使有机酸成盐转入碱性溶液层，分出碱性溶液层后酸化，再用有机溶剂萃取，可得较纯的总有机酸。

2. 分离

由于有机酸在水或碱性溶液中能解离出离子，故可通过离子交换树脂与非离子型化合物分离。若要得到较纯的单体有机酸，需要进一步结合重结晶法、色谱法等方法。

## 四、检识方法

1. 化学检识

（1）溴酚蓝试验。将有机酸溶液滴在滤纸上，滴加 0.1% 溴酚蓝试剂，在蓝色背景上显黄色斑点。

（2）芳香胺 – 还原糖试验。将有机酸溶液滴在滤纸上，滴加苯胺和木糖的乙醇溶液，加热，显棕色斑点。

2. 色谱检识

（1）薄层色谱。常用的固定相为聚酰胺或者硅胶，展开剂为 95% 乙醇或者三氯甲烷 – 甲醇（1∶1），显色剂为 0.05% 溴酚蓝水溶液。

（2）纸色谱。常用的展开剂为正丁醇 – 乙酸 – 水（4∶1∶5，上层）或者正丁醇 – 吡啶 – 二氧六环 – 水（14∶4∶1∶1），显色剂为 0.05% 溴酚蓝乙醇溶液。

# 第三节　氨基酸和蛋白质

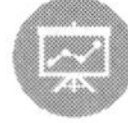

### 学习目标

1. 熟悉氨基酸和蛋白质的结构特点与理化性质。

2. 了解氨基酸和蛋白质的生物活性及应用。

## 一、氨基酸

氨基酸是一类分子中既含有氨基又含有羧基的化合物，广泛存在于动植物体内。目前发现的氨基酸有两类，一类是组成蛋白质的基本单位，称为蛋白氨基酸，常见的有 20 种 $\alpha$- 氨基酸，大部分已经应用于临床，如精氨酸用于抢救肝昏迷，组氨酸用于治疗胃、十二指肠溃疡及肝炎；另一类是非蛋白组成的氨基酸，具有特殊的生物活性，称天然游离氨基酸，如使君子中使君子氨酸有驱蛔虫的作用，南瓜子中的南瓜子氨酸有抑制血吸虫幼虫生长发育的作用。氨基酸的结构类型及特点见表 11－3。

**表 11－3　　氨基酸的结构类型及特点**

| 结构类型 | 结构特点 | 代表性成分 |
| --- | --- | --- |
| 蛋白氨基酸 | 均为 $\alpha$- 氨基酸 | 精氨酸　组氨酸 |
| 天然游离氨基酸 | 分子量较小，且多呈环状 | 南瓜子氨酸　使君子氨酸 |

1. 结构类型

根据氨基和羧基的相对位置不同，氨基酸分为 $\alpha$- 氨基酸、$\beta$- 氨基酸、$\gamma$- 氨基酸等，其中大多数为 $\alpha$- 氨基酸；根据分子中氨基和羧基的数目不同，氨基酸分为中性氨基酸、碱性氨基酸、酸性氨基酸。

2. 理化性质

（1）性状。氨基酸一般为无色结晶，熔点通常较高。

（2）溶解性。多数氨基酸易溶于水，难溶于丙酮、乙醚、三氯甲烷等有机溶剂。

（3）等电点。氨基酸分子中的羧基与氨基在水溶液中均可电离，当将氨基酸溶液调至某一特定 pH 时，羧基和氨基电离的趋势正好相等，此时溶液的 pH 称为该氨基酸的等电点。不同的氨基酸具有不同的等电点，当氨基酸在等电点时，分子以内盐形式存在，溶解度最小，可以沉淀析出。故可利用这一特性进行氨基酸的分离和精制。

（4）茚三酮反应。氨基酸与水合茚三酮加热反应，显紫色或蓝紫色。此性质可用于氨基酸的鉴别及薄层色谱的显色。

3. 提取与分离

多数氨基酸易溶于水，属于强极性化合物，故可用水或稀乙醇提取。中药粗粉用水或稀乙醇冷浸或回流提取，减压回收溶剂，适当处理提取液，通过阳离子交换树脂，用稀氢氧化钠或稀氨水洗脱，收集茚三酮反应呈阳性的部分即得总氨基酸。

若要获得氨基酸单体，需要进一步分离纯化总氨基酸。一般先通过色谱法检查提取液中含有几种氨基酸，再选择合适的分离方法。常用的分离方法有离子交换色谱法、溶剂结晶法、成盐法、电泳法等。

4. 检识

（1）化学检识。游离氨基酸可直接用显色剂检识，结合态氨基酸则需要水解后再用显色剂检识。用于氨基酸的显色剂很多，最常用的有茚三酮、吲哚醌等。

①茚三酮反应：取样品溶液 1 mL，加入 0.2% 茚三酮试剂 2～ 3 滴，摇匀，加热 5 min，显紫色或蓝紫色。氨气亦可与茚三酮反应，故用茚三酮试剂检识氨基酸时，应避免氨气的干扰。

②吲哚醌反应：将样品溶液滴于滤纸上，喷洒吲哚醌试剂，加热，不同的氨基酸显示不同的颜色。此反应不受氨气的影响，但其灵敏度不及茚三酮反应。

（2）色谱检识。纸色谱或薄层色谱是检识和分析氨基酸的常用方法。

①薄层色谱：常用的展开剂为正丁醇 - 乙酸 - 水（4：1：5，上层），三氯甲烷 - 甲醇 -17% 氨水（2：2：1）；显色剂可用茚三酮试剂。

②纸色谱：常用的展开剂为正丁醇 - 乙酸 - 乙醇 - 水（4：1：1：2），甲醇 - 水 - 吡啶（20：20：4）；显色剂可用茚三酮试剂。

## 二、蛋白质

蛋白质是一种由氨基酸通过肽键聚合而成的高分子化合物，分子量可达数百万甚至上千万。蛋白质是生物体最基本的生命物质，广泛存在于中药中，近几十年来，随着对中药化学成分研究的深入，蛋白质的生物活性陆续被发现。如天花粉蛋白有引产作用和抗病毒作用，对人类免疫缺陷病毒（HIV）也具有抑制作用；半夏中的半夏蛋白具有抑制早期妊娠作用。

1. 理化性质

（1）溶解性。蛋白质多数可溶于水，形成胶体溶液，振摇蛋白质水溶液能产生类似肥皂的泡沫，加热煮沸则蛋白质变性凝结而自水中析出。蛋白质不溶于甲醇、乙醇、丙酮等有机溶剂，因此中药制剂生产中常用水提醇沉法除去蛋白质。

（2）等电点。蛋白质由氨基酸组成，故具有等电点。当溶液的 pH 处于等电点时，蛋白质的溶解度最小，可以沉淀析出。当溶液的 pH 高于或低于等电点时，蛋白质可根据其所带的电荷种类不同在电场中朝着与电极相反的方向移动。利用不同蛋白质在电场中的移动速度不同，可进行蛋白质的分离。

（3）变性。蛋白质在高温、高压、紫外线等物理因素或强酸、强碱、乙醇、丙酮、重金属盐等化学因素的作用下，可因结构和性质改变而凝聚，溶解度降低，从水中沉淀析出，这种现象称为蛋白质的变性。可以利用此性质除去中药中的蛋白质。

（4）盐析。在蛋白质的水溶液中加入大量电解质，如氯化钠、硫酸铵、硫酸钠等，可使蛋白质沉淀析出。此方法得到的蛋白质沉淀加水后又可重新溶于水中，常用此法提纯有活性的蛋白质。

2. 提取与分离

蛋白质易溶于水且对热不稳定，故可用冷水浸提。提取液中一些水溶性的杂质可以加入不同浓度的乙醇或丙酮使蛋白质沉淀而分离。操作时注意在较低温度下迅速进行，并加以搅拌。如需进一步分离纯化可采用透析法、色谱法、电泳法等。

3. 检识

蛋白质中存在大量的肽键，将其溶于碱性溶液中，加入少量硫酸铜溶液，即显紫色或深紫红色，这种显色反应称为双缩脲反应，是检识蛋白质常用的方法。此外加入重金属盐、乙醇、酸性沉淀试剂可使蛋白质产生沉淀，也可用于蛋白质的检识。

色谱检识可采用吸附薄层色谱，常用的吸附剂为硅胶 G，展开剂为三氯甲烷 – 甲醇（或丙酮）（9：1），显色剂为 2% 茚三酮溶液。

**【知识链接】**

**酶的生物活性**

酶是一类重要的活性蛋白质，具有催化反应的能力。它的催化作用具有专一性，通常一种酶只能催化某一种特定的反应，如蛋白酶只能催化蛋白质分解成氨基酸，脂肪酶只能催化脂肪水解成脂肪酸和甘油。酶广泛存在于生命体中，具有多种生物活性，如番木瓜中的木瓜酶可驱除肠内寄生虫，麦芽中的淀粉酶用于食积不消，苦杏仁中的苦杏仁酶具有止咳平喘的作用等。

# 第四节　含鞣质的中药提取分离实例

## 实例　五倍子中鞣质的提取分离

五倍子为漆树科植物盐肤木、青麸杨或红麸杨叶上的虫瘿，主要由五倍子蚜寄生而形成。

### 一、主要化学成分及活性

五倍子中的主要有效成分为鞣质，因我国盛产五倍子，国际上又将五倍子鞣质称为中国鞣质，是可水解鞣质的代表。

五倍子鞣质由 1 分子葡萄糖与 5～12 分子没食子酸缩合而成，其结构可以表示为如下通式：

五倍子鞣质　　　没食子酰基

## 二、提取分离流程

1. 工艺流程

五倍子鞣质的提取分离流程如图 11－1 所示。

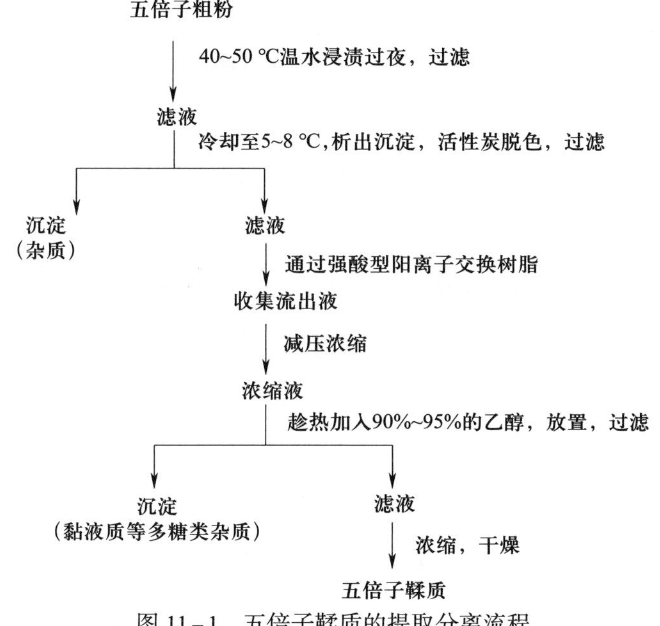


图 11－1　五倍子鞣质的提取分离流程

2. 流程说明

利用鞣质可溶于水的性质，用温水提取，提取液冷却至 5～8 ℃，使一些水溶性较小的杂质沉淀除去，滤液通过阳离子交换树脂除去无机盐后浓缩，利用鞣质易溶于乙醇而多糖等亲水性杂质难溶于乙醇的性质，采用乙醇沉淀除去，滤液浓缩即可得到较纯的五倍子鞣质。

# 思考与练习

## 一、单选题

1. 鞣质是一类结构复杂的（　　）。

A. 甾体类化合物　　　　B. 多元酚类化合物

C. 苷类化合物　　D. 有机酸类化合物

2. 没食子酸鞣质属于（　　）。

A. 可水解鞣质　　B. 缩合鞣质　　C. 复合鞣质　　D. 不可水解鞣质

3. 下列方法不能除去鞣质的是（　　）。

A. 水蒸气蒸馏法　　B. 明胶沉淀法　　C. 聚酰胺吸附法　　D. 冷热处理法

4. 五倍子中止汗、止血、止泻的有效成分属于（　　）化合物。

A. 有机酸类　　B. 氨基酸类　　C. 蛋白质类　　D. 鞣质类

5. 金银花的有效成分绿原酸属于（　　）。

A. 鞣质　　B. 多糖　　C. 有机酸　　D. 蛋白质

6. 有机酸是一类结构中含有（　　）的化合物。

A. 氨基　　B. 羧基　　C . 酚羟基　　D. 醛基

7. 氨基酸的结构特点是分子中同时具有（　　）。

A. 氨基和羟基　　B. 羟基和羧基　　C. 羟基和羰基　　D. 羧基和氨基

8. 蛋白质在高温、高压、紫外线、强酸、强碱、重金属盐等作用下会沉淀析出，此现象称为蛋白质的（　　）。

A. 等电点　　B. 酸碱两性　　C. 水解性　　D. 变性

## 二、简答题

1. 用适当方法鉴别下列 2 组化合物。

（1）[structure: HO, HO, OH, OH, C=O, O] 与 [structure: HO, OH, O, HO, HO, O, OH, OH]

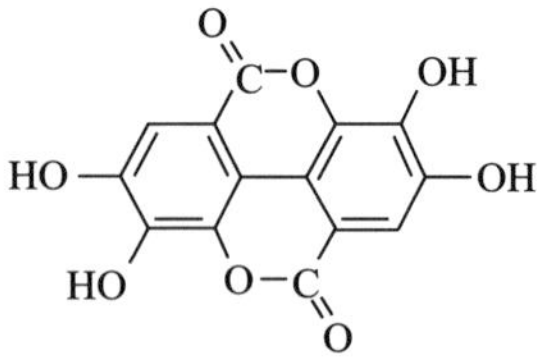

（2）[structure: HO, OH, O, HO, HO, O, OH, OH] 与 COOH–C=O–NH NH$_2$–H$_2$C–CHCOOH

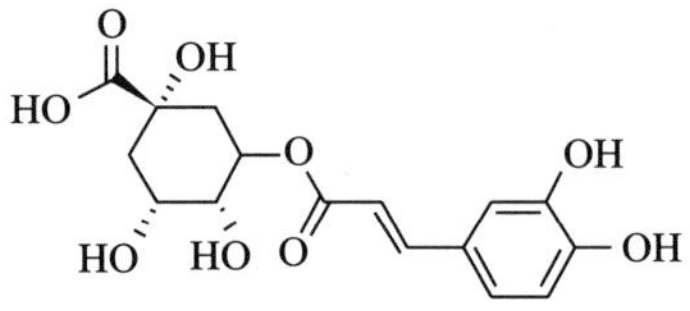

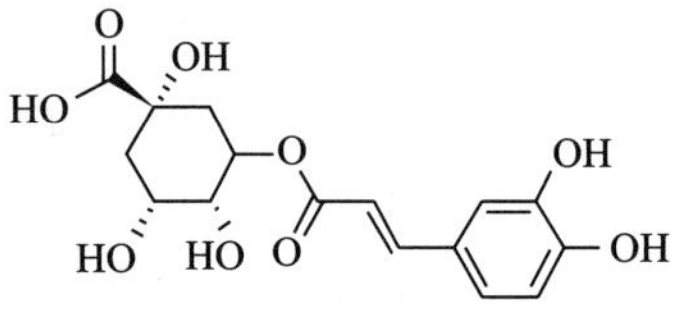

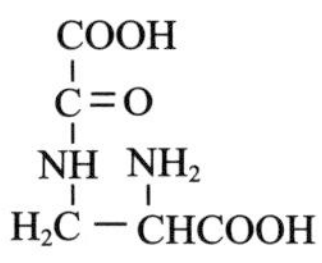

2. 简述为什么要除去中药注射剂中的鞣质以及除去鞣质的方法。

3. 有机酸有哪些性质?

## 三、实例分析题

中药金银花中有效成分属于有机酸类化合物，请完成下列问题。

1. 应该如何检识中药中的该类成分?

2. 请设计从金银花中提取有机酸的流程。

# 实训项目十一　金银花中绿原酸和异绿原酸的提取及检识

## 一、实训目的

1. 掌握回流提取法提取金银花中绿原酸和异绿原酸的步骤。
2. 掌握绿原酸和异绿原酸的检识方法。

## 二、实训原理

金银花为忍冬科植物忍冬的干燥花蕾或带初开的花，有清热解毒、疏散风热的功效。绿原酸、3,5-*O*-二咖啡酰奎宁酸、3,4-*O*-二咖啡酰奎宁酸和4,5-*O*-二咖啡酰奎宁酸为金银花的有效成分，后三者又称异绿原酸。

绿原酸有较强的酸性，能使石蕊试纸变红，可与碳酸氢钠形成有机酸盐；能溶于水，易溶于热水、乙醇、丙酮等亲水性有机溶剂，微溶于乙酸乙酯，难溶于乙醚、三氯甲烷、苯等有机溶剂。因分子中含有酯键，在碱性溶液中易被水解，提取分离时应加以注意。异绿原酸性质与绿原酸相近。

绿原酸

3,5-*O*-二咖啡酰奎宁酸
（异绿原酸A）

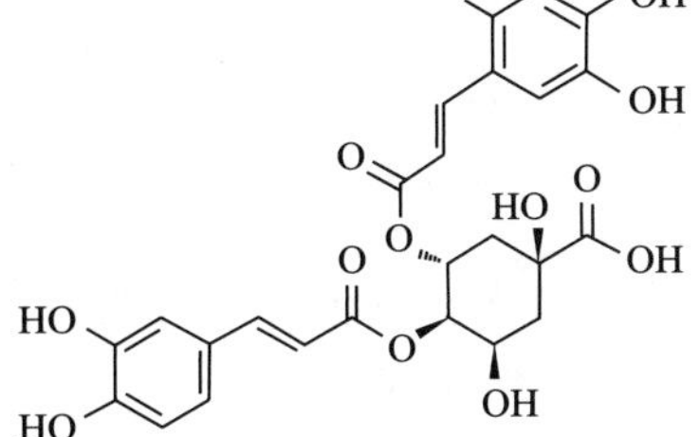

3,4-*O*-二咖啡酰奎宁酸
（异绿原酸B）

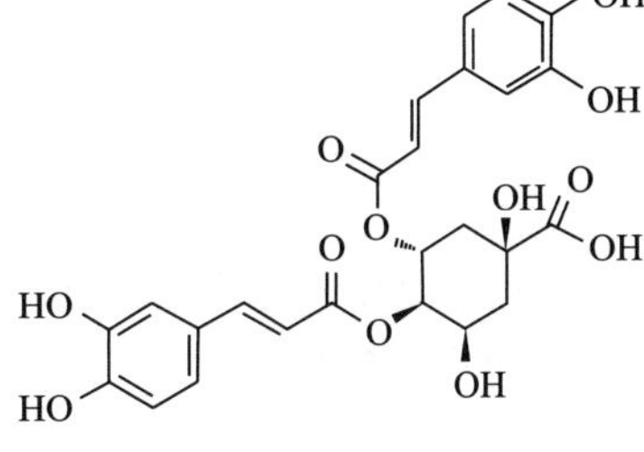

4,5-*O*-二咖啡酰奎宁酸
（异绿原酸C）

金银花中的绿原酸和异绿原酸一般以盐的形式存在，可用亲水性有机溶剂提取出来，再用碱溶酸沉法进一步精制。

## 三、实训材料

1. 仪器

电子天平、回流提取装置、旋转蒸发仪或减压蒸馏装置、漏斗、滤纸、硅胶 G 薄层板、试管等。

2. 试剂

95% 乙醇、20% 石灰乳、50% 硫酸溶液、40% 氢氧化钠溶液、0.1% 溴酚蓝试剂、苯胺、木糖、绿原酸和异绿原酸对照品溶液、三氯甲烷、甲醇等。

## 四、实训步骤

1. 绿原酸和异绿原酸的提取

绿原酸和异绿原酸的提取分离流程如图 11－2 所示。

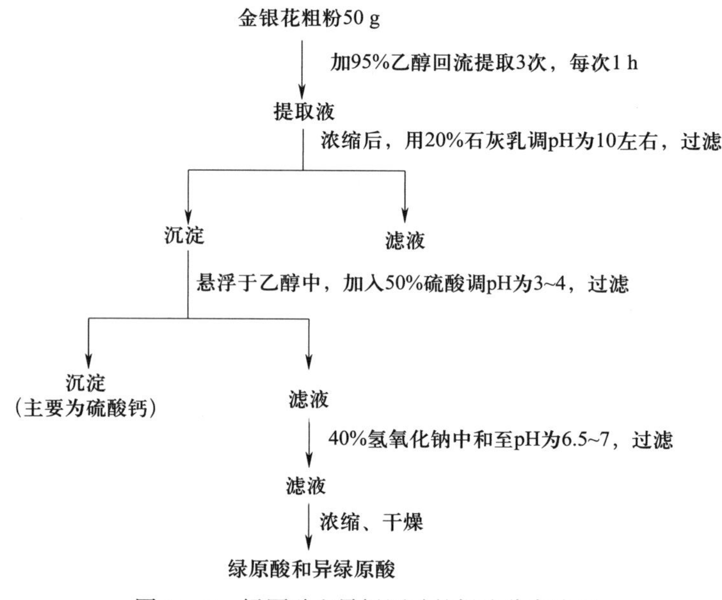


图 11－2　绿原酸和异绿原酸的提取分离流程

根据绿原酸和异绿原酸易溶于亲水性有机溶剂的性质，用 95% 乙醇作提取溶剂；浓缩提取液加石灰乳，能使绿原酸及异绿原酸生成难溶于水的钙盐沉淀析出，与水溶性的杂质分离；50% 硫酸能与钙离子结合，产生硫酸钙沉淀，而绿原酸和异绿原酸游离溶于水中；最后加 40% 的氢氧化钠使溶液呈中性，过滤、浓缩、干燥即得绿原酸与异绿原酸。

2. 绿原酸和异绿原酸的检识

（1）溴酚蓝试验。取样品溶液滴在滤纸上，滴加 0.1% 溴酚蓝试剂，观察斑点颜色。

（2）芳香胺－还原糖试验。取样品溶液滴在滤纸上，滴加苯胺和木糖的乙醇溶液，加热，观察斑点颜色。

（3）薄层色谱法检识。薄层色谱法检识所需条件如下：

①供试品：样品溶液。

②对照品：绿原酸和异绿原酸对照品溶液。

③吸附剂：硅胶 G。

④展开剂：三氯甲烷 – 甲醇（1∶1）。

⑤显色剂：0.05% 溴酚蓝水溶液。

## 五、实训注意

绿原酸和异绿原酸分子中含有酯键，在碱性条件下易水解，提取过程中调节 pH 时应注意控制碱性溶液的浓度。

## 六、实训思考

1. 绿原酸和异绿原酸的提取还可以使用哪些溶剂？
2. 绿原酸和异绿原酸的分离可以选择哪些色谱方法？

## 七、实训测评

按表 11–4 进行实训测评，并做好记录。

**表 11–4　　金银花中绿原酸和异绿原酸的提取及检识实训测评**

| 项目 | 技能测试标准 | 分值 | 得分 | 备注 |
|---|---|---|---|---|
| 准备 | 正确选择实训所需材料 | 5 | | |
| 称重 | 正确使用电子天平 | 5 | | |
| 加热提取 | 正确搭建和拆卸回流提取装置 | 10 | | |
| | 正确进行加热、计时操作 | 5 | | |
| | 正确进行浓缩操作 | 5 | | |
| | 正确进行过滤操作 | 5 | | |
| 精制 | 正确进行调 pH 操作 | 5 | | |
| | 正确进行浓缩操作 | 5 | | |
| | 正确进行提取物转移操作 | 5 | | |
| | 正确进行干燥操作 | 10 | | |
| 检识 | 溴酚蓝试验 | 4 | | |
| | 芳香胺 – 还原糖试验 | 4 | | |

续表

<table>
<tr><th>项目</th><th colspan="2">技能测试标准</th><th>分值</th><th>得分</th><th>备注</th></tr>
<tr><td rowspan="4">检识</td><td rowspan="4">薄层色谱检识</td><td>点样</td><td>5</td><td></td><td></td></tr>
<tr><td>展开</td><td>5</td><td></td><td></td></tr>
<tr><td>显色</td><td>5</td><td></td><td></td></tr>
<tr><td>观察</td><td>5</td><td></td><td></td></tr>
<tr><td>清场</td><td colspan="2">拆卸收纳仪器和试剂，清洁台面</td><td>2</td><td></td><td></td></tr>
<tr><td>填写报告</td><td colspan="2">正确、完整地填写实训报告</td><td>10</td><td></td><td></td></tr>
<tr><td>总分</td><td colspan="5"></td></tr>
<tr><td>结果总结</td><td colspan="5"></td></tr>
</table>